AF140487

Familientherapie und Familienforschung

# Familientherapie und Familienforschung

Herausgegeben von
Dr. Otto Bach, Leipzig
Dr. Michael Scholz, Leipzig

Mit Beiträgen von O. Bach, U. Grüss, S. Herzig, H. Klenner.
M. Scholz, H. Schröder, U. Trenckmann, D. Völker

2. Auflage

Mit 32 Abbildungen

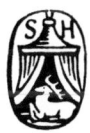

S. Hirzel Verlag Leipzig 1982

Distributed by Springer Verlag Wien – New York

ISBN-13:978-3-7091-9492-8          e-ISBN-13:978-3-7091-9491-1

DOI: 10.1007/978-3-7091-9491-1

Beiheft 26 zur Zeitschrift
Psychiatrie, Neurologie und medizinische Psychologie
Chefredakteur: Prof. Dr. H. A. F. Schulze, Berlin

© S. Hirzel Verlag, Leipzig, 1980
VLN 267 · 245/10/82 · 2185
2. Auflage
Lektor: Dr. Rüdiger Thiele

Gesamtherstellung:
INTERDRUCK Graphischer Großbetrieb Leipzig – III/18/97

# Vorwort

In der psychiatrischen und psychotherapeutischen Praxis hat sich in den letzten
20 Jahren eine Hinwendung zur Familien- und Paartherapie vollzogen. Während
aber in den westlichen Ländern geradezu ein familientherapeutischer Boom über
die Psychiatrie hinwegrollte, mit oft praxisfeindlicher, weil unpraktikabler Ausweitung dieses neuen Therapieansatzes, entwickelten sich bei uns nur sporadisch in
einigen Einrichtungen familientherapeutische Aktivitäten. Viele Praktiker standen
der familienorientierten Therapie skeptisch gegenüber, einmal weil sich die Familientherapie von ihrem Krankheitsverständnis her zum Teil einseitig soziogenetisch
orientiert darstellte, aber auch weil sie in dieser Richtung mißverstanden wurde.
Andererseits waren in den letzten Jahren Probleme der psychiatrischen Grundversorgung in unserem Lande vorrangig zu lösen.

Obwohl der Prozeß der wissenschaftlichen Theorienbildung und der sie begleitenden psychiatrischen Forschung noch längst nicht als abgeschlossen zu betrachten
ist, hat die Diskussion über den Krankheitsbegriff in der Psychiatrie heute einseitige
somato- oder psychosoziogenetische Orientierungen weitestgehend überwunden und
die Stellung sozialpsychologischer Faktoren in der Ätiopathogenese psychopathologischer Syndrome erkannt, so daß sie sich berechtigt in praktischem Handeln
niederzuschlagen beginnt, wofür sicher auch die rasch erforderlich gewordene 2. Auflage dieses Buches spricht.

Auch in Zukunft wird die familientherapeutische Praxis selbst Quelle weiterer
wichtiger Erkenntnisse sein. Andererseits sind sicher empirische Untersuchungen,
wie sie auch — in Fortsetzung früherer Forschungen im Arbeitskreis — in diesem
Band aufgenommen wurden, von großem praktischem Wert, weil sie letztlich auch
das therapeutische Handeln legitimieren.

Die klinischen Erfahrungen von mehr als 10jähriger familienorientierter Tätigkeit im Rahmen eines mehrdimensionalen Ansatzes der Behandlung psychopathologischer Syndrome sollen in diesem Sammelband dargestellt werden. Die Autoren
gehen davon aus, daß mancher Psychiater, Kinderneuropsychiater oder Psychotherapeut Anregungen für seine praktische Arbeit mit den Familienangehörigen
gewinnen kann. Wenngleich die Autoren der klinischen Erfahrungsberichte in vielen
grundsätzlichen Fragen der Familientherapie einer Meinung sind — letztere resultiert aus jahrelanger gemeinsamer Arbeit mit therapeutischen Gruppen, gemeinsamer
Teilnahme an Ausbildungsveranstaltungen und Supervisionen — so sind doch
unterschiedliche Wertungen und Nuancierungen feststellbar, die aus eigener Erfahrung ableitbar sind.

Den Autoren ist es ein Bedürfnis, allen zu danken, die am Zustandekommen des
Sammelbandes mitgewirkt haben. Genannt seien auch die Patienten, durch deren
Einverständnis Bildmaterial zur Demonstration metakommunikativer Prozesse in
einem Beitrag aufgenommen werden konnte. Besonders danken möchten wir den
Mitarbeitern der Audiovisoellen Technik, Bereich 2, der Abteilung Hochschulmethodik der Karl-Marx-Universität Leipzig, deren fachliche Beratung und praktisch-technische Hilfe im Beitrag über „Videotechnik in der familienorientierten
Therapie" zum Ausdruck kommen. Schließlich sei der harmonischen und förderlichen Zusammenarbeit mit dem S. Hirzel Verlag ganz besonders gedankt.

Leipzig, Februar 1982                                                    Die Herausgeber

# Autorenverzeichnis

| | |
|---|---|
| Doz. Dr. sc. med. Otto BACH | Psychiatrische Klinik der Karl-Marx-Universität Leipzig |
| Dr. med. Ursula GRÜSS | Facharzt für Neurologie und Psychiatrie<br>Psychiatrische Klinik der Karl-Marx-Universität Leipzig |
| Dr. med. Siegfried HERZIG | Assistenzarzt<br>Kreiskrankenhaus Cottbus |
| Dr. med. Hans KLENNER | Assistenzarzt<br>Kreiskrankenhaus Markranstädt |
| Dr. med. Michael SCHOLZ | Facharzt für Neurologie und Psychiatrie<br>Klinik für Kinderneuropsychiatrie der Karl-Marx-Universität Leipzig |
| Prof. Dr. sc. phil. Harry SCHRÖDER | Sektion Psychologie der Karl-Marx-Universität Leipzig |
| Dr. med. Ulrich TRENCKMANN | Facharzt für Neurologie und Psychiatrie<br>Psychiatrische Klinik der Karl-Marx-Universität Leipzig |
| Dr. med. Dagmar VÖLKER | Facharzt für Neurologie und Psychiatrie<br>Psychiatrische Klinik der Karl-Marx-Universität Leipzig |

# Inhaltsverzeichnis

# Familienforschung und -therapie in den psychiatrischen Krankheitskonzepten des 19. Jahrhunderts

Ulrich Trenckmann

Das familiäre Milieu und seine Störungen als Objekt der Familienforschung und -therapie sind offenbar erst seit jüngster Zeit Gegenstand psychiatrischen Denkens geworden. D. M. LEVY beschreibt 1931 die hyperprotektive Haltung (over-protection) als Ausdruck exzessiven mütterlichen Kontaktes mit dem Kind. Anhand seiner Kriterien (Mutter schläft gemeinsam mit dem Kind bis zum 15. Lebensjahr, die Brust wird bis zum 4. Lebensjahr gereicht, auf kindliche Launen wird übermäßig eingegangen usw.) werden von J. KASANIN u. Mitarb. (1934) 45 Patienten mit schizophrener Symptomatik untersucht. Bei 60% werden Hinweise für überfürsorgliche Haltungen der Mütter gefunden. Von den Autoren werden sie als mütterliche Reaktion auf erspürte biologische Mängel (biological inferiority) der später schizophrenen Kinder gedeutet. H. WITMER kommt im selben Jahr sowohl bei der Untersuchung von Elternfamilien schizophren als auch manisch-depressiv Erkrankter zu ähnlichen Resultaten. Dieser von der Erwachsenenpsychiatrie bzw. der Schizophrenieforschung kommende soziologische Ansatz der Familienforschung erfährt 1938 durch H. ST. SULLIVAN seine programmatische Formulierung, in dem er die Persönlichkeit und ihre Störungen als Funktion interpersonaler Beziehungen auf die psychosoziale Ebene reduziert.

Eine zweite Linie der Reflexion konflikthafter familiärer Konstellationen kommt von der Kinder-Psychotherapie. Ihre Etappen von A. FREUD über M. KLEIN bis zu F. FROMM-REICHMANN sind kürzlich dargestellt worden (D. TOMAN). Die fast uneingeschränkte Dominanz der Psychoanalyse in den USA der 40er Jahre schuf das Klima, die Ergebnisse soziologischer Untersuchungen in den Familien psychotischer Patienten und die Ergebnisse der tiefenpsychologischen Kinder-Psychotherapie zu einer soziopsychogenetischen Perspektive (D. SOLLA-PRICE) psychischer Störungen zusammenfassen. Im Sinne eines Standardbeispiels für diese Perspektive des Zugangs zum psychisch Abnormen fungierte die schizophrenogene Mutter (schizophrenogenic mother). Seit den 50er Jahren haben neben der Psychoanalyse praktisch alle bedeutsamen psychotherapeutischen Schulen die Familienforschung und -therapie adaptiert und z. T. gemäß ihren theoretischen Systemen so modifiziert, daß ihre Resultate kaum mehr einander verfügbar sind. Elemente der Familienforschung und -therapie wurden und werden in sich rasch verschleißende und parallel entwickelnde paradigmatische Theoriensysteme wie z. B. der Kommunikationstheorie übernommen. Paradigmata wären zu definieren als strukturierte Menge untereinander verknüpfter theoretischer Aussagen zu einem Objektbereich des Gegenstandes einer Wissenschaftsdisziplin. Zur Beschreibung des gesamten Gegenstandsbereiches der Psychiatrie sind die mit der Familienforschung und -therapie verbundenen Paradigmata jedoch unzureichend. Man kann ihnen aber die Rolle „sensitivierender Theorien" im Sinne J. BRONOWSKIS und T. S. SCHEFFS zugestehen: „Sensitivierende Theorien sind für die erste Phase wissenschaftlichen Problemlösens wichtig. Sie stellen Versuche dar, die Vorstellungskraft anzustoßen, eine Krise des Bewußtseins zu erzeugen, die zu neuen Sichtweisen der Wirklichkeit führen wird. Sensitivierende Theorien sind genauso wertvoll wie denotative Theorien; sie versuchen nur einfach ein anderes Problem zu lösen".

Es scheint tatsächlich so, als ob mit Familienforschung und -therapie eine neue Sichtweise in das wissenschaftliche Denken der Psychiatrie gekommen sei. Wieso war in allen vorausgegangenen Systemen theoretischen Denkens in der Psychiatrie kein Platz für scheinbar so ins Auge springende Störungen der Interaktion bzw. Kommunikation von Familien manifest psychisch Erkrankter? Wurden derartige Phänomene von den Psychiatern des 19. Jahrhunderts überhaupt beobachtet, und wenn ja, in welcher Form wurden sie (um)interpretiert? Setzte der theoretische Denkrahmen psychiatrischer Krankheitskonzepte des 19. Jahrhunderts solche kognitiven Prämissen, daß erst angrenzende Disziplinen wie die Soziologie und die psychoanalytische Kinderpsychotherapie unbelastet von einer vorstrukturierenden Theorie derartige empirische Aussagen zu integrieren vermochten? Jedes paradigmatische Theoriensystem einer Wissenschaft weist empirische Sachverhalte auf, die sich nicht in das Theoriensystem einfügen und nur unzureichend erklärt werden können. Solche Sachverhalte nennt T. S. KUHN (KUHN 1967) Anomalien. In den Phasen, die KUHN normale Wissenschaft (normal science) nennt, werden die Anomalien als randständige Erscheinungen kaum beobachtet, da durch das Paradigma im Sinne eines Forschungsprogrammes die zu lösenden Aufgaben festgeschrieben sind. Es wäre nun zu fragen, ob in den vorangegangenen Konzepten vom Gegenstand der Psychiatrie insgesamt bzw. in den paradigmatischen Theoriensystemen einzelner Objektbereiche aus dem gesamten Gegenstand der Psychiatrie Anomalien beobachtet wurden, die sich einer Erklärung durch die vorherrschenden Theoriensysteme entzogen und erst durch die soziopsychogenetische Familienforschung hinreichend geklärt wurden. Zumindest vier Beobachtungen in der Psychiatrie vom späten 18. Jahrhundert bis in die ersten Jahrzehnte des 20. Jahrhundert müssen in dieser Art gewertet werden: Es ist die ungeteilte Erfahrung vieler Psychiatergenerationen, daß der Zustand akut psychisch Erkrankter, die in ihren Familien belassen werden, wenig Aussicht auf rasche Heilung bietet. Andererseits war bekannt, daß in fremden Familien als Familienpfleglinge untergebrachte psychisch Kranke of überraschende Besserung zeigten, die die vorherige Anstaltsunterbringung kaum erwarten ließ.

Sowohl für das induzierte Irresein als auch für den moralischen Schwachsinn boten die herrschenden Krankheitskonzepte des 19. Jahrhunderts nur höchst widersprüchliche kausalgenetische Vorstellungen an.

Die Erfahrung, daß Kranke, die in ihren Familien belassen werden, kaum Aussicht auf Heilung bieten, dürfen wir im gesamten 19. Jahrhundert offenbar stillschweigend voraussetzen, denn derartige Aussagen erschließen sich meist nur implizit aus der zeitgenössischen psychiatrischen Literatur. Oft ist es nicht der Fachpsychiater, sondern ein mit der Organisation der psychiatrischen Versorgung beauftragter Beamter, der entsprechende allgemeine Erfahrungstatsachen vermerkt. G. A. E. v. NOSTITZ und JENKENDORF (1765–1836), sächsischer Minister, begründet die Notwendigkeit der Errichtung einer Heilanstalt für psychisch Kranke auf dem Sonnenstein über Pirna mit dem Hinweis, daß „im Schoße ihrer Familie Geisteskranke niemals mit gutem Erfolg behandelt" werden (NOSTITZ). Bei dem französischen Psychiater E. J. GEORGET (1795–1825) heißt es: „Mit Zugestehung sehr weniger Ausnahmen kann man sagen, daß die Kranken bei sich zu Hause nicht genesen" (GEORGET). Ebenfalls auf die Lösung aus dem familiären Milieu zielt der Hinweis, daß Ortswechsel oft schon allein Besserung einer psychischen Krankheit bewirkte (HEINROTH, S. 173).

Obwohl als Erfahrung unter den Psychiatern offenbar ungeteilt, finden solche Annahmen über ungünstige Heilungschancen beim Verbleib des psychisch Kranken im gestörten familiären Milieu keinen theoretischen Niederschlag. Für die Medizin als Erfahrungswissenschaft ist, allerdings anders als bei den exakten Naturwissenschaften, immer anzunehmen, daß die herrschenden Krankheitskonzepte nur einen Teil der Erfahrungen theoretisch zu integrieren vermögen. Ein Sachverhalt, dessen theoretische Reflexion seit der scholastischen Medizin des Mittelalters bekannt ist: *Medicina dividitur in duas partes, id est in theoricam et practicam.*

Eine weitere jener Anomalien, die die vorangehenden Konzepte der Psychiatrie nicht befriedigend zu klären vermochten, ist die Familienpflege. Aus Kostengründen (Spar-Familienpflege), wegen ständiger Überfüllung der Anstalten (Ventilfamilien- pflege) und als erster bewährender Schritt zurück in die Gesellschaft (Beobachtungs- familienpflege) wurden gegen Entgeld bestimmte Gruppen psychisch Kranker in Familien gegeben. Die Patienten waren weitgehend in die Familien integriert. Gemeinsame Mahlzeiten und gemeinsames Arbeiten in der häuslichen Landwirt- schaft der Pflegefamilie waren die Regel. War die Familienpflege in erster Linie als Verwahrung gedacht, so werden doch immer wieder verblüffende Besserungen berichtet (SPAMER), die die vorherrschenden Theoriensysteme psychischen Krank- seins nicht zu erklären vermochten. Die organisatorischen Strukturen der Familien- pflege streuten breit. Im flämischen Gheel war aus der Tradition eines mittelalter- lichen Wallfahrtsortes ein ganzes Gemeinwesen familienpflegerisch organisiert. In der zweiten Hälfte des 19. Jahrhunderts waren beständig ungefähr 2000 psychisch Kranke bei den Einwohnern von Gheel und Umgebung untergebracht. Neuankömm- linge bzw. akut erkrankte Familienpfleglinge finden in einem Siechenhaus (Zieken- huis) bzw. in einem an seiner Stelle in den 60er Jahren des 19. Jahrhunderts errich- teten Neubau Aufnahme. War in Gheel und dem 1884 gegründeten Lremeux die Familienpflege des belgischen Staates örtlich konzentriert, so verfügte Schottland über ein dezentralisiertes System. Überwacht von einer 1858 gegründeten General- kommission für Geisteskranke (general board of lunacy) befanden sich seit der Mitte des 19. Jahrhunderts fast 2000 „arme Irre" (pauper lunatics) über das Land verteilt in „familiärer Verpflegung". Da in Schottland am konsequentesten in Europa auf Familienpflege orientiert wurde, wie E. BUFE annimmt, wegen der Sparsamkeit des Volkes, befanden sich 1872 44% aller erfaßten schottischen Geisteskranken außerhalb der Anstalten (JOLLY). In Deutschland erreichte die Familienpflege kein mit Belgien und Schottland vergleichbares Ausmaß. Nach sporadischen Erfahrungen gehen erste systematische, intendierte und ärztlich kontrollierte Ansätze zur Familien- therapie auf F. ENGELKEN (1742—1815) zurück. ENGELKEN kannte aus eigener Anschauung die holländischen Vorbilder und war u. a. auch durch die Einführung der Opiumtherapie (bei Depressionen?) mit der Gründung seiner Privatanstalt Rockwinkel bei Bremen erfolgreich. Da seine Anstalt bald nicht genug Raum für alle Patienten bot, wählte er aus den Anwohnern der Umgebung zur Familienpflege geeignete aus. Später wude auch das städtische Bremer Hospital St. Jürgens in das System familiärer Versorgung einbezogen. Nach mehreren kurzlebigen Versuchen gelang auch F. WAHRENDORFF (1826—1898) die Erweiterung seiner 1862 gegründeten Privatanstalt in Ilten durch Familienpflege. Er konnte dadurch Patienten aus der überfüllten Provinzialirrenanstalt Hannover übernehmen. Neben dieser ärztlich beaufsichtigten Familienpflege gab es immer auch einzelne Familien, die gegen Entgeld psychisch Kranke aufnahmen. Bekannt ist die Familienpflege der Dichter F. HÖLDERLIN (1770—1843) und J. M. R. LENZ (1751—1792). Die oft erbärmlichen materiellen Bedingungen und die Rechtlosigkeit der Geisteskranken in familiärer Irrenpflege werden aber gerade auch durch Untersuchungen über die Krankheit dieser beiden Dichter erhellt (BEUTHNER). Waren die ersten familien- pflegerischen Ansätze als Ausweitung florierender Privatanstalten intendiert, so treten gegen Ende des 19. Jahrhunderts staatliche Aktivitäten hinzu. Namentlich in Berlin, das bis zur Jahrhundertmitte kaum 200 psychiatrische Betten aufwies, bestand eine katastrophale Unterversorgung. Auch die Gründung zweier psychiatrischer Großkrankenhäuser (Dalldorf-Wittenau 1880, Herzberge 1893) verändert die Situation nicht grundsätzlich. Zur Entlastung beider rasch überfüllter Anstalten wurden um die Jahrhundertwende in Zusammenarbeit mit der Armendirektion 400 Familienpflegeplätze geschaffen. K. ALT (1861–1922) baute mit Unterstützung des Provinziallandtages Sachsen-Anhalt von Uchtspringe aus ein ähnlich bedeutsames System zur Familienpflege auf (ALT). Anfangs gestützt auf die Unterbringung psychisch Kranker bei den Pflegerfamilien der Anstalt, weitete er 1900 durch die Errichtung einer Filialstation in Jerichow die Familienpflege stark aus. Man kann allerdings nach E. BUFE davon ausgehen, daß auf dem gesamten Territorium des ehemaligen Deutschen Reiches die Zahl der familiär Verpflegten 5000 nie überschritten hat. Es ist bemerkenswert, daß in der ersten Hälfte des 19. Jahrhunderts führende Psychiater (C. F. W. ROLLER, T. GÜNZ, W. GRIESINGER) noch auf die Erfahrungen der Familienpflege eingingen, während namentlich bei den Hochschulpsychiatern der zweiten Jahrhunderthälfte Hinweise auf eine theoretische Reflexion völlig fehlen.

Als eine weitere Anomalie, die sich nicht in die zeitgenössischen psychiatrischen Krankheitskonzepte einpaßte, kann das induzierte Irresein beschrieben werden. Hinweise auf die folie à deux bzw. folie communique finden sich 1857 erstmals bei BAILLARGER und werden in der Folge vielfach kasuistisch bestätigt. Wie war nun der Übertragungsmechanismus einer Psychose von einer meist zeitlich zuerst erkrankenden Person (l'élément actif) auf eine zweite, in enger Gemeinschaft lebende Person (l'élément passif) zu verstehen? Sowohl das am einzelnen Individuum orientierte psychodynamische Krankheitskonzept der romantischen Psychiatrie (TRENCKMANN) als auch die vereinseitigend naturwissenschaftlichen Konzepte der zweiten Hälfte des 19. Jahrhunderts boten kaum einen hinreichenden Zugang. Sollten auch bei nicht blutsverwandten, an einer folie à deux Erkrankten gleichartige Dispositionen unterstellt werden? Könnten „Nachahmungstrieb" und schädlicher Einfluß (WOLLENBERG) oder der „erschütternde Anblick" (LEHMANN) des erkrankten Nächsten den Verstand des Zweiterkrankten verwirrt haben? Fragen, die gestellt wurden, aber keinen grundsätzlichen Zweifel an der alleinigen Gültigkeit von Degenerationen, Vererbung und lokalisierbarem Hirnschaden für die Kausalgenese psychischer Störungen aufkommen ließen. Die Verwirrung wuchs als sich Beobachtungen inhaltlich ähnlicher psychischer Störungen auch von nichtpsychotischem Schweregrad in bestimmten Familien mehrten. Unter Berufung auf E. HITZIG (1838–1907) wird die „Infektiosität der Neurosen", von einer unterstellten gemeinsamen Disposition ausgehend und gestützt auf Beobachtungen bei der Hysterie, von einem „überspringenden" Reflexvorgang abgeleitet (HERZOG). Den Blick nur auf die somatische Ebene psychischen Krankseins gerichtet, bleibt der Autor zwangsläufig eine Erklärung des überspringenden Reflexes schuldig, so daß seine wie auch die o. g. Erklärungsversuche sich Metaphern bedienen, die wie – z. B. der überspringende Lichtbogen zwischen unterschiedlich geladenen elektrischen Polen – objektfremde Anleihen bei anderen Wissenschaften sind.

Die Grenze des vereinseitigend naturwissenschaftlich orientierten psychiatrischen Krankheitskonzeptes der zweiten Hälfte des 19. Jahrhunderts wird auch sichtbar, als ein Symptomwandel des induzierten Irreseins konstatiert werden muß. Überwiegen noch bei C. F. NASSE (1778–1851) in der Symptomatologie der folie à deux dramatisch verlaufende, tobsüchtige Zustände, so beherrscht bei Ausgang des Jahrhunderts die paranoide Beeinträchtigungshaltung das klinische Bild: „.... que tous les cas de folie à deux sont des délires de persécutions, ce délire est la folie du XIX siécle" (DE MONTYEL). Dieser Symptomwandel ist in einem Konzept, daß von einem naturhaften Sosein psychischer Störungen ausgeht, nicht befriedigend zu erklären. Wenn es E. WULFF als ein Anliegen transkultureller Psychiatrie betrachtet zu zeigen, daß das „Auftreten bestimmter psychischer Krankheitsformen und -symptome keine Naturtatsache ist, sondern spezifische gesellschaftliche Bedingungen verlangt; Sozialisationsformen, die von wirtschaftlichen Notwendigkeiten, kulturellen Leitbildern und sozialtypischen charakterlichen Einstellungen der Erziehungspersonen abhängen", so kann die gleiche Intention am Beginn retrospektiver Untersuchungen zum Wandel der Bilder psychischen Krankseins mit den Mitteln der Psychiatriegeschichtsschreibung stehen.

Als eine vierte Anomalie wäre schließlich der moralische Schwachsinn metatheoretisch zu fassen. Der Begriff moral insanity wurde von J. C. PRICHARD (1785–1848) geprägt, um Zustände partiellen Wahnsinns zu beschreiben, die sich in sozial auffälligem Verhalten äußern und keine Exculpation im Strafrechtsverfahren bedingen. In das romantische psychodynamische Krankheitskonzept ließ sich der moralische Schwachsinn noch verhältnismäßig unproblematisch integrieren. J. C. A. HEINROTH (1773–1843), seit 1811 durch die Verleihung einer a. o. Professur für psychische Therapie in Leipzig der erste psychiatrische Lehrstuhlinhaber Europas, baut auf einen voluntaristisch abstrahierten Begriff der Willensfreiheit sein pathogenetisches Konzept der Psychiatrie. Unterliegt ein Mensch starken Begehrungen und Leidenschaften, so hat der Betroffene selbst sich aus freier Willensfähigkeit der Geisteskrankheit überantwortet. In einer Antizeption FREUDschen Denkens konstruiert HEINROTH in seinem Persönlichkeitsmodell einen psychischen Störungen zugrunde liegenden Konflikt: Den Triebverlockungen „zügelloser Begierden" (HEINROTH, S. 22) steht ein der christlichen Moral verpflichtetes Gewissen gegenüber. Erliegt der Mensch den trieblichen Verlockungen, so tritt in einer Art Über-Ich-Konflikt das „Gewissen als der Engel mit dem feurigen Schwert" (HEINROTH, S. 10) in Erscheinung. Psychisches Kranksein wird bei dem Romantiker HEINROTH auf einen intrapsychischen Konflikt reduziert. Partielle wie völlig unfreie Seelenzustände sind nur graduell verschieden, sie haben ihre Wurzeln im inneren Ich des Patienten. Seine tatsächlichen sozialen Lebensbezüge sind ausgeklammert. In Anlehnung an kulturkritische philosophische Strömungen des 18. Jahrhunderts, werden Geisteskrankheiten noch bei Th. ARNOLD (1742–1816) und J. C. KEIL (1759–1813) als sozial mitbedingt angesehen. Die an den Verlockungen der bürgerlichen Welt entflammten Leidenschaften und Begierden werden zu Schlüsselbegriffen im pathogenetischen Denken des späten 18. Jahrhunderts. Dieser gesellschaftskritische Zug verliert sich aber auf dem Höhepunkt der romantischen deutschen Psychiatrie: „Die als chaotisch und krank empfundene äußere Wirklichkeit, gegen die sich der Bürger ohnmächtig fühlt, wird nicht mehr bloß abgebildet wie im Protest der beginnenden Romantik, sondern ihrer sozialen und somatisch widerständigen Äußerlichkeit beraubt, verinnerlicht und individualisiert, um in dieser derealisierten und der Situation des Bildungsbürgers kompatiblen Form der Submission unter einen religiösen Heilsplan zugänglich zu werden" (DÖRNER). Das reduktionistische psychodynamische Krankheitskonzept der Romantik bot somit wenig Raum zur theoretischen Reflexion sozial für die Psychiatrie relevanter Tatbestände. Aber auch das praktische Konzept von den als „heilsamen Idyllen" abgelegenen psychiatrischen Anstalten ließ kaum Möglichkeiten, das häusliche Milieu des Erkrankten zu studieren. Seinem Selbstverständnis nach ist der „Irrenarzt, von seinen Kranken umgeben, der Sonne gleich, die von ihren dunklen Planeten umkreist wird" (HEINROTH, S. 51). In solchen und ähnlichen Selbstdefinitionen kommt ein Rollenverständnis des Psychiaters zum Ausdruck, daß wenig auf den Patienten und sein Milieu zentriert ist. Ist eine solche patriarchalische Selbstdefinition des Psychiaters einerseits bedingt durch die real existierenden gesellschaftlichen Verhältnisse in Deutschland, so ist sie andererseits Ausdruck der bürgerlichen Wissenschaftsideologie.

Unter Wissenschaftsideologie sei in Anlehnung an H. LAITKO jenes dem Einzel-wissenschaftler kaum bewußte System von Grundannahmen verstanden, von dem was Wissenschaft sei und wie sie zu betreiben sei. In einem hierarchischen Schichten-modell theoretischen Denkens müßten nach zunehmendem Abstraktionsgrad ge-ordnet werden: Paradigmata einzelner Objektbereiche aus dem Gesamtgegenstand einer Wissenschaft — Konzepte des Gegenstandes einer Wissenschaftsdisziplin — Wissenschaftsideologie für die Gesamtheit dessen, was Wissenschaft ist. Wesentliche Elemente der sich mit der wissenschaftlichen Revolution des 16. und 17. Jahrhunderts herausbildenden bürgerlichen Wissenschaftsideologie waren die Annahmen:

- daß die Wirklichkeit als Objekt (und nicht auch als interagierendes Subjekt) betrachtet werden müsse,
- daß das wirkliche Geschehen unveränderliche, nomothetische (und nicht auch stochastische) Gesetzmäßigkeiten aufweise,
- daß statt der Suche nach letzten finalen Ursachen im Sinne ARISTOTELischer, mittelalterlicher Wissenschaftstradition auch ein mathematischer Formalismus be-wirkender Ursachen ein hinreichendes wissenschaftliches Abbild der objektiven Realität böte.

Brachten diese streng deterministischen methodologischen Ideen, verbunden mit dem Aufschwung empirischer Detailforschung den klassischen Naturwissenschaften große Fortschritte, so fanden sie in die Medizin nur verzögert Eingang. Nach einer forschungsprogrammatischen Vorbereitungsphase in den 30er und 40er Jahren des 19. Jahrhunderts (C. F. NASSE, J. B. FRIEDREICH) übernimmt erst um die Jahr-hundertmitte die deutsche Psychiatrie die methodologischen Vorentscheidungen bürgerlicher Wissenschaftsideologie. Durch diese methodologische Orientierung ist die Psychiatrie der zweiten Hälfte des 19. Jahrhunderts da erfolgreich, wo wie auf der somatischen Ebene psychischen Krankseins monokausal ablaufende, streng deterministische Prozesse untersucht werden. Die distanzierende, „objektivistische" Betrachtungsweise muß aber am unreflektierten Gegenüber von Subjekt-Subjekt-Interaktionen scheitern, wie wir sie in der gestörten Familie finden. Die den Natur-wissenschaften entlehnte Methode, das Untersuchungsobjekt zu isolieren, muß zumindest bei mechanistischer Handhabung bei der Untersuchung des Patienten in seiner sozialen Bezüglichkeit versagen. Deshalb vermochte das vereinseitigend nur am pathobiologischen Substrat psychischen Krankseins orientierte Krankheits-konzept zur Beschreibung krankhafter und -machender Familienstrukturen nur auf die Degenerationstheorie D. A. MORELS (1809—1873) und ähnliche Konzepte von der erbbedingten Genese zurückzugreifen. Nach MOREL ist die erste erb-geschädigte Generation nervös, die zweite neurotisch und die dritte psychotisch. In der vierten tritt durch Aussterben ein Selbstausmerzen ein. Unter Ausschöpfung aller archivalischen Quellen wurde damals psychiatrische Familiengeschichte über Jahrhunderte rekonstruiert, um mittels „bureaukratisch-mechanischer Erblichkeits-statistiken" nicht nur erbliche psychopathologische Züge aufzuspüren, sondern auch um die „Heredität der Armut" aufzuzeigen (JÖRGER). Aus der „Erkenntnis der vererbten Charakterbeschaffenheiten sowie den Gründen der Degeneration" hofft man „die Voraussetzungen zur methodischen Förderung der Regeneration, die man als Ziel der Sozialpsychiatrie (!) bezeichnen könne", zu finden (SOMMER). Die erhoffte Förderung der Regeneration sollte, wie von N. DECKER und A. THOM kürzlich dargestellt, bald in eugenische Konzepte, in „Aufnordung" und „Ausmer-zung lebensunwerten Lebens" umschlagen. Die mit der Familienforschung und

-therapie seit den 30er Jahren des 20. Jahrhunderts eingeleiteten Wandlungen theoretischen Denkens in der Psychiatrie sind, wie wir hoffen gezeigt zu haben, eher „neuen Sichtweiten gegenüber alten Erscheinungen zuzurechnen als einer Folge unerwarteter experimenteller Entdeckungen" (KUHN, 1978). Dem gesamten 19. Jahrhundert waren Erscheinungen bekannt, die sich als Anomalien der Erklärung durch die vorherrschenden psychiatrischen Theorien entzogen und die erst sozio- und psychotherapeutische Ansätze in Familienforschung und -therapie befriedigend darzustellen vermochten. Es war das Ziel der vorliegenden Arbeit, die Familienforschung und -therapie eingebunden in die Dynamik psychiatrischer Theorienentwicklung darzustellen. Auf eine psychiatrische Praxis, die durch das patriarchalische Selbstverständnis des Psychiaters und die insuläre Abgeschiedenheit der Anstalten, kaum die Möglichkeit bot, den Kranken in seinem Milieu zu studieren, wurde nicht eingegangen. Weiter muß einschränkend angefügt werden, daß auch die Strukturen der Familie und anderer für die Individuation bedeutungsvoller Gruppen historisch nicht invariant sind. Zwangsläufig ist die vorliegende Abhandlung auf die Reflexion der Störungen in der bürgerlichen Familie beschränkt, da bereits zu Beginn des 19. Jahrhunderts Großfamilie und dörfliche Solidargemeinschaft in der Auflösung begriffen sind. Die Änderung der familiären Strukturen, d. h. des Objektes von Familienforschung und -therapie muß Gegenstand gesonderter Untersuchungen sein.

## Literatur

*Alt, K.:* Über familiäre Irrenpflege. Halle: Marhold. 1893.

*Beuthner, J.:* Der Dichter Lenz. Beurteilung und Behandlung seiner Krankheit durch seine Zeitgenossen. Med. Diss. Freiburg i. Br. 1968.

*Bronowski, J.:* Science and human values. N. Y.: Harper & Row. 1956.

*Bufe, E.:* Die Familienpflege Kranksinniger. Halle: Marhold 1939, S. 45.

*Decker, N., und A. Thom:* Die ideologischen und sozialen Quellen der Dehumanisierung der psychiatrischen Praxis im faschistischen Deutschland (russ.). Sbornik inst. im. Bechterew, im Druck.

*Dörner, K.:* Bürger und Irre. Frankfurt a. M.: EVA 1969.

*Georget, E. J.:* De la folie. (dt. Übers. J. C. A. Heinroth): Über das Irresein. Leipzig: Vogel 1821.

*Heinroth, J. C. A.:* Anweisung für angehende Irrenärzte zur richtigen Behandlung ihrer Irren. Leipzig: Vogel 1825.

*Herzog, B.:* Beitrag zur Lehre von der Infektiosität der Neurosen. Arch. f. Psychiatr. u. Nervenhkd. **XXI** (1890) 271–293.

*Jörger, J.:* Psychiatrische Familiengeschichten, Berlin: Springer 1919, S. 1, 4.

*Jolly, F.:* Über familiäre Irrenpflege in Schottland. Arch. f. Psychiatr. u. Nervenhkd. V (1875) 164–189.

*Kasanin, J., E. Knight und P. Sage:* The parent-child relationship in schizophrenia. J. nerv. ment. Dis. 79 (1934) 249–263.

*Kuhn, T. S.:* Die Struktur wissenschaftlicher Revolutionen. Frankfurt a. M.: Suhrkamp 1967.

*Kuhn, T. S.:* Die Entstehung des Neuen. Frankfurt a. M.: Suhrkamp 1978.

*Lehmann, G.:* Zur Casuistik des induzierten Irreseins. Arch. f. Psychiatr. u. Nervenhkd. **XIV** (1883) 145–154.

*Levy, D. M.:* Maternal overprotection and rejection. Arch. Neurol. Psychiat. 25 (1931) 886–889.

*Montyel, M. de:* Contribution à l'ètude de la folie àdeux. Paris: Annal. méd. ps. 1881.

*Nasse, C. F.:* Zur Behandlung der Irren und Gemütskranken durch Nichtärzte. Bonn: Weber 1844.

*Nostitz und Jenkendorf, G. A. E. v.:* Beschreibung der Kgl. Sächs. Heil- und Verpflegungsanstalt Sonnenstein. 2 Bde., Dresden: Walther 1829.

*Rothschuh, K. E.:* Konzepte der Medizin in Vergangenheit und Gegenwart. Stuttgart: Hippokrates 1978.

*Scheff, T. J.:* The labeling theory of mental illness. Amer. Sociolog. Review **39** (1974) 444–452, S. 445.

*Sommer, R.:* Familienforschung und Vererbungslehre. Leipzig: Barth 1907.

*Spamer, C.:* Ist allen psychisch Kranken der dauernde Anstaltsaufenthalt vorteilhaft? Arch. f. Psychiatr. u. Nervenhkd. **VIII** (1878) 454–459.

*Toman, D.:* Familientherapie: Grundlagen, empirische Ergebnisse und Praxis. Darmstadt: Wiss. Buchgesellschaft 1979.

*Trenckmann, U., und F. Ortmann:* Das psychodynamische Krankheitskonzept der Romantik – Testfall für die Anwendung des Kuhnschen Paradigmabegriffes in einer Humanwissenschaft. Z. f. Psychol. **188** (1980) 3, 331–339.

*Witmer, H.:* The childhood personality and the parentchild-relationships of dementia precox and manic depressive patients. Smith Coll. Stud. Soc. Wk. **IV** (1934) 290–377.

*Wollenberg, R.:* Ueber psychische Infektion. Arch. f. Psychiatr. u. Nervenhkd. **XX** (1889) 62–78

*Wulff, E.:* Transkulturelle Psychiatrie. Westberlin: Argument 1978, S. 229.

# Über die Bedeutung familiärer Beziehungsstörungen für die Entstehung psychopathologischer Syndrome

Otto Bach

Die Theoriediskussion in der Psychiatrie wird in der letzten Zeit von Erörterungen um den Krankheitsbegriff sowie von oft apodiktisch vorgetragenen Modellvorstellungen über die Entstehung psychiatrischer Syndrome bestimmt. War in der Vergangenheit, was den zweitgenannten Aspekt angeht, eine gewisse Konfrontation von Psychogenie und Somatogenie charakteristisch, so sind in den letzten Jahren soziogenetische Denkansätze hinzugekommen, die – wie schon psychogenetische und somatogenetische Betrachtungsweisen vorher – wichtige Teilaspekte beleuchten, aber durch Überzeichnung und Verzerrung der Wirklichkeit sich teilweise ins wissenschaftliche Abseits stellen.

Es besteht kein Zweifel, daß einseitige Betrachtungen, die den jeweils konträren Aspekt außer Acht lassen, erhebliche Gefahren mit sich bringen. WEISE (1981) hat erst kürzlich eine Analyse dieser Probleme vorgenommen und festgestellt, daß bis in die praktische Alltagsarbeit hinein der einseitige Standpunkt eines rein medizinischen Krankheitsmodells, einer überzogenen psychogenetischen Betrachtungsweise oder der Ausschließlichkeit soziogenetischen Herangehens an pathogenetische Fragestellungen zu Fehlhandlungen, Fehleinschätzungen und letztlich zur therapeutischen Resignation führen. Am Beispiel eines eingeengt medizinisch-naturwissenschaftlichen Herangehens an psychiatrische Forschung und Praxis zeigt WEISE (1981, 1979), daß damit die psychosozialen Teilursachen der Erkrankungen nicht berücksichtigt und Sozio- und Psychotherapie wichtiger Krankheitsgruppen vernachlässigt werden, daß eine „Fallideologie" situative und biografische Momente außer Acht lasse, was hinsichtlich der Rehabilitation erhebliche Auswirkungen haben kann, schließlich werden sich einseitige Einstellungen in der Ausbildung der Psychiater niederschlagen.

Ebenso lassen sich aus einseitiger soziogenetischer Betrachtungsweise Fehlentwicklungen ableiten, die bis hin zur Antipsychiatrie führen. Dessen ungeachtet ist der soziogenetische Teilaspekt für unsere Fragestellungen – insbesondere für die Familientherapie – allerdings bedeutsam, führt er doch dazu, daß psychopathologische Syndrome – und zwar auch solche, die psychotisches, insbesondere schizophrenes Ausmaß annehmen – nicht mehr außerhalb des soziokulturellen

Kontextes gesehen werden können. Problematisch sind eben nur die „methodologisch gesehen unsinnigen" Versuche, soziale Bedingungen zu finden, die einseitig und ausschließlich zu bestimmten Syndromen führen (THOM, 1979).

Das dialektische Zusammenwirken von sozialen, psychologischen und somatischen Faktoren bei der Entstehung psychopathologischer Syndrome scheint so evident, daß Überbetonungen in einer oder der anderen Richtung fehlende methodologische Besinnung erkennen lassen. Trotz einer wissenschaftspolitisch bemerkenswerten und sicher auch notwendigen Intensivierung der naturwissenschaftlichen Grundlagenforschung im Prognosezeitraum in unserem Lande — wobei der sozialpsychiatrische Kliniker manchmal den Eindruck hat, daß die neurobiologischen Grundlagenforscher psychosozialer Fragestellung besonders ratlos gegenüberstehen, will sagen, aus ihrem Kategoriensystem heraus diesen Komplex als Tummelplatz wohlmeinender, aber praktisch illusionärer Träumereien betrachten — werden wir uns im folgenden mit sozialpsychologischen Fragen befassen. Sie stehen uns heute, bezogen auf die praktische Arbeit in der Klinik, noch näher. Dies bedeutet aber keinesfalls, daß wir die somatischen Aspekte der psychopathologischen Syndrome aus den Augen lassen. Gerade die Psychopharmakologie hat uns in den letzten Jahren Fortschritte gebracht, die die große Bedeutung somatischer Forschung und Therapie für die Praxis unterstreichen. Erinnert sei nur an die Lithiumprophylaxe.

Eine vereinseitigende Betrachtungsweise des Entstehungsmechanismus psychopathologischer Syndrome etwa in dem Sinne, daß eine Erkrankung wie Schizophrenie genetisch bedingt sei, ist sicher heute kaum noch aktuell, wenngleich manche Grundlagenforscher meinen, mit der Molekularbiologie gewissermaßen über die genetische Information in Form der Nukleotidsequenzen das Problem allein in den Griff zu bekommen.

Aber schon GRIESINGER, auf den sich die strenger somatisch orientierte Psychiatrie oft bezieht, formulierte Ende des vorigen Jahrhunderts: „Die Richtungen, die im zarten Alter das Vorstellen und Wollen des Individuums annimmt, sind entscheidend für sein ganzes Leben, und hier ist als erstes, wichtiges, an die Heredität zunächst sich anschließendes Moment der Einfluß des Beispiels der Eltern auf das Kind zu erwähnen. Mit IDELER sind auch wir der Ansicht, daß es Fälle sogenannten erblichen Irreseins gibt, die es weniger durch Übertragung einer organischen Disposition, als durch eine spätere psychische Fortpflanzung von Charaktereigentümlichkeiten geworden sind, indem der Nachahmung des Kindes das Beispiel gewisser Exzentrizitäten, gewisser bizarrer und verkehrter Lebensansichten und Richtungen geboten wird, welche vom Anbeginn der Entwicklung eines gesunden, mit der Außenwelt harmonisierenden Seelenlebens hinderlich werden ... Dazu kommt noch, daß durch einen solchen Zustand der Eltern so häufig das Familienleben zerrüttet und dadurch das Zusammenwirken jener günstigen Umstände zerstört wird, welche für eine harmonische Entwicklung des kindlichen Charakters wesentliche Erfordernisse sind." (GRIESINGER, 1871, S. 161).

GRIESINGER war mit derartigen Annahmen keine Ausnahme. Ähnliches formulierte OPPENHEIM (1899). Natürlich wird bei diesen Autoren ein mechanistisches Konzept deutlich, das die spätere Erkrankung gleichsam als Summationseffekte des Zusammenwirkens verschiedener — auch verschieden gewichtiger — Wirkfaktoren erscheinen läßt. In der Gegenwart wird gerade dieser Frage der Bedeutung genetischer Faktoren für das Krankheitsgeschehen eine besondere Aufmerksamkeit zugewendet, wobei einerseits durch Konstrukte wie „Polygenie" oder „wechselnde Penetranz" der Gene dem Bild der Wirklichkeit gerecht zu werden versucht wird. Soweit sich Kliniker den Dingen zuwendeten, haben sie sich zum Teil herbe Kritiken hinsichtlich ihres Methodenbewußtseins gefallen lassen müssen, wie dies z. B. in der Arbeit von JACKSON zur Kritik der Literatur über die Erblichkeit von Schizophrenie (1969) geschah. Im Gegensatz dazu finden sich übereinstimmende Meinungen bei Genetikern, Medizintheoretikern und Sozialpsychiatern, wenn sie konsequent einen mehrdimensionalen, philosophisch gesehen dialektischen, Ansatz wählen. Wir möchten zur Bestätigung dieser Behauptung die Autoren DUBININ, BRESCH und STIERLIN anführen. So schreibt z. B. DUBININ (1973), daß trotz aller Wichtigkeit der biologischen Grundlagen in ihnen nicht der Motor der menschlichen Entwicklung zu sehen sei. Die Menschen hätten sich ein soziales Programm geschaffen, das ihre Entwicklung bestimme. Die Weitergabe des sozialen Programmes, das als „innerer Entwicklungsfaktor der Persönlichkeit" erscheine, erfolgt durch soziale Vererbung. Diese soziale Vererbung geschehe über die Erziehung, wobei die Beziehung Eltern—Kind die entscheidende Rolle spielt.

Aus genetischer Sicht sind die psychopathologischen Syndrome — vor allem Schizophrenie und Zyklothymie — polygen vererbt, d. h. erbliche Faktoren werden nicht aus dem Erbgang geschlossen, sondern aus der familiären Häufung. Bei derartigen Erkrankungen haben die Umweltfaktoren eine entscheidende Bedeutung, die Gene stellen nur einen unbekannten Teilfaktor auf dem Wege zum Krankheitsprozeß dar. Polygen verursachte Krankheiten beruhen im Grunde auf einem zufälligen Zusammentreffen bestimmter Gene, die eine Reaktionsbereitschaft bedingen; letztere prägt nur im Zusammenhang mit der Umwelt den Phänotyp.

Nach BRESCH gibt es in diesem Zusammenhang eine „alternative Reaktionsnorm", die fast zum Primat der Umwelt führt. Die genetische Konstitution läßt gerade für die seelische Entwicklung einen weiten Spielraum. „Die hier betonte entscheidende Bedeutung der Erbinformation bezieht sich vor allem auf physiologische und auch auf morphologische Eigenschaften eines Organismus. Es steht außer Frage, daß im Gegensatz dazu im intellektuellen oder psychologischen Bereich des Menschen die Umwelt eine wesentliche Rolle spielt." (BRESCH, 1965). Und weiter formuliert dieser Autor, daß der Mensch im Gegensatz zu anderen Lebewesen eine zweite zusätzliche Art der Informationsübertragung habe. Sie komme durch die Fähigkeit zustande, im Gehirn Informationen zu speichern und wieder abzugeben. Diese Information werde durch Erziehung und Sprache von Generation zu Generation übertragen. Während die genetische Information weitgehend den biologischen Aspekt der Morphologie und des Stoffwechsels sowie die materiellen Grundlagen für das Speichersystem der zweiten Informationsart bestimmt, legt die intellektuelle Information die geistigen und charakterlichen Eigenschaften fest. Beide Systeme bilden eine untrennbare Einheit. Interessanterweise wird das Problem von einem psychoanalytisch orientierten Psychiater, der sich mit Fragen der Familienforschung und Familientherapie befaßt, fast in den gleichen Worten wie von den beiden vorher zitierten Autoren gesehen. STIERLIN führt in einem jüngst erschienenen Artikel zu Überlegungen zur Entstehung schizophrener Störungen u. a. aus, daß sich die Übermittlung des sogenannten irrationalen und gestörten Verhaltens heute in zwei Perspektiven darstelle, und zwar der biogenetischen und der soziogenetischen. In beiden zeigen sich Strukturen, Eigenschaften, Konfigurationen, die von einer Generation an die andere übergeben werden. In den biologischen Bezugsrahmen lassen sich psychophysiologische Reaktionsdispositionen einbeziehen. Im soziogenetischen Bereich zählen solche Modi wie Normen, Rollen, Einstellungen. Um diese weiterzugeben, bedarf es eines Übermittlungsmodus, den die „Sozialisationsagenten", die Eltern, durch Erziehung betreiben. Der soziogenetische Übermittlungsmodus gewährleiste den Fortbestand der Kultur, der biogenetische den der Spezies Mensch. (STIERLIN und LANG, 1978).

In diesem Zusammenhang sei auch auf WYNNE hingewiesen. Er meint, bezogen auf die Schizophrenie, daß der genetische Einfluß sicher sei, wenn auch geringer als bisher angenommen, wobei insbesondere die individuellen Reaktionspositionen, besonders kognitive Kontrollprinzipien, die als Aspekte des Temperamentes zu betrachten seien und neurophysiologisch bzw. psychophysiologische zu erfassen seien, auf der Gleitschiene der genetischen Information ausgeprägt werden. Andererseits spielt eine zweite Gruppe intermediärer Variabler eine Rolle, die sich in transaktionalen Prozessen, insbesondere spezifischen intrafamiliären Beziehungsmustern, ausdrücken und Voraussetzung für abnorme Entwicklungen sein können (WYNNE, 1973). Während die klinische Literatur von der Annahme ausgeht, mit der Entdeckung von Risikofaktoren sei eine Ätiologie geklärt — weswegen die somatisch orientierte Psychiatrie irrigerweise immer wieder nur Erbfaktoren sucht und die extremen Soziogenetiker das Problem durch totale Negierung der Krankheit zu lösen suchen (wie z. B. SZASZ oder LAING) — betrachten die genannten Autoren das Geschehen unter dem Aspekt einer „Hierarchie der Risikofaktoren" (SCHAEFER, 1978), wodurch der Dialektik der Verhältnisse besser entsprochen wird. Unseres Erachtens werden derartige — überraschend übereinstimmende — Denkansätze, in die dann noch aktuelle situative und biologische Verfassungen am Beginn der Erkrankung einzubeziehen sind, der Komplexität der zu analysierenden Prozesse gegenwärtig am besten gerecht. Nimmt man dann noch hinzu, daß psychiatrische Erkrankungen durch den Prozeß ihres Diagnostizierens und Behandelns selbst wieder soziale Prozesse auslösen, die von der Gesellschaft inklusive der Familie ausgehen und in diese hineinwirken, wie das in letzter Zeit gerade durch das Etikettierungs- oder Labelingkonzept beschrieben wurde, so wird deutlich, daß eine Einbeziehung der Familie in die therapeutischen Maßnahmen eine wichtige Voraussetzung für eine optimale Rehabilitation ist. Aus diesem Kontext lassen sich die Arbeiten dieses Sammelbandes ableiten. Dabei ist THOM (1979) ganz besonders zuzustimmen, wenn er sagt, daß die genaue Kenntnis der Sozialentwicklung der Erkrankten auch dann von Wichtigkeit sei, wenn die weitere Forschung ergäbe, daß soziale Bedingungen für schwere psychotische Zustände keine ätiologische Bedeutung hätten. Die prämorbide soziale Entwicklung hat sicher Einfluß auf die sozialen Prozesse, die durch die Krankheit sekundär ausgelöst werden, und ist damit auch von erheblicher Bedeutung für die Rehabilitation.

Es ist zweifellos ein Verdienst der Psychoanalyse, sich mit der Bedeutung familiärer Beziehungen intensiver auseinandergesetzt zu haben. Eine Wertung dieser Verdienste nahm kürzlich FUCHS-KITTOWSKI (1979) vor. Schon auf dem psychoanalytischen Kongreß 1936 in Nyon lautete ein Hauptthema: Familienneurose und neurotische Familie (nach RICHTER, 1976). Während die Psychoanalyse in der ersten Phase ihrer Entwicklung vom letzten Drittel des vorigen Jahrhunderts bis etwa 1930 mehr oder weniger neben der Psychiatrie einhergegangen war, gewann sie jetzt zunehmende Bedeutung, zumal sie psychosoziale Bezüge in ihr Theoriensystem aufnahm. So befaßte sich (nach RAPOPORT, 1963) ERICKSON mit der Frage chronischer Identitätskrisen als Folge mangelnder mütterlicher Zuwendung und FROMM-REICHMANN, die den Begriff der schizophrenogenen Mutter einführte, mit Störungen der Gefühlsbeziehungen in der kindlichen Entwicklung infolge Ablehnung. Wesentlich wurde die Entwicklung einer psychogenetisch orientierten Schizophrenieforschung durch das Zusammentreffen der Psychoanalyse mit der dynamischen Psychiatrie des in Amerika wirkenden Schweizers MAYER beeinflußt. Sein Schüler SULLIVAN äußerte die Meinung, daß die psychoanalytischen Theorien nur nutzbar gemacht werden könnten, wenn der Aspekt mitmenschlicher Beziehungen einbezogen werde und Störungen der Kommunikation das Häuptaugenmerk gelte. Die Untersuchungen komplexer familiärer Interaktionsstörungen rückten in den

Mittelpunkt, wobei zunächst die Krankheitsgruppe der Schizophrenie ein intensives Forschungsfeld war. Die Forschergruppe um LIDZ versuchte, aus der Familiensituation heraus zu klären, weswegen sich das schizophrene Familienmitglied regressiv verhalten muß. Durch Langzeituntersuchungen von Familien Schizophrener kamen LIDZ et al. (1959) zu dem Schluß, daß die Ich-Schwäche des Patienten im Zusammenhang mit Identifikationsstörungen steht, die sich aus der Ablehnung des Kindes, der Störung der wechselseitigen Rollenentsprechung, der Mißachtung der Eltern gegeneinander und der Psychopathologie der Elternteile ergeben. Die Partner sind so in ihre eigenen Probleme verstrickt, daß sie sich gegenseitig nicht beistehen können. Sie sind oft abhängig von der eigenen Elterngeneration („Ehen unreifer Partner"). In allen Familien besteht eine Irrationalität im Umgang mit der Umwelt, die später in die Psychopathologie des Kranken eingeht. Die Hauptthese der Autoren ist, daß der Heranwachsende unfähig ist, altersentsprechende Rollen anzunehmen, weil das verwirrende familiäre Wechselspiel ihn darin ungeübt läßt. Er baut zur Rettung seiner Selbstachtung ein System der Irrationalität auf — die Psychose.

Zu ähnlichen Ergebnissen sind Forschungen von sozialpsychologischer Seite aus dem Kreis um WYNNE (1965) gekommen. Die Autoren beobachteten Kommunikationsstörungen in den Familien späterer Schizophrener, die sie als verschwommen und doppelbödig bezeichneten. Verwischungen von Meinungen durch ungenaue Bezüge, unklare Antworten, abrupter Wechsel der Ziele der Aufmerksamkeit auf der formalen Seite und totale Leere im inhaltlichen Bereich herrschen vor und verhindern die Differenzierung der Persönlichkeit des Patienten. WYNNE konnte sogar nachweisen, daß der schizophrene Denkstil des Kranken direkt ableitbar ist aus dem Stil familiärer Kommunikation. Wiederum von einem anderen Standort, der Kommunikationstheorie, sind Autoren wie BATESON, JACKSON usw. zu einer familienorientierten Schizophrenietheorie gekommen, die als Doppelbindungstheorie bekannt geworden ist. Im Prinzip geht es darum, daß in der Familie Kommunikation und Metakommunikation — Inhalts- und Beziehungsaspekt — nicht übereinstimmen. Es bestehen Unstimmigkeiten zwischen dem, was gesagt und dem, was gemeint wird. Eine kritische Wertung dieser Theorien, die sich vielleicht teilweise sogar noch im prähypothetischen Raum bewegen, soll hier nicht erfolgen, wir verweisen dazu auf Veröffentlichungen von BACH (1976), WOLOWIK (1973) oder auch auf HIRSCH (1979). Letzterer geht besonders kritisch mit den Forschungsergebnissen um, ohne zu bedenken, daß alle diese Autoren gleiche oder ähnliche klinische Erfahrungen machten, wenngleich sie sie auf dem Hintergrund ihres Theorienverständnisses mit unterschiedlichen Termini belegten. Für uns sind z. B. „Doppelbindung" (BATESON), „Doppelbödigkeit in der Information" (WYNNE), „Irrationalität als Familientradition" (LIDZ), „Prinzip des Tue es — tue es nicht" (BOWEN 1966) praktisch identische Erfahrungen. Das gleiche läßt sich an anderen Konstrukten z. B. dem überfokusierten Reagieren oder der mangelnden Rollendefinition in den Familien nachweisen. Die genannten Autoren haben eine Fülle interessanter Einzelbeobachtungen vorgelegt — denen aus methodischen, aber noch mehr aus methodologischen Gründen sicher mit Vorsicht zu begegnen ist —, ihre praktische Relevanz ist aber unbestritten. Auch lassen sie sich deshalb gut in ein Konzept multifaktorieller Verursachung psychopathologischer Syndrome einpassen, weil sie — sowohl LIDZ wie WYNNE und BATESON — gegenüber einem noch zu entdeckenden somatischen Grundprozeß völlig offen sind. Von rein psychogenetischen Schizophrenietheorien kann bei diesen Autoren nicht gesprochen werden. Sieht man von letzteren Theorien der Schizophrenieentstehung ab, die hier nicht interessieren, so kann man sagen, daß es hinsichtlich der Frage des Zusammenwirkens sozialer und biologischer Faktoren mehrere Standpunkte gibt.

Einmal eine rein genetische Sichtweise (Bild 1), hier werden die familiären Störungen, soweit sie registriert werden, als Folge der ebenfalls genetisch bedingten Persönlichkeitsstörungen der Elterngeneration angesehen bzw. bestimmte Haltungen der Eltern (Überfürsorglichkeit) als sekundär krankheitsbedingt betrachtet.

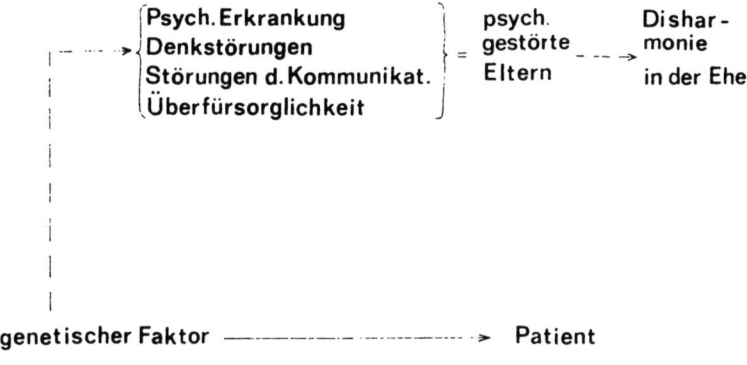

Bild 1. Genetisches Modell

Bild 2 zeigt ein zweites Modell, wie der familiäre Einfluß bei schizophrenen Patienten zu sehen ist. Als entscheidend wird der genetische Faktor angesehen, der auch die psychischen Besonderheiten der Elterngeneration bewirkt. Die daraus resultierenden emotionalen Verstrickungen und Konflikte wirken sekundär auf den Krankheitsprozeß ein, indem sie die Rehabilitation verhindern. Auch können derartige familiäre Einflüsse dieses Modells bei beginnenden Schizophrenien Einfluß auf das Ausmaß der Desadaptation der Gehirnfunktionen nehmen (WOLOWIK, 1973). Unsere Vorstellungen vom Zusammenwirken der biologischen und sozialen Entstehungs- und Auslösefaktoren sind in Bild 3 zusammengefaßt. Die biologischen Faktoren werden dabei als Anlagen im Sinne einer konstitutionellen Variante angesehen. RENNERT (1972) spricht in diesem Zusammenhang von einer „Schwächung der natürlichen Abwehr- oder Integrationskräfte des Gehirns gegenüber den psychoseerzeugenden Faktoren". Die sozialen Ursachen — eben jene auf Grund von per-

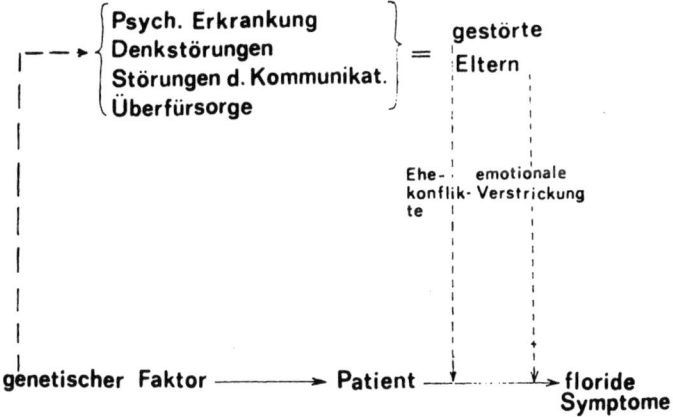

Bild 2. Modell bedingter Umweltbeeinflussung

sönlichen Konflikten der Eltern bedingten Interaktionsstörungen — sind natürlich
auch wieder genetisch mitbedingt insoweit, als die Elterngeneration die gleiche
genetische Matrix besitzt. Es handelt sich nur um einen dialektischen Prozeß gegenseitigen Bedingens. Auch die biologische Struktur ist ja nichts Statisches, wie dies
z. B. BENEDETTI (1970, 1971) ausführte. Psychogenes und Biologisches bedingen
sich gegenseitig und formen sich gegenseitig aus. Die im Bild dargestellten Auslöser
sind im biologischen Bereich Intoxikationen, Stoffwechselstörungen z. B. durch
Schwangerschaften und im sozialen Bereich z. B. Adoleszenzkrisen. Die drei dargestellten Theoriemodelle können aber nicht als absolut unterschiedliche Betrachtungsweisen angesehen werden. Die Kompliziertheit der gesamten Problematik
bringt mit sich, daß es im breiten Spektrum der verschiedenen schizophrenen — aber
erst recht aller psychopathologischen Syndrome — Bereiche gibt, wo u. E. das
Modell des Bildes 1 zutrifft, und auch Bereiche, bei denen der psychogenetische

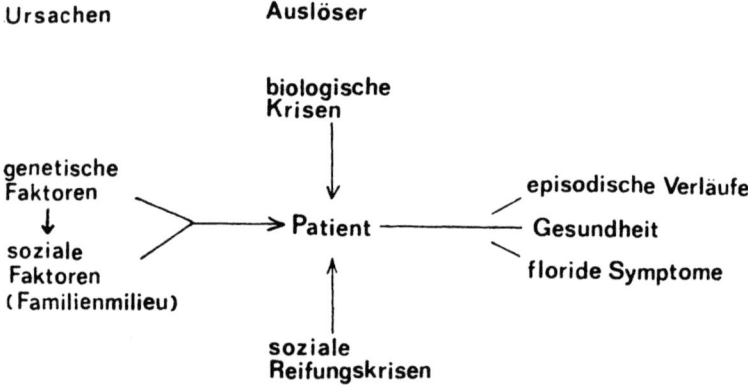

Bild 3. Modell multifaktorieller Genese

(d. h. u. a. auch familienätiologische) Aspekt verstärkt in den Vordergrund tritt.
Einseitige kausale Beziehungssetzungen etwa nach dem Modus, schizophrenogene
Familienbeziehungen führen zu Schizophrenie, haben dabei keinen Platz in unserem
theoretischen Verständnis, wie das auch LANGE (1979) formulierte. Bezogen auf die
familientherapeutischen Konsequenzen ist es letztlich auch irrelevant, ob der Kliniker mehr von den Vorstellungen bedingter Umweltbeeinflussung (Bild 2) oder
multifaktorieller Genese (Bild 3) ausgeht.
    Prinzipiell zielen familientherapeutische Aktionen auf drei grundsätzlich unter-
schiedliche aber in der Dialektik des Lebens miteinander verwobene Bereiche ab.
    Erstens versuchen sie, die evtl. vorhandenen ätiologisch bedeutsamen familiären
Beziehungsstörungen in den Ursprungsfamilien der Patienten zu korrigieren. Dies
kann bei Patienten mit Schizophrenien, Alkoholismus u. v. a. m. notwendig sein
und spielt besonders in der Behandlung kinderpsychiatrischer Syndrome eine große
Rolle.
    Zweitens suchen sie die sekundär durch die Krankheiten bedingten Veränderungen
in den Familienbeziehungen zu verbessern. Gerade gesundheitspolitisch besonders
wichtige Krankheitsgruppen, wie etwa der Alkoholismus, rufen ja massive Störungen
des Familienmilieus hervor. Hier korrigierend wirksam zu werden, kann von enormer
Bedeutung für die Effizienz der gesamten Rehabilitation sein.
    Der dritte Bereich therapeutischen Wirkens liegt in der Krisenintervention bei

aktuellen Familien- insbesondere Ehekonflikten und in der Behandlung von Ehestörungen, in deren Folge funktionelle Organstörungen (Sexualstörungen usw.) auftreten. Hier ist auch der weite Bereich des Beratungswesens einzugliedern.

Die folgenden Beiträge werden über Erfahrungen auf den verschiedensten Gebieten der Familientherapie auf der Grundlage dieser theoretischen Vorbemerkungen berichten.

### Literatur

*Bach, O.:* Die Bedeutung der Familienbeziehungen für die Pathogenese psychischer Störungen; in: *Bach, O.* et al. (Hrsg.): Sozialpsychiatrische Forschung und Praxis. Leipzig: Georg Thieme Verlag 1976.

*Bateson, G., D. Jackson, J. Haley, J. Weakland:* Toward a Theory of Schizophrenia. Behav. Sci. **1** (1956) 251—264.

*Benedetti, G.:* Psychogenese und biologische Entwicklung. Fortschr. Neurol. Psychiat. **39** (1971) 1—14.

*Benedetti, G.:* Schizophrenie. Dyn. Psychiat. **3** (1970) 20—32.

*Bowen, M.:* The Use of Family Theory in Clinical Practice. Comprehens. Psychiat. **7** (1966) 345—374.

*Bresch, C.:* Klassische und molekulare Genetik. Berlin-Heidelberg-New York: Springer-Verlag 1965.

*Dubinin, N. P.:* Probleme der Genetik und die marxistisch-leninistische Philosophie; in: Dialektik in der modernen Naturwissenschaft. Berlin: Akademie Verlag 1973.

*Griesinger, W.:* Die Pathologie und Therapie der psychischen Krankheiten. Braunschweig: Verlag von Friedrich Wreden 1871.

*Hirsch, S. R.:* Eltern als Verursacher der Schizophrenie. Nervenarzt **50** (1979) 337—345.

*Jackson, D.:* Kritik der Literatur über Erblichkeit von Schizophrenie; in: *Bateson, G.* et al.: Schizophrenie und Familie — Theorie. Frankfurt/M.: Suhrkamp Verlag 1969.

*Lange, E.:* Sozialpsychiatrie — eine Basis für psychiatrische Rehabilitation. Dt. Ges-Wesen **34** (1979) 825—827.

*Lidz, Th.:* Schizophrenie und Familie. Psyche **13** (1959).

*Oppenheim, H.:* Nervenleiden und Erziehung. Berlin: S. Karger Verlag 1899.

*Rapoport, D.:* Die Struktur der psychoanalytischen Theorie. Stuttgart: Klett-Verlag 1963.

*Rennert, H.:* Zur Nosologie, Genetik und Therapie der endogenen Psychosyndrome aus einheitspsychotischer Sicht (Universalgenese der Psychosen). Beiheft Nr. 15 der Zeitschrift Psychiatrie, Neurologie, medizin. Psychologie. Leipzig: S. Hirzel Verlag 1972.

*Richter, H.-E., H. Strotzka, J. Willi:* Familie und seelische Krankheit. Reinbeck: Rowohlt 1976.

*Schaefer, H., M. Blohmke:* Sozialmedizin. Stuttgart: G. Thieme Verlag 1978.

*Stierlin, H., H. Lang:* Überlegungen zur Entstehung schizophrener Störungen. Nervenarzt **49** (1978) 50—57.

*Thom, A.:* Das Problem der sozialen Determiniertheit psychopathologischer Entwicklungen aus der Sicht der marxistisch-leninistischen Persönlichkeitstheorie — methodologische und sozialpolitische Aspekte; in: *Helm, J.* et al.: Klinische Psychologie, Berlin: Deutscher Verlag der Wissenschaften 1979.

*Watzlawik, P.:* Die Möglichkeit des Andersseins. Stuttgart, Bern, Wien: H. Huber Verlag 1978.

*Weise, K.:* Das Krankheitsverständnis der modernen Psychiatrie und seine Konsequenzen für die Funktion psychotherapeutischen Handelns in der psychiatrischen Praxis; in: Katzenstein, A., A. Thom: Ausgewählte theoretische Aspekte psychotherapeutischen Erkennens und Handelns. Jena: G. Fischer Verlag.

*Weise, K.:* Psychopathologie — Symptomatik oder Interaktion; in: *Helm, J.* et al.: Klinische Psychologie. Berlin Deutscher Verlag der Wissenschaften 1979.

*Wolowik, V. M.:* Family Psychotherapy in the Complex Treatment of Patients in the Initial Period of Schizophrenia; in: *Karvasarsky* et al.: Psychotherapy in the Nervous and Mental Diseases. Leningrad: 1973.

*Wynne, L. C., M. Th. Singer:* Denkstörungen und Familienbeziehungen bei Schizophrenen. Psyche **20** (1965) 82—160.

*Wynne, L. C.:* Familienuntersuchungen zur Pathogenese der Schizophrenie: Intermediäre Variablen bei der Untersuchung stark gefährdeter Familien; in: Handbuch der Ehe-Familien- und Gruppentherapie. Hrg.: *C. J. Sager* et al. München: Kindler Verlag 1973.

# Familienorientierte Therapie
# psychiatrischer Erkrankungen

Otto Bach

## 1. Einleitung

Im vorangegangenen Artikel sind einige theoretische Aspekte der Bedeutung familiärer Beziehungsstrukturen für die Ätiologie psychiatrischer Krankheitsbilder dargestellt worden. Die Feststellungen und Hypothesen wurden nicht selten aus dem therapeutischen Umgang mit Familien gewonnen; langfristige Familientherapien waren die entscheidende Erkenntnisquelle für die Autoren, die sich mit derartigen Fragen befaßten.

Wir möchten im folgenden die therapeutischen Konsequenzen aus den theoretischen Erörterungen zur Familienpathologie darstellen und einen Überblick über die Erfahrungen, die in der Literatur vermittelt werden, und die wir selbst im Laufe etwa fünfzehnjähriger Therapie mit den Angehörigen in unserer Klinik gemacht haben, geben.

Einige historische Vorbemerkungen seien gestattet.

Die Familientherapie — wobei wir zunächst im weiteren Sinne jede Art der Einbeziehung von Angehörigen in psychotherapeutische Prozesse verstehen — entwickelte sich aus klinischen Bedürfnissen. Die Pioniere auf diesem Gebiet berichten über die gleiche Erfahrung, die der mit Familienfragen konfrontierte Psychiater oder Psychologe auch heute noch macht, daß zunächst der Umgang mit den Angehörigen als Informant über die Krankheit des Familienmitgliedes zu der Notwendigkeit führt, beide Partner gleichzeitig zu hören, weil die Informationen unterschiedlich, die Interpretation der Konflikte und ihrer Folgen gegensätzlich und Schuldfragen außerordentlich affektbesetzt dargestellt werden. Die Anamnesenerhebung mit mehreren Partnern bringt dann nicht selten die Erfahrung für den Kliniker, daß die Kommunikation der Partner ungewöhnlich, unverständlich und manchmal ausweglos erscheint. Daraus erfolgt die Intention, in derart gestörte Gefüge ordnend einzugreifen. Einer der bedeutendsten Forscher auf diesem Gebiet, N. ACKERMAN, formulierte z. B. dazu: ,,Unter Psychiatern gilt es als Wahrheit, daß die Person, die den Patienten bei seinem ersten Besuch in der Klinik begleitet, signifikant in die Erkrankung des Patienten verwickelt ist." (ACKERMAN, 1954).

Die Entwicklung der Familientherapie ist durch die Psychoanalyse in Gang gekommen. Wendete sie sich zunächst fast ausschließlich dem Individuum und seiner seelischen Binnensphäre zu, so gewannen vor etwa 40 Jahren — sicher im Zusammenhang mit dem allgemein zunehmenden Interesse an soziologischen Fragen — der Außenaspekt der Persönlichkeit, die Gruppe, in der der Einzelne lebte, an Bedeutung. Die ersten Therapeuten, die daraus Konsequenzen zogen, waren Analytiker. So berichtete BURLINGHAM (1935) über Kinderanalysen unter Einbeziehung der Mütter. Genaugenommen hat aber schon S. FREUD selbst den Versuch unternommen, neurotische Störungen eines Kindes zu behandeln, indem er den Vater zu bestimmtem Verhalten anwies. In seinem Artikel ,,Analyse der Phobie eines 5jährigen Knaben" aus dem Jahre 1909 beschreibt er diesen Vorgang — allerdings unter einem anderen Aspekt als wir ihn hier sehen. Er versuchte gewissermaßen die Analyse des ,,kleinen Hans" über dessen Vater (FREUD, 1921). Die familiendynamischen Gesichtspunkte des Falles standen sicher für FREUD nicht so sehr zur Debatte. Gerade aus familientherapeutischen Erwägungen heraus haben sich aber spätere Autoren immer wieder für diese Arbeit interessiert (SAKOMOTO, 1969; STREAN, 1967; BOWEN, 1966). Eine bibliographische Zusammenstellung der Literatur zu Familienproblemen von 1900 bis 1964 von ALDOUS und HILL (1967) zeigt, daß ein sehr starkes Anwachsen der Literatur zu diesem Themenkomplex seit dem zweiten Weltkrieg zu verzeichnen ist und daß die meisten Arbeiten von amerikanischen Autoren stammen. Hierin lag bis vor wenigen Jahren sicher ein methodologisches Problem, denn die Zielrichtung therapeutischen Handelns jener amerikanischen Autoren auf die amerikanische Mittelschicht hin mit deren spezieller Kulturideologie, machte die Erfahrungen für Europa und erst recht für die Familientherapie in unseren Ländern mit grundsätzlichen Änderungen der gesellschaftlichen Verhältnisse nur begrenzt benutzbar. Inzwischen liegen Erfahrungen aus vielen Ländern — auch des sozialistischen Lagers — vor, aber das Stadium der klinischen Deskription, das Sammeln von Einzelbeobachtungen, ist noch keinesfalls verlassen. Wir stimmen PARLOFF (1961) zu, der formulierte: „Die relevante Literatur ist gewaltig, aber sehr wenig davon würde von einem strengen Forscher als Forschungsleistung anerkannt werden." Dem steht natürlich gegenüber, daß die Propagierung neuer Erfahrungen ein legitimes Anrecht wissenschaftlicher Besinnung ist.

Schon Mitte der dreißiger Jahre rückte das Problem der Familienstörungen bei Schizophrenien ins Interessenfeld, und die erste Arbeit zur Therapie schizophrener Familien stammt von ACKERMAN (nach SATIR, 1963), der in der Folge bis zur Gegenwart die wissenschaftliche Diskussion in diesem Terrain mitbestimmte. In seinem Buch „The Psychodynamics of Family Life" (ACKERMAN, 1958) und späteren Veröffentlichungen (ACKERMAN, 1961) stellte er einen familienpsychiatrischen Dienst dar, der Langzeitbeobachtungen von Familien mit psychisch gestörten Kindern zum Ziele hatte und zur Gründung einer „Family-Mental-Health-Klinik" führte.

Eine wichtige Aufgabe sah ACKERMAN u. a. darin, eine Familientypologie zu entwickeln, die es ermöglichen sollte, die vielfältigen Beziehungen der Mitglieder untereinander, die Beziehung der Familie nach außen, ihre Konsistenz im Verlaufe der Zeit darzustellen. Er hat (ACKERMAN, 1964, 1965) gewissermaßen eine mehrdimensionale Familiendiagnostik entwickelt, die zwischen deskriptiver Ebene (Beschreibung der Symptome wie etwa „Sexualstörungen"), dynamischer Ebene (Interaktionsweisen) und genetischer Ebene (Rollenerwartungen und Normen, die gegenüber dem jeweiligen Familienstatus erwartet werden: junge Ehe, Ehe mit Kindern usw.) unterscheidet.

ACKERMAN unterschied verschiedene Zugänge der praktizierten Familientherapie, die vom Beratungswesen über die Modifikation familiärer Kommunikationsweisen, die Änderung familiärer Machtstrukturen und dem Abbau von Dominanzverhalten einzelner Familienmitglieder hin zu einer tiefenpsychologischen Therapie der emotionalen Familieneinheit ging (ACKERMAN, 1970, 1971). Ein weiterer wichtiger Schritt für die Entwicklung der Familientherapie waren die aus ihrer Anwendung gewonnenen neuen theoretischen Erkenntnisse für die Ätiologie psychiatrischer Erkrankungen.

Die Familientherapie hat mit ihren theoretischen und praktischen Schlußfolgerungen ganz neue Perspektiven im Hinblick auf die Bedeutung des Einflusses des Lebens in der Familiengruppe auf die Persönlichkeitsentwicklung gebracht. In Europa wurde derartigen Intentionen zunächst nur zögernd gefolgt, aber in den letzten 10 bis 15 Jahren haben sich zunächst in England und Finnland (z. B. ALANEN und sein Arbeitskreis), später auch in einigen anderen Ländern Forscher mit diesem Problem befaßt. In den sozialistischen Staaten geschah das vornehmlich in Jugoslawien, in der ČSSR, der DDR und der UdSSR.

Besonders umfangreiche Untersuchungen zu Familienbeziehungen bei psychiatrischen Erkrankungen und deren Therapie liegen aus dem Bechterew-Institut Leningrad vor. Dort ist in den Arbeitskreisen um KABANOV, WOLOWIK und MJAGER systematische Arbeit geleistet worden. (KABANOV, 1978; MJAGER, 1978; WOLOWIK, 1973). Geht man vom gängigen medizinischen Krankheitsmodell aus und wendet sich der Familientherapie zu, so ist ein Umdenkungsprozeß erforderlich, liegt doch der familientherapeutischen Intention der Gedanke zugrunde, daß Krankheit eben auch Symptom einer gestörten Beziehung sein kann bzw. daß Krankheit Beziehungen empfindlich alterieren kann, so daß sich daraus sekundär rehabilitationshemmende Konstellationen ergeben können. Wenn es auch noch keine integrierte Theorie der Familientherapie gibt, so werden einige Grundsätze der Beziehung von Patient und Umwelt von jedem Therapeuten akzeptiert werden.

Wichtigste Vorstellung dürfte dabei sein, daß jede Familie eine Entwicklung durchlaufen hat, in deren Folge sich Regeln des Zusammenlebens herausbilden, die teils rational und überschaubar, teils irrational und verdeckt sind. In Familien mit psychopathologischen Symptomträgern sind einmal besonders bizarre (pathologische) Regeln des Zusammenlebens teils direkt verursachend wirksam. Zum anderen werden durch psychische Störungen neue Regeln ins Familiengefüge eingeführt, die ebenfalls rational oder irrational sein können. Auf die irrationalen Regeln des Zusammenlebens innerhalb von Familien und ihren destruktiven Wirkungen haben besonders eindrucksvoll LAING und SEARLES hingewiesen. LAING (1975) beschreibt Mystifikationen, d. h. Versuche von Partnern, Situationen durch irrationale Beleuchtung zu entschärfen auf Kosten eines Opfers, dadurch soll der Status quo erhalten bleiben. Geradezu klassisch in der familienorientierten Literatur sind die „sechs Möglichkeiten, andere Personen verrückt zu machen" von SEARLES (1959), wobei es letztlich immer darum geht, daß Kommunikation und Metakommunikation nicht übereinstimmen, auf den Probanden Information und Gegeninformation gleichzeitig auftreffen, ohne daß er aus dem Felde gehen kann. Ebenso wichtig ist für die Familientherapie neben dem kommunikationstheoretischen Aspekt ein inhaltlicher. Dabei geht es um die Erwartungen, die die Partner im Familiengefüge einander gegenüber hegen. Nach SAGER (1973) kann man eine Ebene der bewußten, dem Partner mitgeteilten Wünsche von einer Ebene der bewußten, aber nicht mitgeteilten und schließlich von einer Ebene unbewußter Erwartungen unterscheiden.

Aufgabe der Familientherapie besteht darin, einmal die Kommunikation in den Familien zu bessern, indem neue Regeln eingeführt werden und das System neu kalibriert wird, zum anderen hat die Therapie die Aufgabe, das bewußte Konfliktmaterial zu artikulieren und bei den Partnern unbewußte Wünsche zunächst einmal zum Bewußtsein zu bringen. Dabei ist die grundsätzliche Zielstellung, Symptome von Kranken zu beeinflussen und soziale Symptomverschiebungen (RICHTER, 1966) zu vermeiden.

Die Familientherapie wird manchmal als eine Art neues Paradigma psychiatrischer Therapie gepriesen, damit wird sie jedoch überfordert. Es handelt sich um ein Vorgehen, das im Zuge der Entwicklung der Sozialpsychiatrie und der Hinwendung zu gruppentherapeutischen Methoden immer größere Bedeutung erlangt hat. Es ist vor allem in der Kinderpsychiatrie schon lange familientherapeutisch gearbeitet worden. Dabei ist Familientherapie nicht etwa nur als eine Variante der Gruppentherapie zu betrachten. Sie unterscheidet sich von der Gruppentherapie durch die spezielle Zusammensetzung der Gruppe, in der Menschen mit einer gemeinsamen Geschichte agieren. Die Teilnehmer sollen sich im Gegensatz zur sonstigen Gruppentherapie als eine in bestimmten Belangen nicht funktionierende Einheit betrachten. Die Familientherapiegruppe ist u. U. ein mehrere Generationen überspannendes

Beziehungssystem, das korrigiert werden soll. Aus diesen Spezifiken resultieren auch die hohen Verlustquoten im Therapieverlauf. Am therapeutischen Prozeß sollen Personen beteiligt werden, die zunächst ihre Beziehungen wohldefiniert haben, wobei die Rollenzuschreibung „Kranker" eindeutig ist. Nun tritt aber der Therapeut direkt oder indirekt mit der Anforderung auf, die Krankenrolle neu zu definieren im Sinne eines kollektiven Geschehens. Dies ist für viele Angehörigen eine schwer zu begreifende und verkraftbare Zumutung, insbesondere, weil im Therapieprozeß in der Gruppensituation die gegenseitigen Verschwiegenheiten aufgehoben werden und alte Wunden aufgerissen werden (BOSZORMENYI-NAGY, 1975). Eine beträchtliche Motivation der Beteiligten ist notwendig. Am Fehlen der nötigen Bereitschaft scheitern viele Therapien – was auch für die Therapeuten ein nicht unerhebliches Problem sein kann, zumal das übliche Therapeutenverständnis ein Werben um die Probanden für die Therapie eigentlich bisher nicht kannte.

Der Höhenflug der Familientherapie, wie er sich in den hochentwickelten westlichen Industrieländern zeigt, trägt auch Gefahren in sich. Sie liegen einmal darin, daß – etwa in Parallele zu einem übersteigerten soziogenetischen Krankheitsmodell, auf das wir im vorigen Beitrag dieses Sammelbandes hinwiesen – sich die Integrierung von Beziehungspersonen in die therapeutischen Prozesse extrem ausweitet und unpraktikabel wird.

Wir denken hierbei etwa an die „Beziehungsnetztherapie" (network therapy), bei der neben der Familie die näheren Angehörigen, Freunde, Nachbarn usw. einbezogen werden. So berichtet z. B. SPECK (1966) von einem Kranken, der in lebenslanger enger Symbiose mit seiner Mutter lebte. Die Therapie bestand darin, das Netzwerk der Beziehungen wieder aufzubauen, aus dem sich die Mutter in 20 Jahren zurückzog. Der Therapeut brachte ein Treff von 35 Menschen zustande, die er in die Therapie einbezog und die pathologische Bindung so auflöste.

Der Autor meint in einer anderen Darstellung, die Intervention in größere Sozialsysteme – bei einer typischen mittelständigen Familie seien dies 40 Personen – bringe die Erfahrung mit sich, daß man sein restliches Berufsleben mit einem Fall beschäftigt sein könne. (SPECK u. ATTNEAVE, 1972).

Familientherapie muß sich u. E. hingegen mit der Tatsache auseinandersetzen, daß eine möglichst große Zahl von Patienten in irgendeiner Form betreut werden sollte. Eine Ideologie der Luxustherapie kann dem Anliegen nicht gerecht werden.

Ein weiteres Gefahrenmoment liegt für familientherapeutische Intentionen in einem Trend zu intellektuellen „Familienspielen". Es werden „Studienkurse für Ehepaare" (z. B. BERLIN, 1977) angeboten, bei denen ein kommerzieller Aspekt nicht ganz zu verkennen ist. Das Problem der Orientierung der Therapie auf eine bestimmte Zielgruppe von Patienten, die bestimmten Ansprüchen genügen sollen, ist so alt wie die Psychotherapie selbst. Von der Analyse FREUDS bis hin zur klientzentrierten Therapie von ROGERS werden entweder Ansprüche im Sinne von YAVIS-Patienten (YAVIS-Patienten sind nach SCHOFIELD: young, attractive, verbal, intelligent u. successful – zitiert nach BLASER, 1977) direkt gestellt oder die Kasuistiken lassen erkennen, daß praktisch regelhaft Personen aus der oberen Mittelschicht (nach dem bürgerlichen Schichtenmodell) ausgewählt werden. Und auch für die Familientherapie gilt ein wenig, wenn man der Familientherapieliteratur – insbesondere aus Forschungszentren – folgt (z. B. dafür SELVINI PALAZZOLI, 1977, oder MEISTERMANN-SEEGER, 1976), was ROHDE etwas sarkastisch allgemein für die Psychotherapie formulierte: „Setzen wir die korporativ-professionell verfaßte Psychotherapie ins Verhältnis zu einem spezifischen Bedarf und einer bereits gesteuerten Nachfrage, dann ist ihr Rollenfunktionswert im Versorgungssystem extrem niedrig anzusetzen" ... Sie weise Merkmale der „Marginalität" auf und stelle sich „sozialpsychologisch inzestuös" dar, biete das „Bild der Verstiegenheit". (ROHDE, 1979).

Dies spielt für unsere Verhältnisse zwar keine bedeutende Rolle, aber epidemiologische Untersuchungen lassen auch bei uns erkennen, daß differenziertere Psychotherapien eher Schichten mit höherer beruflicher Bildung angeboten werden.

Da sich die Familientherapie in unserer Klinik eindeutig von der psychiatrischen Abteilung aus entwickelte, und durch ein seit mehreren Jahren bestehendes sektorisiertes Versorgungsmodell die Klientel keine spezielle Auswahl erfährt, steht das Problem nicht im Vordergrund. Es bedarf aber bei den Indikationsstellungen immer wieder der Reflexion. Das Gleiche gilt für die Kinderneuropsychiatrie, wie die Ausführungen von SCHOLZ in diesem Sammelband zeigen.

Aus der Diskrepanz fehlender theoretischer Fundierung familientherapeutischen Handelns und einem erheblichen Perfektionismus des Vorgehens, wie er sich etwa bei der Beziehungsnetztherapie zeigt, resultieren Tendenzen zum Superspezialisten, was die therapeutische Praxis eher abschreckt, Familientherapie einzuführen. Familientherapie stellt zweifellos eine Erweiterung unseres psychotherapeutischen Methodenspektrums dar, und sie fordert die Therapeuten auf neue Weise. In diesem Sinne steht Bedenkenswertes in dem Satz von LAING: „Wir müssen ständig lernen, viel von dem, was wir gelernt haben, zu vergessen; wir müssen lernen, das zu lernen, was uns nicht beigebracht worden ist. Nur so können wir und unser Fachgebiet wachsen." (LAING, 1974).

## 2. Allgemeine gruppentherapeutische Grundsätze

Familientherapie versteht sich in erster Linie als Gruppentherapie, weswegen wir im folgenden auch einige Ausführungen zur Gruppentherapie machen wollen. Einzeltherapeutische Maßnahmen sind deswegen nicht etwa ausgeschlossen. Sie kommen in Form von individuellen Behandlungen einzelner Familienmitglieder, deren Beschwerden ein gemeinsamer Konflikt zugrunde liegt, gar nicht so selten vor. Jedoch kann dann nur in dem Falle von Familientherapie gesprochen werden, wenn die verschiedenen Therapeuten miteinander in Kontakt stehen und ihr Vorgehen gemeinsam abstimmen.

Innerhalb der Familiengruppentherapie gibt es eine Fülle von Möglichkeiten des Vorgehens wie in der Gruppenpsychotherapie überhaupt — um nur einige zu nennen: analytische, patientzentrierte, Gestaltfamilientherapie, Verhaltenstherapie usw. Die Basiskonzepte und theoretischen Prämissen dieser Schulen sind teilweise sehr unterschiedlich — jedoch zeigt sich im praktischen Vorgehen des einzelnen Therapeuten nicht selten eine Tendenz zur Integration vor allem im Bereich der Methodik bei sicher unterschiedlicher Methodologie. Es wird je nach Phase im Therapieprozeß die eine oder andere Methodik in den Vordergrund gestellt. Dabei scheint uns in den Gruppentherapien sowohl ein soziotherapeutischer (Gemeinschaftsorientierung, Realitätsnähe, Wertorientierung, Orientierung auf Umwelt) wie ein psychotherapeutischer Aspekt (Reflexion, Verbesserung der Selbstwahrnehmung, Durcharbeitung innerer Konflikte, Einsicht und Wandlung) von Bedeutung. In der Familientherapie gehen Sozio- und Psychotherapie besonders augenscheinlich ineinander über, wenngleich dies für unser Vorgehen im gruppentherapeutischen Prozeß insgesamt gilt. Die Intention zur Therapie in der Gruppe geht von der Feststellung aus, daß wir nur dann „dem Wesen eines Menschen gerecht werden und ihm nahekommen, wenn wir um seine Weise des Daseinsvollzugs in der Auseinander setzung mit den ihm Begegnenden wissen, wenn wir um seinen Bereich wissen, den ein Individuum ausfüllt oder aber nur ungenügend versehen kann" (BATTEGAY, 1969). Die Gruppe bietet die Möglichkeit, therapeutisch die Kommunikationsfähigkeit zu fördern und vor allem zu trainieren. Die Wir-Erfahrung in ihr erhöht den einstellungsverändernden Effekt, der sich durch Nachahmung, Identifikation, Belehrung und Unterweisung (HIEBSCH, VORWERK, 1968) ergibt. Man kann ganz allgemein davon ausgehen, daß in der Gruppe vom inhaltlichen Aspekt her Faktoren wirksam werden, wie sie von YALOM (1974) u. E. übersichtlich dargestellt wurden. Sie gelten für familientherapeutische Gruppen ebenso wie für andere Gesprächsgruppen relativ unabhängig von der theoretischen Ausgangsbasis des Therapeuten und seiner entsprechenden Technik. Diese Faktoren sind: die Mitteilung von Information (didaktische Instruktion als erste bindende Kraft einer Gruppe), Einflößen von Hoffnung (je höher die Erwartung, um so höher der Effekt der Gruppe), Universalität des Leidens (die Erkenntnis, daß menschliche Probleme universell sind und Bündelung des Gruppengeschehens), Altruismus (er setzt Heilung in Gang — siehe Beitrag von GRÜSS), die korrigierende Rekapitulation der Lernerfahrung in der Familie (zentrales Anliegen der Familientherapie, aber auch ein Problem jeder Gesprächsgruppe), die Entwicklung von Techniken des mitmenschlichen Umganges (Rollenspiel), imitatives Verhalten (Zuschauertherapie, wenn Probleme anderer Gruppenmitglieder bearbeitet werden), interpersonales Lernen (Entwirrung von „parataktischen Verzerrungen" (SULLIVAN, 1940) der Beziehungen und Schaffung korrigierender emotionaler Erlebnisse), Gruppenkohäsion (Resultate aller Kräfte, die auf alle Gruppenmitglieder wirken, auch Wir-Gefühl genannt) und schließlich kathartische Wirkungen.

Eine ahistorische Betrachtungsweise konzentriert sich auf das, was in der Gruppe geschieht. Letzteres ist ein Abbild des sonstigen interpersonalen Verhaltens; insoweit haben alle Mitglieder etwas davon im Gegensatz zum Dort und Damals, das nur der Therapeut und sein Patient kennen. In der Familientherapie mit einer Familie ist die Situation sicher anders — aber es wird zu zeigen sein, daß diese Therapieform selten zur Anwendung kommt.

Die Lernziele gruppentherapeutischer Maßnahmen sind vielgestaltig und reichen von der einfachen Symptombeseitigung zu komplexen Veränderungen der Persönlichkeit. Dazu gehören aus unserer Sicht in erster Linie Dezentrierung (die Fähigkeit, die Beziehungen zum Konflikt und den Konfliktpartnern aus der Sicht der Partner sehen zu können), Veränderungen der Attributionskonzepte und Interpretationskonzepte der Persönlichkeit (SCHRÖDER, 1979). Aus familientherapeutischer Sicht sind dazu die Ausführungen von MANDEL et al. (1975) besonders hervorzuheben. Hinzukommen noch (nach BASTINE, 1978) Amplifizierung (Erweiterung des Problembewußtseins) sowie Konsolidierung des therapeutisch schon erreichten Problembewältigungsniveaus.

Auf jeden Fall werden Störungen des Subjekts gegenüber seiner sozialen Umwelt bearbeitet und Individualisierung und Hineinwachsen in die gesellschaftliche Wirklichkeit — als zwei Seiten eines Prozesses — angestrebt und nicht selten auch erreicht.

Die Effekte derartiger Therapien liegen in der Reifung der Persönlichkeit, in der Erhöhung der sozialen Kompetenz. Von der Gruppe gehen Ordnungsimpulse aus, die Normalität fordern, was für die Gruppenbehandlung von Psychotikern wichtig ist. Die Indikation zur Therapie erfolgt nach soziodynamischen und psychodynamischen Gesichtspunkten, keinesfalls nach Krankheitsbezeichnungen. Die Gruppentherapie vermag viel, sie hat die psychiatrischen Anstalten zu sozialpsychiatrischen

Kliniken, zu sozialpädagogischen Institutionen gemacht. Allerdings werden heute
— zumal in westlichen Ländern — an die Gruppe zu hohe, romantische Ansprüche
gestellt. Sie kann nicht die „soziale Ohnmacht", die Krise des „Individuums" auffangen und soziale Strukturen der Gesellschaft verändern (RICHTER, 1972).

Das soziotherapeutische Programm insbesondere in einer psychiatrischen Klinik
umfaßt verschiedene Formen der Gruppentherapie, um gewissermaßen Ordnungsimpulse von allen Seiten wirksam werden zu lassen. In der Gruppensituation soll
eine Versachlichung individueller Probleme erreicht werden. Der Patient erlebt
seinen Konflikt als möglichen allgemeinmenschlichen Konflikt, und damit wird der
Weg des Individuums zur Gruppe hin gefördert. Ein gruppentherapeutisches Programm muß naturgemäß in ein mehrdimensionales Therapiekonzept eingebettet sein.

Ausgehend von der Annahme einer multifaktoriellen Genese psychopathologischer
Syndrome sind in dieses Konzept einzuordnen, zunächst ein differenziertes somato-
therapeutisches Programm, das in seinen Beziehungen zur Soziotherapie im folgenden Absatz noch kurz erläutert werden soll.

Weiterhin gehört dazu eine differenzierte Milieugestaltung in den Therapie-
einrichtungen, die sich insbesondere den Fragen des Arzt-Schwester-Patient-Ver-
hältnisses zuwenden muß.

Ein dritter Faktor der mehrdimensionalen Therapie ist ein soziales Engagement,
das im Psychiater den „Sozialingenieur" aktualisiert, d. h., daß er sich um die
Stellung des Kranken und des Rehabilitanden in der Wohn- und Arbeitswelt und in
der Familie kümmern muß. Wichtige Aufgabe dieses Arbeitsbereiches ist die Aufklärung in der Bevölkerung. Die vierte Seite des therapeutischen Systems umfaßt
die hier interessierenden psychotherapeutischen, insbesondere gruppentherapeutischen Verfahren. Alle diese therapeutischen Aspekte stehen in einem Wechselver-
hältnis zueinander und sind nicht trennbar oder gar isoliert entwickelbar. Deshalb
ist die nicht selten vertretene und auch praktizierte Ansicht, es seien „Soziater",
„Psychotherapeuten" (im Sinne von „Neurosenbehandlern") und klinische Psychiater
oder Somatotherapeuten zu unterscheiden, eine Illusion, die an den Notwendigkeiten
der Wirklichkeit vorbeigeht.

Der klinische Alltag zeigt, daß dort, wo eine intensive soziale Therapie, verbunden
mit einem Milieu, das dem Patienten Rollen aufzwingt, die an der Wirklichkeit
orientiert sind, betrieben wird, die Somatotherapie ebenfalls sehr umfangreich angewendet wird. Das läßt sich auch korrelationsstatistisch belegen (Versuche dazu
siehe BACH, GRÜSS, HIRSCH, 1973). Die Ursachen für diese Beziehungen liegen
im grundlegenden Zusammenhang zwischen den verschiedenen Ätiologiefaktoren.
Wenn z. B. durch Somatotherapie die Wahnwelt eines Schizophrenen zerschlagen
wird, dann ist das nur sinnvoll, wenn gleichzeitig die sinnentleerte — durch das
„Surrogat-Wir" (W. SCHULTE, 1924) der Psychose ersatzweise ausgefüllte — Welt
der Isolierung verändert wird, indem man versucht, die Einstellung des Patienten
zur Mitwelt zu wandeln, indem man ihn in Rollen, die ihm — auf Grund seiner
Anlagen und seiner Entwicklung — ungewohnt sind, trainiert, indem man die
Umwelt (Familie) in die Lage versetzt, ihn mit den neuen Einstellungen zu akzeptieren.

Diese Bestimmung der Soziotherapie im Kontext eines mehrdimensionalen
Therapieansatzes läßt erkennen, welche Fülle von Aufgaben an diesen Aspekt ge-
knüpft ist.

In der Diskussion um die Frage des gruppentherapeutischen Vorgehens wird nicht
selten eine Polarisierung in aktives bzw. passives Therapeutenverhalten vorgenommen, wobei aktive Einstellung ausdrücken soll, daß der Therapeut seine eigene Person in den Therapieprozeß einbringt und eine rein reflektierende, deutende und inter-

pretierende Haltung in den Hintergrund tritt. Hinzu kommt ein handlungsorientierter Pol im therapeutischen Umgang mit den Patienten, der auch konkrete Sachlösungen zuläßt. Diese aktive Rolle — die zunächst auch wieder unabhängig von theoretischen Basiskonzepten zu sehen ist — wenngleich die orthodoxe Analyse der Vergangenheit gerade gegenteilige Intentionen anstrebte —, läßt sich in der Gruppentherapiediskussion der letzten Jahre als Tendenz erkennen; das gilt besonders dort, wo Familientherapie betrieben wird. Das heißt, daß die Lösung konkreter Konflikte und Probleme vor der Wandlung der Gesamtpersönlichkeit rangiert, daß es mehr darauf ankommt, aktuelle Haltungen zu erkennen, als aus der Vergangenheit resultierende Motivationsgebäude zu erhellen, daß es bedeutsamer ist, durch Änderungen der Regeln und Metaregeln des Zusammenlebens den Kommunikationsprozeß zu ändern, zu optimieren, als innere Konflikte zum Austrag zu bringen, daß schließlich die Stützung einer labilen Persönlichkeit erfolgversprechender ist als die Versuche, eine Nachreifung zu erreichen. Daraus ist abzuleiten, daß das Hier und Jetzt vor dem Dort und Damals kommt. Diese Einstellung zur Therapie wird von uns geteilt (siehe auch MANDEL et al., 1972, 1975; YALOM, 1974; HÖCK, 1977).

Worin liegen die Wurzeln dieser Entwicklung? Ein wesentlicher Grund dafür dürfte im zunehmenden Einfluß der Verhaltenstherapie in der Psychiatrie liegen. Die experimentalpsychologische Orientierung, die damit an Bedeutung gewann, hat sowohl das Übergewicht biologischer Betrachtungsweisen in der Psychiatrie wie die zentrale Stellung der Psychoanalyse in der Psychotherapie relativiert. Gerade die Gruppen- und Familientherapie ist ein ideales Mittel, in vivo Verhaltensänderungen durch soziale Verstärker zu erreichen. Die Ausbildung alternativer Verhaltensmuster ist direkt möglich. Eine weitere wichtige theoretische Grundlage einer aktiveren therapeutischen Einstellung ist die Kommunikationstheorie, die in den Änderungen der Regeln und Metaregeln des Zusammenlebens und der damit eintretenden Neustrukturierung von Beziehungen einen wesentlichen therapeutischen Faktor sieht. Sie hat auch einen unübersehbaren verhaltenstherapeutischen Aspekt. Die kognitive Psychoterapie betont ebenso eine aktivere Vorgehensweise.

Bedeutungsvoll ist sicher auch die Entwicklung der Soziologie und Sozialpsychologie, die eine „introspektionistische" Betrachtung vieler psychopathologischer Phänomene zurückdrängte.

Die psychiatrischen Kliniken, sofern sie gruppentherapeutisch tätig waren, sind durch ihr spezielles Patientengut, das sich sowohl diagnostisch wie auch — zumindest in der Vergangenheit — soziologisch von den Patienten der Psychotherapie (als institutionalisierter Behandlungsform) unterschied, u. E. viel zwingender in die Richtung einer aktiveren Behandlungsweise gewiesen worden. Gleichzeitig haben die Patienten in der Psychiatrie durch die häufig bestehende Chronizität der Syndrome und die Länge der Fehlentwicklungen die Weltverdeckungsmechanismen derartig ausgebaut und die sozialen Kontakte zur Umwelt vermindert, daß die Prozesse nicht völlig rückgängig gemacht werden können. Eine begrenztere Zielstellung der Therapie ist nicht selten die Folge, der Gesichtspunkt der therapeutischen Substitution wird wichtig.

Aus dieser Situation resultiert die Notwendigkeit, therapeutische Gruppen über viele Jahre laufen zu lassen. Es geht also oft nicht um eine Änderung dieser Persönlichkeit, sondern um eine soziale Stütztherapie. Damit treten als weiterer einflußreicher Faktor der Therapiegestaltung ökonomische Belange in den Vordergrund. Die Therapieformen müssen auch aus diesen Gründen dem sogenannten „Familientyp" (KAYSER et al., 1973) entsprechen (Club, Wohnheime usw.), weil hier mit einem Minimum an Therapeutenaufwand gearbeitet werden kann.

Wir fassen die gruppentherapeutischen Grundsätze in einigen Thesen zusammen, wobei natürlich diese Ansichten *cum grano salis* zu sehen sind. Sie gelten von der Behandlung neurotischer Syndrome über psychotische bis hin zu schizophrenen Familienkonstellationen und gewinnen in dieser Reihenfolge zunehmend an Gewicht.

1. Die Therapie wird aktiv gestaltet in dem Sinne, daß Veränderung des Verhaltens erreicht wird durch Einführung neuer Regeln und Metaregeln der Kommunikation. Der Therapeut ist damit auch als Arrangeur und als Pädagoge gefordert.
2. Der aktuelle Konflikt wird bearbeitet und im gemeinsamen Erörtern von der Gruppe gelöst bzw. Lösungsmöglichkeiten vorgeschlagen. Der Psychiater ist in dieser Aufgabe als „Konfliktstratege" angesprochen.
3. Ordnungsimpulse auf ein dissoziiertes verworrenes Gefüge (z. B. einer schizophrenen Familie) sind letztlich nur vom Therapeuten zu erwarten, weil er noch am ehesten die Übersicht über die Interaktion behalten kann — er steht am weitesten außerhalb des affektiven Kontextes der jeweiligen Gruppe. Er muß durch „Auflösung von Ängsten und Zwängen herrschaftsfreie Kommunikation und maximal gleich verteilte Bedürfnisbefriedigung zwischen Partnern, die sich gewählt haben, herstellen" (MANDEL et al., 1972).
4. Gruppentherapie ist nicht selten auch eine Substitutionstherapie, sie ist zur Stabilisierung der Persönlichkeit notwendig. Aus dieser Sicht ist sie — das gilt wieder besonders für einen Teil der Schizophrenen, aber auch der Alkoholiker — zeitlich nicht begrenzbar. Dem entspricht die praktische Erfahrung, daß der Gruppentherapeut selten aus eigenem Antrieb eine Therapie für beendet hält. In der Regel legalisiert er nur mangels anderer Möglichkeiten den Abbruch der Therapie durch den Patienten und die Familie.
5. Das bedeutet, daß eine Gruppentherapie in ein Therapiesystem eingebettet sein muß, das von intensiver Einflußnahme (Gesprächsgruppe, Familientherapie) zu lockerer Gruppengestaltung (Club, Wohnheim) fortschreitet und den Therapeuten damit zeitlich und menschlich entlastet bzw. den Freiheitsraum des Patienten dosiert erhöht.
Die Beziehung zwischen psychotherapeutischen und soziotherapeutischen Gruppen wird aber nicht nur durch einen Ablauf von „intensiveren" zum „lockeren" Patienten-Therapeuten-Kontakten bestimmt. Es gilt auch, daß Soziotherapiegruppen eine Basis darstellen, die Psychotherapie überhaupt erst ermöglicht. Psychotherapie kann ohne emanzipatorisches Lernen durch Soziotherapie allein nicht effektiv werden (MANN, 1976).
6. Gruppentherapie der Psychotiker muß im Zusammenhang mit einer somatischen Therapie gesehen werden. Im Stadium der Akuität steht diese im Vordergrund, später ist sie ebenfalls als Substitut zu betrachten (Depot-Präparate).
7. Im Sinne eines Grundkonzeptes kommunikativen Trainings sollten Techniken operanten Konditionierens, Arbeit mit negativen und positiven Verstärkern, mit präziser Rückmeldung (Auswertung der mit Tonband oder Videorekorder aufgenommenen Gespräche) benutzt werden.
8. Der Therapeut muß sich seiner begrenzten Wirksamkeit bewußt sein. Die klinische Erfahrung lehrt, daß er in der Familientherapie nur zeitweilig Einfluß nehmen kann. Allzubald ist er so in das System verstrickt, daß er an Nützlichkeit verliert. Daraus folgt, daß der Therapeut über sein Wirken reflektieren muß (in Therapeutengruppen, in wissenschaftlichen Auseinandersetzungen usw.).
9. In unserem Arbeitsbereich hat sich aus den weiter oben angeführten Erwägungen (siehe hierzu MANN und WEISE, 1979; MANN, 1976, 1977; BACH, WEISE, 1977) das Handlungsmodell der partnerschaftlichen Konflikt- und Problem-

lösung, das vor allem auf ROGERS und GORDON zurückgeht, als geeignete Grundlage für ein allgemeines Basisverhalten der Therapeuten sowie als spezielle Vorgehensweise in der Gruppe erwiesen. Das therapeutische Handeln bewegt sich dabei zwischen drei Eckpunkten, die charakterisiert werden durch a k t i v e s Z u h ö r e n (soziale Empathie, in der Gruppe speziell Verbalisierung gemeinsamer Erlebnisinhalte), I c h - B o t s c h a f t e n (Selbsteinbringung des Therapeuten) sowie S a c h k l ä r u n g (Sachlösungsstrategien; diese sind im Hinblick auf den vorgenannten Punkt 8. von besonderer Bedeutung (MANN, 1979)).

Die Wirkung der sogenannten Kernvariablen der Gesprächstherapie im Sinne einer Verbesserung der Selbstexploration sowie der Änderung der emotionalen Erfahrung in Gruppentherapien hat auch HELM (1978) nachgewiesen. Das vorhergenannte Modell geht mit dem wichtigen Eckpunkt des Sachbezuges aber über die nondirektive Gesprächstherapie hinaus und macht es für die Gruppentherapie in der Psychiatrie und auch für die Familientherapie für uns besonders praktikabel.

### 3. Voraussetzungen für familienorientierte Therapie

Familientherapieformen sind in der Regel mehr oder weniger aufwendig. Sie beanspruchen die Therapeuten nicht unerheblich, weswegen eine strenge Indikationsstellung erforderlich ist. Ehe wir auf Letztere eingehen, seien noch einige Bemerkungen zu organisatorischen Voraussetzungen für diese Art der Behandlung gestattet.

Wir verstehen unter „Familientherapie im weiteren Sinne" alle Formen der Einbeziehung von Angehörigen in den Psychotherapieprozeß (Angehörigengruppe, Ehepaartherapie usw.). „Familientherapie im engeren Sinne" ist die therapeutische Arbeit mit einer Familie in Form eines Gruppengespräches. Dabei kann die definitive Erkrankung die ganze Familie betreffen — kollektiver Wahn —, oder der Kranke ist alleiniger Symptomträger eines in seiner Kommunikation gestörten Kollektivs. Um in diesem Sinne Indikationen stellen zu können, muß eine umfangreiche Diagnostik betrieben werden. Wir gehen dabei von einem Konzept der mehrdimensionalen Diagnostik aus, das in wenigen Sätzen dargestellt werden muß. Es wurde schon von E. KRETSCHMAR (1927) praktiziert und umfaßt nach GASTAGER (1965) folgende Bereiche:

1. Die somatische Diagnose, die ihre Befunde aus internistischen, neuroradiologischen usw. Untersuchungsmethoden bezieht und gewissermaßen das morphologische Substrat der psychopathologischen Erscheinungen umschreibt.
2. Die syndromatologische Diagnose, die deskriptiv-psychopathologisch den gegenwärtigen Zustand darstellt und wichtig für die aktuelle psychiatrische Therapie (Elektroheilkrampf, Psychopharmaka, Notfalltherapie) ist. Diese diagnostische Ebene ist ätiologisch weitgehend irrelevant, da man von der These der Unspezifität psychopathologischer Syndrome (WEITBRECHT, 1957) ausgehen muß.
3. Die psychodynamische Diagnose. Hier fließen die Persönlichkeit des Kranken, Einstellungen und Wertorientierungen sowie die Art der Konfliktverarbeitung ein.
4. Die soziodynamische Diagnose. Sie steht in Wechselwirkung mit der psychodynamischen Diagnose, ist gleichsam die andere Seite der Problematik und beschreibt die sozialen Konstellationen, die pathogenetisch relevant sind.
5. Die nosografische Diagnose. Sie hat vorwiegend terminologischen Charakter. Sie kann bei epidemiologischen Fragestellungen von Bedeutung sein und dient dem interkollegialen Verständnis.

In der DDR werden diese Diagnosenebenen in ähnlicher Form auf dem Gebiet der Psychosen von WEISE (WEISE, 1971; FELDES und WEISE, 1976) und in der Neurosenpsychiatrie von KOHLER (1968) vertreten. Eine Weiterentwicklung des Konzeptes der mehrdimensionalen Diagnostik stellt die funktionale Diagnose dar (WEISE, WOLOWIK, 1979), die die mehrdimensionale Diagnostik methodologisch neu bestimmt und Daseinsweise des Menschen und Krankheitsprozeß als zwei Seiten der Existenz, die in dialektischen Verhältnissen zu sehen sind, versteht.

Für die speziellen Fragen, die die Familientherapie diagnostisch aufwirft, sind die Informationen der psychodynamischen bzw. der soziodynamischen Diagnosen von besonderer Bedeutung. Nur ausreichende Kenntnisse über die Familienstruktur, die Persönlichkeiten der wesentlichen Sozialisationsträger, den Erziehungsstil der Eltern, die Stellung der Familie im sozialen Raum usw. ermöglichen eine sinnvolle Therapie.

Es muß also eine umfangreiche Anamnestik betrieben werden. Informationen von den verschiedensten Beziehungspersonen des Kranken und seiner Angehörigen sind notwendig. Ohne ausreichende Information und vor allem ohne ausreichende Zeit des Therapeuten zur Informationsgewinnung können gezielte therapeutische Aktionen nicht sinnvoll erscheinen. Zur Erfassung aller relevanten Daten werden regelhaft die Eltern, Ehegatten, Geschwister, Kinder in die Klinik bestellt, Kollegen aus der Arbeitswelt und andere Bezugspersonen ergänzen die Angaben. Eine besondere Rolle im diagnostischen Prozeß spielen Hausbesuche durch die Therapeuten oder die Klinikfürsorgerin. Der häufige Kontakt mit der Familie, u. a. durch Hausbesuche, läßt mit der Zeit eine gewisse Integration des Therapeuten in der Familiengruppe zu. Dadurch wird er überhaupt erst in die Lage versetzt, tiefergehende Störungen des Familiengefüges zu erfassen. ERNST (1956) hat in einer aufschlußreichen Studie nachgewiesen, daß bei der überwiegenden Zahl der Fälle bei der routinemäßigen Erfassung der Anamnese unauffällige Familienbeziehungen ermittelt wurden, wobei dann genaue Nachuntersuchungen durch Hausbesuche chronische Familienkonflikte ergaben. Wir sind bei eigenen Untersuchungen zu ähnlichen Ergebnissen gekommen (FELDES, PETERMANN, 1966; BACH, FELDES, 1969).

Damit steht ein territoriales Problem im Zusammenhang. Um eine optimale Informationsgewinnung zu sichern und auch im Sinne einer späteren erfolgreichen Rehabilitation im gleitenden Nachsorgesystem müssen die Informanten erreichbar sein, d. h., die Behandlung kann nur für solche Patienten optimal organisiert werden, die im Territorium des Krankenhauses wohnen.

Ganz allgemein ist für sozialpsychiatrische Aktivitäten der enge Kontakt zum Territorium unabdingbar, weswegen wir der sogenannten sektorisierten Betreuung psychiatrischer Patienten auch aus diesen Gründen zustimmen. Die Bedeutung dieses Konzeptes für unsere Versorgungsaufgaben kann hier nicht weiter ausgeführt werden. Die Meinung des Arbeitskreises, dem der Autor angehört, ist schon mehrfach dargestellt worden (u. a. WEISE, BACH, 1976; SCHWARZ, WEISE, BACH, 1976).

Wichtige Voraussetzung einer Familientherapie ist ein entsprechender Zeitfonds der Therapeuten.

Einmal ist die Informationsgewinnung sehr zeitintensiv, zum anderen die Therapie selbst. Ist ein Arzt oder Psychologe für eine sehr große Zahl von Patienten verantwortlich, wie das in manchen Krankenhäusern heute noch anzutreffen ist, kann ihm kaum zu einer Familientherapie (im engeren Sinne) geraten werden. Die Organisation einer Angehörigengesprächsgruppe dagegen kann für ihn sogar eine zeitliche Entlastung bedeuten. Wir meinen, daß eine optimale Soziotherapie unter Einschluß familientherapeutischer Aktivitäten bei einem Patienten-Therapeuten- (Ärzte, Psychologen, Pädagogen, Musikpädagogen usw. eingeschlossen) -Verhältnis von fünfzehn zu eins möglich sein müßte. Abschließend muß als wichtigste Voraussetzung für familientherapeutisches Engagement das Wissen der Therapeuten um die Zusammenhänge genannt werden. Man kann in der Analyse familiärer Konstellationen letztlich nur das finden, was man kennt. Dazu sei eine kurze Kasuistik gestattet.

*Patientin M., Krankengeschichte Nr. 2093/73*

Eine Patientin wurde wegen zeitweiliger Störungen ihrer Stimmung vom Betriebsarzt in unserer Ambulanz vorgestellt. Die ersten beiden Explorationen ergaben:

Die Patientin lag 1972 in einer Universitätsnervenklinik. Sie war dort wegen ihr nicht mehr erinnerlicher Verhaltensweisen zwangsweise aufgenommen worden. Jetzt klagte sie über innerliche Leere, völlige Interessenlosigkeit, Gefühl der Gefühllosigkeit. Das psychische Tempo sei herabgesetzt. Es bestehe kaum Kontakt zur Umwelt; sie sei schon immer ein Einzelgänger gewesen. Zur Sozialanamnese teilt die Patientin mit: Sie ist die zweite von fünf Geschwistern. Ein Bruder wird auch nervenärztlich behandelt, er sei sehr krank und soll in eine Nervenklinik eingewiesen werden (inzwischen geschehen, Diagnose: Schizophrenie). Das Familienklima sei sonderbar. Die Mutter sei sehr laut, sie regele zu Hause alles, der Vater sage kaum ein Wort; weder sie noch ihre Geschwister würden im Haushalt mithelfen. Es gebe viel Streit im Hause, trotzdem wohnen noch alle dort. Sie selbst habe, hauptsächlich, um wegzukommen, ein Studium in einer entfernten Universitätsstadt aufgenommen. Ihre Familie habe keinen Kontakt zur Umwelt. Die Geschwister reden kaum miteinander, man sehe weg, wenn man sich auf der Straße begegne. „Jeder streitet mit jedem." Ihre Entwicklung wies im übrigen (zumindest bei den ersten ambulanten Erhebungen) keine wesentlichen Besonderheiten auf. Normaler Schulbesuch mit guten Noten, Studium bis zur Erkrankung.

Nach der Aufnahmeuntersuchung in unserer Ambulanz wurde folgender psychischer Befund beschrieben: Allgemein sicher orientiert, bewußtseinsklar, Kontakt in der Untersuchungssituation gut möglich, dabei aber Kontaktstörungen im Alltag. Keine pathologischen Gedankeninhalte, offenbar retropsychotische Amnesie. Antrieb deutlich gemindert, Interesseneinengung; affektive Modulation vermindert; zeitweilig unmotiviertes, ironisch wirkendes Lächeln; insgesamt eine etwas vertrakte, sonderlingshaft wirkende Patientin. Im Hinblick auf diesen psychischen Befund und vor allem die geschilderte Familiensituation – die soziodynamisch eine dominierende Mutter, einen gleichgültigen Vater, gestörte innerfamiliäre Kommunikation, Abgrenzung der Familie nach außen und Abhängigkeit der Familienmitglieder (die erwachsenen Kinder leben noch zu Hause – auch die Patientin wieder) erkennen ließ – wurde die Diagnose „Zustand nach schizophrener Psychose" gestellt.

Die später angeforderte Krankengeschichte bestätigt die Diagnose, syndromatologisch standen damals Störungen des Affektes im Vordergrund, jedoch werden auch Angaben über halluzinatorische Erlebnisse gemacht. Die Behandlung erfolgte mit Elektroheilkrampf. Bemerkenswert ist dabei nun, daß trotz mehrmonatigen stationären Aufenthaltes und der Möglichkeit, objektive anamnestische Angaben zu erhalten, die Familienanamnese ebenso wie die Sozialentwicklung von der behandelnden Klinik als unauffällig angegeben wurden. Unseres Erachtens kann das nur mit der Filterwirkung einer bestimmten theoretischen Konzeption erklärt werden, denn hinsichtlich der Syndromatologie, der somatischen Behandlung und evtl. sogar der sozialen Folgen der Erkrankung bestehen, soweit sich das beurteilen läßt, kaum wesentliche Unterschiede der Einschätzung. Der Bereich der Familiensoziologie der Patientin jedoch erfährt eine extrem unterschiedliche Aufhellung und natürlich auch ätiopathogenetische Wertung, was seine Wirkungen im Hinblick auf die Therapie und das rehabilitative Arrangement haben dürfte. Die Therapie wird, soweit sie das akute Syndrom im Auge hat, kaum unterschiedlich gehandhabt. Die soziotherapeutischen Aktivitäten, die ein derartiger Fall – dessen psychodynamische Aspekte hier nicht erörtert werden brauchen – verlangt, werden sich sicher erheblich unterscheiden.

## 4. Indikationsstellung und Kontraindikationen für familienorientierte Gruppentherapien

Wenn man den familienätiologischen Gesichtspunkten der verschiedensten psychiatrischen Erkrankungen Rechnung trägt, die Aufmerksamkeit bei der Festlegung eines Therapieprogrammes auch auf die soziodynamisch-diagnostischen Gesichtspunkte lenkt, dann kommt man notwendig zu der Feststellung, daß irgendeine Form von Familientherapie fast immer angezeigt ist. „Wenn immer zwei oder mehr Personen in naher Beziehung zueinanderstehen, übernehmen sie insgeheim verabredete psychische Funktionen füreinander." (FRAMO, 1972). Die große Zahl von Erfahrungsberichten in der Literatur zeigt deshalb auch, daß es kaum psychiatrische relevante Zustände gibt, die nicht familientherapeutisch mitbehandelt worden wären. Erwähnt seien dazu Arbeiten von einigen Autoren, die dazu kasuistisches Material lieferten. Zweifellos stehen schizophrene Psychosen im Mittelpunkt. Neben den schon mehrfach zitierten Autoren wie WYNNE, LIDZ, BATESON, ACKERMAN, FLECK, SATIR u. v. a. m., die die Forschung wesentlich beeinflußten, seien beispielhaft noch SAKAMOTO (1967), CHANDLER et al. (1967), ZUK (1975), RABINER (1962), MINUCHIN (1977), HALAY (1972), WOLOWIK (1973), HELL (1978), SELVINI-PALAZZOLI (1977) genannt.

Über die Einbeziehung von Eltern Straffälliger berichtete O'NELL (1969); HAESLER (1968) führte Gruppentherapien mit den Bräuten von jungen Inhaftierten durch. Weiter wurden u. a. Stotterer (WYATT, 1962), Schulphobien (MESSER, 1969), Anorexia nervosa (BARCAI, 1971), unverheiratete adoleszente Mütter (FINGER, 1965), Neurotiker (RICHTER, 1970, 1971), Alkoholiker (ESSER, 1968; BACH, FELDES, 1972), Schlaganfallpatienten (OVERS, 1967) mit Familientherapien behandelt. Sogar familientherapeutische Gespräche mit Sterbenden können sinnvoll sein, wie eine eindrucksvolle Arbeit von SLIVKIN (1977) zeigt. Besondere Bedeutung hat die Familientherapie jedoch für die Kinderpsychiatrie. Wir verweisen in diesem Zusammenhang auf die Beiträge von SCHOLZ in diesem Band.

Derartige Therapien bringen aber eine Fülle von Problemen mit sich, die zu beachten sind und auf die wir im weiteren eingehen werden. Erwähnt sei hier nur, daß sie zeitaufwendig und personalintensiv sind; daraus resultiert, daß die Indikationen relativ eingeengt werden müssen.

Wir wollen zu einzelnen Indikationen, die wir für wichtig halten und die z. T. auch in der Literatur hervorgehoben werden, einige Ausführungen machen.

1. Ergibt die klinische Analyse schwerwiegende Kommunikationsstörungen, sind die aktuellen Beziehungen durch spezielle Konflikte, u. U. durch die Krankheit selbst, gestört, dann kann eine Familienbehandlung indiziert sein.
   Wir haben auf die möglichen Kommunikationsstörungen bei verschiedenen psychopathologischen Syndromen hingewiesen. Ihre Korrektur kann wesentlich zur Sanierung des Symptomträgers beitragen, insbesondere Rezidive verhüten helfen, wenn der Kranke in seine Familie zurückkehrt.
   Die Regeln des Familienlebens — insbesondere die sogenannten Familienmythen (FERREIRA, 1965) — bedürfen der Korrektur, sofern sie für die spätere Lebensbewältigung des Patienten von Belang sind. Der Patient kommt nach einer psychiatrischen Therapie mit neuen Einstellungen und Rollenansprüchen, die er im Kommunikationstraining einer therapeutischen Gemeinschaft erlernt hat, in seine Familie zurück. Diese muß den neuen Ansprüchen gerecht werden können, wenn sie auf Stabilität des Wiedergesundeten bedacht ist. Oft tritt aber das Gegenteil ein, aus Furcht vor einer Labilisierung des pathologischen Partnergefüges werden alle Intentionen der Klinik in Richtung auf Verselbständigung des Patienten usw. sabotiert.
   Die antitherapeutische Einstellung mancher Angehörigen ist ein Ausdruck der familiären Kommunikationsstörung. Sie bedarf aus den obengenannten Gründen der Veränderung.
2. Die Lösung aus pathologischen Bindungen, die Orientierung zur Gesellschaft

hin, die räumliche Trennung von der Familie, kurz, die Durchbrechung des „Gummizaunes", um dem Patienten Wege zu einer altersentsprechenden Kommunikation mit angemessenen Partnern zu eröffnen, macht bifokale Therapie notwendig, weil die zu überwindenden Probleme kollektive Phänomene sind.

3. Ein wesentlicher Faktor der Haltung der Familie gegenüber dem Kranken sind Schuldgefühle, die sie aus verschiedenen Gründen entwickelt. Hier liegen massive Konflikte, die die Ambivalenz gegenüber dem Kranken verstärken und die Angehörigen selbst gefährden. Sie verstehen die Krankheit als Erziehungsschaden, als eigenes Versagen und sind meist an der Familientherapie sehr interessiert, weil eine Entlastung von ihr ausgeht. (Wir gehen auf dieses Problem bei der Darstellung der Angehörigengruppe etwas näher ein.)

4. Die Betrachtung der vielfältigen Faktoren der Familienpathologie läßt erkennen, daß es für den Psychiater eine Verantwortung für die Angehörigen geben muß, weil zu erwarten ist − und klinische Verläufe haben das immer wieder gezeigt −, daß Heilung des einen Familienmitgliedes Krankheit des anderen bedeuten kann („Soziale Symptomverschiebung", RICHTER, 1966; „Transfer of illness", FRIEDMAN, 1965).
Abgesehen davon gibt es eine ganze Reihe von Angehörigen, die selbst definitiv krank sind, wie etwa bei konformem Wahn oder bei neurotischen Ehekonstellationen, die regelhaft bei beiden Partnern neurotische Symptome erkennen lassen. Auch sind viele Angehörige, insbesondere von schizophrenen Patienten, selbst abnorme Persönlichkeiten. Es sind − wie es RICHTER (1968) ausgedrückt hat − Menschen, „die im psychodynamischen Sinne gestört sind", ohne daß die Gesellschaft sie deswegen als krank ansähe. Unsere Untersuchungen im letzten Beitrag dieses Bandes bestätigen dies.

5. Die Erkrankung eines Patienten an einer Psychose bedingt häufig massive Streßsituationen für die Angehörigen. Der Suizidversuch des Depressiven oder Schizophrenen ist ein Ereignis, das der Partner kaum allein verarbeiten kann. Wir konnten beobachten, wie gerade die Familien von Patienten mit endogener Depression immer unter dem Druck derartiger Ereignisse standen. Hier bietet die Familientherapie (meist als Angehörigengruppe praktiziert) ein günstiges Betätigungsfeld. Auch die Dramatik mancher Einweisung eines akut Psychotischen mit ihrer Tendenz zur Eskalation ins Handgemenge bedeutet eine massive Frustration, zumal sich der zwangsweise behandelte Patient von den Angehörigen in der Regel verraten fühlt. Nicht zu vergessen ist auch die aus der extremen Abhängigkeit resultierende psychotische Aggressivität, die Streßsituationen mit sich bringt, die verarbeitet werden müssen.

6. Ein besonderes Problem der Beziehung der Angehörigen gegenüber dem Patienten besteht in den für die Familie fast unlösbaren Forderungen des Krankenhauses, einerseits Verselbständigung, Steigerung des Selbstvertrauens des ehemals Kranken, neue Rollenansprüche usw. zu akzeptieren, ja weiter zu fördern, und andererseits gewissermaßen Kontrollinstanz der nachfolgenden Somatotherapie sein zu sollen. Gemeint ist die schwierige Situation von Ehepartnern von Alkoholikern, die die Mittelzufuhr unterbinden müssen, die Disulfirammedikation überwachen sollen, oder von Partnern Schizophrener, ohne deren Kontrollfunktion der Dauermedikation an Neuroleptika eine optimale medikamentöse Nachbehandlung bei vielen Patienten gar nicht gewährleistet wäre. Solcherart unterschiedliche Intentionen, den nicht selten überkonkreten, der Fähigkeit zur Nuancierung nur wenig mächtigen Angehörigen klarzumachen, ist u. a. eine Funktion der Familientherapie.

7. Der Patient lernt durch die soziotherapeutische Behandlung in der Klinik, sich

in verschiedensten Rollen zu bewegen. Das Ziel besteht u. a. darin, ihn selbständiger, selbstbewußter und entscheidungsfähiger zu machen. Die Familientherapie kann nun als Bühne benutzt werden, auf der er diese Rollen unter kontrollierten Bedingungen durchspielen kann. Es ist eine Art Kommunikationstraining unter erschwerten Bedingungen, denn er steht (z. B. als Schizophrener) den Partnern gegenüber, mit denen er sonst so konfliktreich verbunden ist.

8. Familienorientierte Therapie ist aus Gründen der akuten Konfliktlösung indiziert. Gemeint sind hier umschriebene Konflikte, die ein kurzfristiges Arrangement erforderlich machen und den Therapeuten gewissermaßen als Sozialingenieur fordern. Über Familientherapie zur Kriegsintervention berichteten viele Autoren, z. B. FRIEDMAN et al. (1965). PITTMAN und LANGSLEY (1966) führen Familientherapien im Hause der Familien durch, um Einweisungen des Symptomträgers überhaupt zu vermeiden.

9. Familienorientierte Therapie dient dem Abbau der Abnormenschranke. Die in der Gesellschaft noch vorhandenen Vorurteile über psychisch Kranke bringen eine erhebliche Unsicherheit der Angehörigen und der Kranken gegeneinander und beider gegenüber der Umwelt mit sich. Dadurch wird das Verhältnis zur Sozietät belastet und die Absonderung von ihr noch stärker. Die Therapie hat hier die Aufgabe, diese Unsicherheit zu mindern und evtl. im speziellen Krankheitsfall die allgemein menschliche Problematik deutlich zu machen.

10. Eine generelle Indikation für alle Formen der familienorientierten Therapie ergibt sich aus der Notwendigkeit zur Verhaltensanalyse der Beteiligten, zur Diagnostik des familiären Gefüges, um einen Eindruck vom Stellenwert soziologischer Phänomene in der Pathogenese des einzelnen Falles zu gewinnen. Familientherapie zur Diagnostik wird auch von vielen Autoren ausdrücklich betont (FLECK, 1965; WEISE et al., 1968; SATIR, 1967; SKYNNER, 1969). HALEY (1963) weist darauf hin, daß Schweigen über familiäre Konflikte in der Einzelsituation Familientherapie zur Anamnestik nach sich ziehen könne.

11. Die Indikation zu bestimmten Familientherapieformen kann auch aus zeitökonomischen Gründen gegeben sein. Die regelmäßige Zusammenkunft des Therapeuten mit den Angehörigen in einer Gruppe macht die oft langwierigen Einzelgespräche überflüssig. Es besteht eine unaufhörliche gegenseitige Information, die bei einer Angehörigengruppe von 12 bis 15 Mitgliedern pro Woche nur eine Stunde des Therapeuten in Anspruch nimmt.

12. Eine Indikation, die in einige der schon ausgeführten Punkte mit einfließt, sei hier speziell noch einmal genannt. Wir meinen die Aufklärung über medizinische, psychologische und pädagogische Fragen. Zweifellos wird dieser Anspruch oft in erster Linie von den Angehörigen in die Gruppen hineingetragen. Er muß im Rahmen des therapeutischen Prozesses überwunden werden. Oft ist in den Gruppen die plötzliche Frage nach allgemeinen Fakten, der Wunsch nach Klärung eines medizinischen Sachverhaltes Ausdruck der Abwehr und des Widerstandes der Gruppenmitglieder.

Aufklärendes Auftreten der Therapeuten ist aber aus mehreren Gründen durchaus indiziert.

Einmal ist im Rahmen des Gruppenprozesses ein Anfangsstadium des thematisch relativ neutralen Diskutierens unbedingt notwendig. Die Gruppe muß ein Stadium der Allozentriertheit durchlaufen, ehe sie autozentriert funktioniert, sonst sind – bei den erheblichen Widerständen – viele Angehörige nicht zu binden. Zweitens gilt es in bestimmten Punkten einfach falsche Kenntnisse über Vererbung, über Sozialversicherungsrecht usw. zu beseitigen.

Schließlich – und hier greift die Angehörigentherapie über psychiatrische

Belange hinaus in die übrige somatische Medizin — müssen die Angehörigen in vielen Fällen orientiert sein über die Leistungsreste nach bestimmten Krankheiten. Man kann sich vorstellen, wie effektiv es sein könnte, wenn Patienten mit Multipler Sklerose oder Herzinfarkt auch über ihre Angehörigen betreut würden. Gerade um diese beiden Erkrankungen haben sich Urteile und Vorurteile über Genese und Prognose gebildet, die die Einstellung der engeren Umwelt wesentlich prägen, prognostisch ungünstig wirken und zu beeinflussen sein müßten. OVERS et al. (1967) berichteten z. B. über eine Familientherapie bei Schlaganfallpatienten und zielten dabei auf die ätiopathogenetische Bedeutung der Familien bei derartigen Erkrankungen, die Fehlverarbeitung des aktuellen Erlebens, das plötzlich hereinbricht, wenn der Patient bewußtlos umfällt, und die Information über die Leistungsreste nach der Rehabilitation ab. Welche wichtigen und interessanten Aufgaben z. B. eine wohlverstandene „Sozialneurologie" in diesem Metier haben kann, ergibt sich aus der Art der meisten Erkrankungen, die dieses Fach betreut.

13. Eine Indikation — mehr noch eine Funktion — der familienorientierten Therapie besteht über die Schuldentlastung, Information, Kommunikationssanierung und ähnliche Zielstellungen hinaus in der schlichten Notwendigkeit, die Angehörigen optimistischer zu machen hinsichtlich der Prognose bestimmter Leiden. Hier geraten wir nicht selten in Widersprüche mit der Realität, weil wir uns in unseren Gruppen meist mit den schwierigsten und damit prognostisch ungünstigsten Fällen befassen. Dies trifft nicht etwa nur auf psychotische Syndrome zu. Viel größer ist das Problem noch beim Alkoholismus.

14. Aus diesen Erfahrungen heraus muß die Indikation auch abhängig von den Erfolgschancen gemacht werden. Geschieht das nicht, drohen der Familientherapie Gefahren z. B. durch den Widerstand der Therapeuten.

15. Als Indikation würden wir auch ansehen, wenn seitens eines Patienten und seiner Angehörigen eine allgemeine Bereitschaft zur Teilnahme an einer derartigen Therapie ausgedrückt wird, wenn die Patienten und ihre Partner ein Problembewußtsein entwickelt haben, daß sie über die Symptome eines Familienmitgliedes hinaus andere gemeinsame Konflikte haben, die mit der Krankheit in Zusammenhang stehen könnten.

Anschließend seien einige Bemerkungen zu Kontraindikationen der familienorientierten Therapien gemacht. Eigenartigerweise ist darüber in der Literatur nur wenig zu finden (WYNNE, 1965; RICHTER, 1968; SKYNNER, 1969; LUTHMAN, KIRSCHENBAUM, 1977). Das mag daran liegen, daß die Familientherapie heute noch eine unerschöpfliche Quelle für Erkenntnisse über die Struktur der Familien psychiatrischer Patienten darstellt, so daß die mit der Therapie befaßten Wissenschaftler die Möglichkeiten als Therapeutikum im strengen medizinischen Sinne der allgemeinen Forschung und dem Erkenntnisgewinn unterordnen. In dem Sinne gibt es dann kaum Kontraindikationen. Außerdem ist — wie bei allen neu eingeführten, sich noch im Stadium der Verbreitung befindlichen Behandlungsverfahren in der Psychiatrie — der therapeutische Optimismus so groß, daß kritische Wertung der Möglichkeiten noch schwierig ist. Das war z. B. bei der Einführung der Insulinkomatherapie durch SAKEL genauso, wie wir es heute bei der Effektivitätseinschätzung der Lithiumtherapie beobachten. Hinzu kommt, daß der Therapeut in der Familientherapie in einem unvergleichlichen Maße in den Therapieprozeß eingeschaltet wird, so daß es ihm schwerfällt, Fehlinvestitionen real einzuschätzen, wenn er nach Monaten oder Jahren therapeutischen Engagements aus dem Therapieverhältnis zurücktritt.

1. Kontraindiziert ist die Therapie dort, wo Familien durch destruktive Manöver bestimmter Symptomprovozierer, die einen kaum verdeckten sadistischen Gewinn in der Chaossituation der übrigen Familie erleben (SKYNNER, 1969), beherrscht werden.
2. Angehörigentherapien sind weiterhin kontraindiziert, wenn unüberwindbare Widerstände seitens der Familien zu häufigem Fehlen in den Gruppen führen. Therapiegruppen, an denen die Mitglieder nur sporadisch teilnehmen, sind ökonomisch nicht zu vertreten und bringen keinen Nutzen. Die Gründe für derartige Widerstände liegen selbst in den pathologischen Familienstrukturen und sind vielleicht sogar eine Art Schutzmechanismus gegenüber unerfüllbaren Forderungen der therapeutischen Instanz.
3. Konformer, induzierter Wahn stellt u. E. eine Kontraindikation dar. Wir haben in der Angehörigengruppe mehrfach erlebt, wie Eltern schizophrener Patienten, die das Wahngeschehen mitgestalten, der therapeutischen Intention völlig ratlos gegenüberstehen und an der Gruppe vorbeireden, die in der Regel keinen positiven Einfluß zu nehmen in der Lage ist. Im Gegenteil werden die Therapeuten in die Rolle von Verteidigern eingreifender diagnostischer und therapeutischer Maßnahmen beim stationären Patienten gedrängt, und die Gruppe verliert ihr autozentriertes Niveau. Solche Angehörigen müssen selbst einer — zunächst syndromorientierten — Somatotherapie unterzogen werden.
4. Erfolglos verlaufen Ehepaartherapien nicht selten, wenn der sogenannte gesunde Partner eine schwer hysterisch-psychopathische Persönlichkeit ist. Das dominierende und egozentrische Gebaren und die Ansprüche, die er an die Gruppenmitglieder stellt, zerstören den Therapieprozeß.
5. Hin und wieder ist zu beobachten, daß Familientherapien von Ehepartnern in der Absicht angestrebt werden, im Therapeuten einen Schiedsrichter und Bundesgenossen zu gewinnen, der gewissermaßen mit der Frage konfrontiert wird: Sollen wir uns scheiden lassen, wer von uns soll die Kinder übernehmen usw. Wird der Therapeut dem Anspruch nicht gerecht, wird er fallengelassen oder zum Prügelknaben verwandelt, auf dessen Rücken vorübergehend Stabilität gewonnen wird. Eine gewisse Funktion als „haltgebender Dritter" (WILLI, 1970) bietet der Therapeut bei diesen meist hysterischen Ehen, wenn er sich locker um beide Partner bemüht. Eine intensivere Therapie aber erscheint problematisch.
6. Relativ kontraindiziert erscheint die Familientherapie bei zu hohem Alter der Angehörigen (meist Eltern Schizophrener). Hier sind die Haltungen und Einstellungen derartig erstarrt, daß von der therapeutischen Intention keine erkennbare Wirkung ausgeht. Dabei ist jedoch zu beachten, daß die Gruppe trotzdem als Substitut wirken kann, wenn der Patient seiner Familie im Rahmen des therapeutischen Prozesses mehr und mehr entzogen wird. Auch bietet die Gruppe die Möglichkeit, den Eltern ihr eigenes Versagen im Erziehungsprozeß durch das Gruppenerlebnis akzeptabel zu machen.

## 5. Widerstände gegenüber Angehörigentherapien

### 5.1. Widerstände der Angehörigen

Wir hatten schon bei den Kontraindikationen der Familientherapien angedeutet, daß erheblicher Widerstand seitens der Angehörigen gegenüber der Behandlung zum Abbruch derselben zwingen kann. Diese Widerstände äußern sich in vielfältiger Form und sind das entscheidende Problem jeder Familientherapie. Erfahrungsgemäß sind die Schwierigkeiten bei der Familientherapie im engeren Sinne, der sogenannten conjoint family therapy des englischen Sprachraumes, am ausgeprägtesten.

Wir hatten schon weiter vorn auf das Problem der massiven Widerstände der Familie gegenüber den Therapien hingewiesen. Die Familie hat gewissermaßen die Rollen verteilt, den Symptomträger identifiziert und oft unerschütterliche Mythen aufgebaut und steht nun vor der Anforderung, das gesamte Beziehungssystem in Frage stellen zu lassen. Dies ist ein wichtiger Grund, weswegen die Familientherapie mit einer schizophrenen Familie ein wenig an Bedeutung verloren hat. Unserer Erfahrung nach scheitern in 50 % der Fälle derartige Therapien am Widerstand der Familien.

Wie äußern sich die Widerstände der Angehörigen? Sie zeigen sich am häufigsten durch Fehlen bei den Therapieveranstaltungen. Das ist eine Erfahrung, die auch andere Autoren beschreiben (SONNE et al., 1962; FRIEDMAN, 1965; VAGLUM, 1973; GATTRINGER, 1977). Dieses „absent maneuvre" (SONNE, 1962) als Ausdruck der Abwehr betrifft vor allem schizophrene Familien.

Auch in der Angehörigengruppe, in der bei uns zu 80 % Eltern Schizophrener betreut werden, fehlen in der Regel die männlichen Angehörigen. In Zahlen ausgedrückt ergibt sich für unsere Angehörigengruppe im Zeitraum von 3 Jahren nach Auszählung der Protokolle, daß in dieser Zeit Verwandte von 41 Patienten (davon 33 Schizophrene) betreut wurden. Die Teilnehmer waren 39 Mütter bzw. Ehefrauen, 4 Väter, 1 Geschwister, die regelmäßig zur Gruppe kamen, sowie 6 Väter oder Ehemänner, die vereinzelt (1- bis 3mal) teilnahmen und 2 Geschwister, die ihre Mütter einmal begleiteten. In den Gruppen selbst zeigt sich der Widerstand am häufigsten in unaufhörlichen Gesprächen über die Patienten und ihre Krankheit. Eine Ehefrau pflegte die Ehepaar-Gruppe immer damit zu eröffnen, daß sie sagte: „Nun Konrad, rede Du, wegen Dir sind wir hier ..." Es erforderte seitens der Therapeuten höchste Konzentration, die Gespräche der Angehörigen über die Kranken zurückzudrängen zugunsten anderer Themen, die den Therapiezielen mehr entsprechen. Oft wird versucht, die Therapeuten als Institution anzusprechen, sie als Sachverständige zu animieren, um eine Struktur in die Gruppe zu bringen, die entlastet und die dem traditionellen Verständnis des Arzt-Patienten- bzw. Therapeuten-Angehörigen-Verhältnisses entspricht.

Das Therapieteam wird auch oft gespalten, indem persönliche Fragen am Rande der allgemeinen Gespräche erörtert werden bzw. praktische Hinweise verlangt werden. In den Familientherapien, in denen ein wesentlich höherer Intimitätsgrad erreicht wird, sind die Abwehrmechanismen natürlich noch massiver. Nicht selten nimmt dann ein „Familiensprecher" (ZUK, 1967) die Geschäfte in die Hand, übersetzt gewissermaßen dem Therapeuten die Meinungen der Familie, arrangiert sich als Hilfstherapeut und erdrückt u. U. mit autistischem Gerede die Gruppe. Manchmal werden Fakten familiärer Beziehungen — die sonst allgemein bekannt sind — verschwiegen und der Therapeut aus dem Gespräch herausmanövriert. In einem originellen Vergleich stellt KAUFMANN fest, daß Therapieteam und Familiengruppe bei ihrer Begegnung im Krankenhaus zwei Fußballmannschaften gleichen, die im Nebel gegeneinander spielen. Neben anderen auf den Vergleich bezogenen Unterschieden meint er dann: „Im weiteren Verlauf kostet es die behandelnde Gruppe größte Anstrengungen, mit dem Patienten eine tragfähige Beziehung herzustellen. Der Familie genügen minimale Kontakte zwischen Kranken und Angehörigen, um die Beziehung zu kontrollieren, Veränderungen zu spüren und allenfalls dagegen zu agieren" (KAUFMANN, 1969). Ein typischer Widerstand gegen das therapeutische Unterfangen ergibt sich aus den in manchen Familien ausgepräg-

ten Pseudofeindschaften. Unsere ausführliche Kasuistik, die wir in einem der folgenden Abschnitte darstellen, ist dafür ein typisches Beispiel. Aggressivität als Kommunikationsstil ist dabei nicht nur Therapiewiderstand, sondern Ausdruck der in
diesen Familien typischen Interaktionen.

In fast allen unseren Familientherapien ist es nicht gelungen, die Geschwister
kontinuierlich am Therapieprozeß zu beteiligen, auch hierin drückt sich Abwehr
aus. Es besteht dabei meist stille Übereinkunft mit den Eltern; wir glauben, daß es
die Distanz, die die Geschwister Schizophrener oft zur Ursprungsfamilie gewinnen,
nicht zuläßt, sie für ein solches Unternehmen zu motivieren. Aus der Kinderpsychiatrie insbesondere ist bekannt, daß von den Eltern spontan Remissionen der
Beschwerden der Patienten angegeben werden, die in Wirklichkeit nicht bestehen,
um die Therapie abzubrechen. Häufig zu beobachten sind oberflächliche Gespräche,
intellektuelles Gerede über Scheinprobleme, passives Verharren im Schweigen als
Abwehrmaßnahme. Nicht selten steht diesem Schweigen in der Gruppe die Tatsache gegenüber, daß sich die Angehörigen vor und nach dem Gruppengespräch
intensiv austauschen, ja sogar Strategien für die Gruppe absprechen. Die Abwehrmechanismen resultieren einmal aus den pathologischen Familienbeziehungen — wie
wir sie teilweise im vorigen Abschnitt dieses Buches referiert haben — selbst. Dabei
drücken sie Selbstschutz aber auch Beschützung der leichtverletzlichen Familienmitglieder aus. Ein wichtiges Problem scheint zu sein, daß die Angehörigen auch
rein sachlich keinen ausreichenden Überblick über die Beziehungen, ihre Störungen
usw. haben, in die sie verwoben sind. Untersuchungen von NERAAL (1976) zeigten
z. B. aus kinderpsychiatrischer Sicht, daß nur die wenigsten Eltern einen Zusammenhang zwischen der Erkrankung des Kindes und den Familienbeziehungen zu erkennen
vermögen. Ein weiterer u. E. wesentlicher Grund des Abwehrverhaltens von Angehörigen in den verschiedenen Formen von Familientherapie ist das Verhalten der
Therapeuten, die aus Überidentifikation mit dem Patienten in einen Gegensatz zu
den anderen Gruppenmitgliedern geraten und sich u. U. gar konfrontativ mit diesen
auseinandersetzen.

Die Ursachen für die bewußten und unbewußten Widerstände sind vielgestaltig.
Aus unseren Ausführungen zur ätiopathogenetischen Bedeutung der familiären
Beziehungsstrukturen wie auch aus den vorausgehenden Abschnitten dieses Kapitels
sind sie ohne weiteres ableitbar und müssen hier nicht nochmals dargestellt werden.
Zusammenfassend kann man sagen, daß Schuldgefühle und Angst vor der Auf-
deckung eigener lebensgeschichtlicher Fehlentwürfe sowie Unkenntnis und falsche
tradierte Einstellungen gegenüber der Beziehung aller Beteiligten zur jeweiligen
Krankheit die Grundlage der Abwehr sind. Der Mythos der Glücklichkeit und
Harmonie des Familienlebens ist eine der wichtigsten Metaregeln des Zusammenlebens besonders schizophrener Familien (FERREIRA, 1965), wo dieser gefährdet
wird, tritt hochgradige Verunsicherung ein.

## 5.2. Widerstände seitens der therapeutischen Institution

Es ist nicht zu verkennen, daß es auch seitens der Therapeuten erhebliche Widerstände gegenüber der familienorientierten Therapie gibt. Man beobachtet auch bei
Therapeuten nicht selten eine Tendenz, solche Therapien ausfallen zu lassen.

Zur Erfassung dieser Phänomene haben wir vor einigen Jahren einmal von 19
Therapeuten, die in unserer Klinik arbeiteten oder gearbeitet hatten (Psychiater,
Psychologen, Assistenzärzte, die die psychiatrische Ausbildung absolviert hatten
und über nötige theoretische und praktische Kenntnisse auf dem Gebiet der Familien-

dynamik und -therapie verfügten), eine Beliebtheitsrangreihe der Therapien aufgestellt.

Gefragt war, welche Form von soziotherapeutischen Gruppen sie am liebsten durchführen:

1. Gruppengespräch;
2. sozialfürsorgerische Maßnahmen (Betriebsbesuche, Hausbesuche usw.);
3. Familientherapien;
4. andere Gruppentherapien (Gruppenvisiten, Patientenrat usw.).

Das Ergebnis war eindeutig: 12 Therapeuten wählten das Gruppengespräch, 5 die Tätigkeiten in Richtung „Sozialfürsorge" und nur 2 Familientherapien.

Worin liegen die Ursachen für die Widerstände der Therapeuten gegenüber derartigen Therapieformen?

Möglicherweise gehen selbst erfahrene Therapeuten bewußt oder unbewußt von einem Krankheitsverständnis aus, das den Symptomträger nur unikal ohne Bezug zu den Umgangspersonen sieht. Die Wechselbeziehung von individueller und kollektiver Betreuung der Partner ist nicht akzeptiert, zumal die medizinische Ausbildung diesen Aspekt kaum berücksichtigt. Der sozialpsychiatrisch Tätige muß mit dem Eintritt in die Klinik gleichsam zwei Grenzen überschreiten, einmal die vom somatischen Krankheitsverständnis hin zur mehrdimensionalen Betrachtungsweise und zweitens von der individuellen Sicht des Krankseins hin zur Akzeptierung, daß Krankheit auch Ausdruck kollektiver Störung sein kann.

Die Erfolgserlebnisse bei familientherapeutischen Aktionen, insbesondere bei der Familientherapie im engeren Sinne, die bei uns fast ausschließlich mit Schizophrenen geführt wurde, sind nicht spektakulär.

Der Therapeut, der über lange Zeit eine Familie betreut, kommt näher an die Menschen heran. Damit aber steigt das Maß an Sorge und Verantwortung für das Wohl und Wehe der Mitglieder. Die größere mitmenschliche Nähe aber bringt ein neues Rollenverständnis mit sich, das äußerst belastend sein kann. Der Patient ist für ihn nicht mehr der „Fall", sondern ein individuelles Schicksal, dem er sich in besonderer Weise verpflichtet scheint. Auf diese Weise tritt er gewissermaßen aus der Schutzzone der Krankenhaussituation heraus, die ihn sonst als Therapeut — vorausgesetzt, daß er gewissenhaft arbeitet — schützt, indem sie global die Verantwortung für sein Handeln übernimmt. Das persönliche Risiko des einzelnen Therapeuten wird größer. Im Hinblick auf mögliche Suizide ist das z. B. von erheblicher Bedeutung. Hieraus leitet sich auch die besondere Rolle von Diskussionsrunden der Therapeuten, vom Leitungsstil der verantwortlichen Ärzte (Chef- und Oberärzte) und eines demokratischen Leitungsstils in der Institution ab. Es ist aus den erwähnten Gründen verständlich, daß derartige belastende Therapien nur dort verwirklicht werden können, wo relative Einheitlichkeit in den theoretischen Ansichten der Verantwortlichen besteht.

## 6. Zum Therapeutenverhalten in der familienorientierten Therapie

Wir verweisen auf den Abschnitt 2 dieses Beitrages, in dem wir uns mit allgemeinen Grundsätzen der Gruppentherapie befaßten.

Im folgenden wollen wir uns mit äußeren Bedingungen der Durchführung solcher Behandlungsverfahren auseinandersetzen und Therapiegrundsätze des speziellen Bereiches der Familie darstellen. Die Möglichkeiten der Durchführung von Familientherapien sind vielfältig, wenngleich die Aufwendungen an Zeit und Mühe für den

Therapeuten von vornherein eine Einengung der Indikation bedeuten. So sind von der Zielstellung her Einrichtungen, die sich im Rahmen wissenschaftlicher Fragestellungen diesen Therapien zuwenden, wohl zu unterscheiden von solchen, die voll im Dienste der medizinischen Betreuung der Bevölkerung stehen. Solange der Arzt-Patienten-Schlüssel in manchen psychiatrischen Krankenhäusern noch bei 1 : 100 und mehr liegt, kann man eine breite Anwendung der Familientherapien nur in Form der Angehörigengruppentherapie (siehe weiter unten) erwarten. Das schließt nicht aus, daß im einzelnen Falle aus den verschiedensten Motiven heraus eine Familientherapie im engeren Sinne durchzuführen sein wird.

Aus der Sicht der Erforschung familiärer Interaktionen sind die folgenden Beispiele der äußeren Durchführung von Familientherapien zu verstehen. Sie zeigen aber zugleich, welches Maß an Engagement und welcher materielle Aufwand erforderlich sind. Unsere Gesellschaftsordnung bietet mit ihrer Ideologie der Verantwortlichkeit der Gesellschaft für die Familie und ihre inneren Belange sowie den materiellen Möglichkeiten einer zentralisierten und vom Staat umfangreich subventionierten Gesundheitsorganisation an sich die besten Voraussetzungen, vom Modell einzelner Therapieversuche zu allgemeiner Nutzung bestimmter Erkenntnisse zu kommen.

Die Organisation der Familientherapieformen in unserer Klinik wird in den folgenden Abschnitten dieser Arbeit näher dargestellt, hier sollen zunächst einige Beispiele aus der Literatur vermittelt werden.

Nicht wenige Autoren führen die Familientherapie im Hause der Patienten durch, dadurch böten sich viele Vorteile, es würden z. B. Hospitalisationen vermieden (FRIEDMAN, 1965; PITTMAN et al., 1966). FRIEDMAN berichtet, daß Suizidenten erfaßt werden, bei denen zunächst ein diagnostisch orientierter Hausbesuch durchgeführt wird, woran sich dann die Familientherapie anschließt. Er geht dabei von der Annahme aus, daß der Suizidversuch nicht selten ein Appell an die Kommunikationspartner darstellt. HANSEN (1968) geht sogar so weit, daß die Therapeuten eine Woche lang in gefährdeten Familien leben, um Krisen der Partnerschaft abzufangen. Ähnliche Erfahrungen machten HELL et al. (1978), die zum Studium der Beziehungsstörungen jeweils ein verlängertes Wochenende in Familien Schizophrener verbrachten. Ein umgekehrtes Programm haben LANDES und WINTER (nach D. RUBINSTEIN, 1967) durchgeführt, indem bestimmte Familien ein Wochenende in der Familie des Therapeuten zubringen, um gewissermaßen eine Interaktionsschulung am Modell einer gesunden Familie durchzuführen. Die Therapeutenfamilie soll zeigen, wie man familiäre Probleme löst. Von JOHNSON (1967) wurde ein Therapieprogramm beschrieben, das Mütter mit ihren Kindern eine bis vier Wochen ins Krankenhaus aufnimmt, um die gestörten Mutter-Kind-Beziehungen zu normalisieren. (Das Tagesprogramm der Klinik sieht folgendermaßen aus: 8.00 Uhr Frühstück ohne Kinder; 8.30–9.30 Uhr gemeinsames Interview mit dem Therapeuten; 10.00 Uhr Kaffee, gemeinsam; 11.30–13.30 Uhr Freizeit mit dem Kinde; 13.30–15.00 Uhr gemeinsame freiwillige Aktivitäten; 15.30–18.30 Uhr Spaziergänge und Spiele mit dem Kinde; 18.30–20.00 Uhr Pflege und Betreuung des Kindes; 20.00 Uhr Sozialvisite der Mütter mit den Sozialarbeitern.) Die meisten Beteiligten betrachteten diese Veranstaltung als sehr hilfreich. Von BRODEY (1959) wurden 5 Familien $2^1/_2$ Jahre im Krankenhaus aufgenommen. Damit wird natürlich die Ebene jeglicher therapeutischer Praktikabilität verlassen. Einer der erfahrensten Familientherapeuten, der zu den Pionieren dieser Behandlungsformen gehört (BOWEN), fordert ebenfalls, daß Familien jugendlicher Schizophrener gemeinsam stationär behandelt werden sollten (1975).

Wenden wir uns der Gestaltung der Familientherapien innerhalb der Gruppe zu, so zeigt sich auch hier vielfältiges Vorgehen. Es geht dabei um die Frage nach dem Maße der Aktivität der Therapeuten in den Gruppen. Offenbar hat sich ein Trend zu aktivem Vorgehen ergeben. Die Familientherapie war zunächst vorwiegend analytisch orientiert, das ergab sich aus der weiter oben angedeuteten historischen Entwicklung. Führende Vertreter der Methode wie LIDZ und BOWEN waren von psychoanalytischen Positionen ausgegangen und dadurch überhaupt erst zu ihren wesentlichen Aussagen über die Dynamik der pathologischen Familien befähigt.

Nach ZUK (1969), der sich ausgiebig mit dem Problem der Hinwendung zu aktiverem Vorgehen befaßt hat und derartige Therapiemethoden entwickelte, gehen die Vorstellungen der Psychoanalyse − z. B. von der Übertragung und Gegenübertragung − von dyadischen Partnerschaftsmodellen aus; familientheoretische Modelle, in denen das noch anklingt, sind z. B. „emotionale Scheidung" − „emotional divorce" von BOWEN (1961) oder „die gespaltene Ehe" − „marital schism" nach LIDZ (1959). Es werden von diesen Autoren auch im Familienverband meist Zweierverbindungen − Vater−Mutter − Mutter−Sohn usw. − untersucht. Triadische Modelle sehen die Familien als kommunizierende Einheit, die auch nur gemeinsam korrigiert werden kann, und zwar durch aktives Eingreifen in die innerfamiliären Prozesse (ZUK, 1975). Dementsprechend hat ZUK das Verfahren des „Dazwischentretens" (Go between) im Gruppenprozeß inauguriert. Dabei verfolgt der Therapeut aktiv behandelnd drei Ziele: Er definiert die Konflikte der Familie und stellt dar, wie sie sich ausdrücken, er greift in die Konflikte ein und ergreift weiterhin Partei im Sinne dessen, was er als vernünftig ansieht. Führende Vertreter der Familientherapie sprechen sich für ein aktives Vorgehen der Therapeuten aus. „In contrast to the one-to-one psychotherapy model the therapist must be active" (RABINER et al., 1962). In dieser Richtung äußert sich aus kinderpsychiatrischer Sicht auch SPERLING (1972).

Die Hauptaufgabe der Familientherapie − die Ermittlung und Änderung der Situation pathologischer Beziehungsstrukturen zwischen den Familienmitgliedern, so daß neue Beziehungen möglich werden − ist mit streng analytischem Vorgehen nicht möglich und schließt sich auch theoretisch aus. Das psychoanalytische Strukturmodell mit Es, Ich und Überich ist auf die Erfassung intrapsychischer Vorgänge zugeschnitten und nicht geeignet, soziale Tatbestände zu erfassen. Der Therapeut kann in einem solchen Therapieprozeß nicht neutral sein. Da er als Regulierer in zum Teil chaotische Systeme eingreifen muß, bringt er notwendig seine eigenen Wertnormen und Verhaltensmuster als positives Modell mit ins Spiel. Auf dieser theoretischen Basis werden auch Vorgehen, wie oben beschrieben, bei denen Familien in die Therapeutenfamilie am Wochenende eingeladen werden, verständlich. Sicher ist, daß sich jeder Therapeut seinen eigenen Weg suchen muß; dieser ist nicht nur von der Ausbildung, die er erfahren hat, abhängig, sondern ganz besonders von seinen Persönlichkeitseigenschaften, seinem Reifegrad; dabei ist, wie KEMPLER (1975) ausführte, „gesunder Menschenverstand der ständige Bundesgenosse des Therapeuten".

Die Gestaltung der Therapie ist mit den verschiedensten Vehikeln möglich. Verwendet werden über Gesprächstechniken hinaus gemeinsame künstlerische Betätigung. Selbstkonfrontationen mit Hilfe von Tonbandwiederholungen von Gruppenausschnitten. MINUCHIN (1965, 1977) versucht, die Interaktionen der Familien durchsichtig zu machen, in dem er einen Konfliktbereich herauslöst, seine Ursachen aufzeigt, der Familie die Art ihrer Bewältigungsversuche vergegenwärtigt und schließlich verlangt, die Interaktion in einem anderen emotionalen Kontext fortzusetzen. Dabei bedient er sich z. B. auch eines Einwegspiegels, um Teilen der Familie zu zeigen, wie der Rest kommuniziert.

Über die Möglichkeiten der Fernsehtechnik in der Familientherapie berichtet SCHOLZ in diesem Sammelband ausführlicher.

Auf der Basis allgemeiner gruppentherapeutischer Grundsätze (siehe Abschnitt 2) kommen wir zu den folgenden Vorstellungen über das Therapeutenverhalten in familienorientierten Gruppen.

1. Es besteht für uns kein Zweifel, daß die Familientherapie in ein mehrdimensionales Therapiekonzept eingebettet werden muß entsprechend der Feststellung einer multifaktoriellen Genese psychiatrischer Erkrankungen. In ein derartiges Therapievorgehen sind somatotherapeutische, individualtherapeutische und andere soziotherapeutische Verfahren einbezogen.

2. Wir sind der Ansicht, daß die Familiengruppentherapien nach den Grundsätzen der klientzentrierten Konzepte nach ROGERS (1973), TAUSCH (1973), MANN (1977) und HELM (1978) geführt werden können. Für uns hat sich dieses Vorgehen als besonders geeignet erwiesen. Die Kernvariablen der klientzentrierten Methodik, insbesondere die Variation, wie sie MANN (1977) vorgeschlagen hat, sind in bezug auf einige der vorgenannten Punkte von besonderer Bedeutung. Wir waren in den allgemeinen gruppentherapeutischen Grundsätzen auf die drei Aspekte des therapeutischen Geschehens — aktives Zuhören — Selbsteinbringung in Form von Ich-Botschaften — Sachlösungsstrategien — schon eingegangen. Dieses Vorgehen schützt u. E. vor Gegenübertragungsproblemen und kommt dem Streben nach dem Hier und Jetzt, dem unbedingten Realitätsbezug in der Gruppe sehr entgegen.
Neben den Kernvariablen der klientzentrierten Therapie spielen seitens des Therapeuten weitere Merkmale eine wichtige Rolle. Über die Verbalisierung emotionaler Erlebnisinhalte, positive Wertschätzung, Echtheit und Selbstkongruenz hinaus sind u. E. auch mimisches und gestisches Engagement, Ermutigung und dabei angstfreies Verhalten des Therapeuten bedeutsam. Auf einen „angemessenen Humor" hat BUCHMANN (1975) hingewiesen. Die genannten Merkmale des Therapeutenverhaltens hat auch SCHRÖDER (1979) als Variablen pädagogischen Führungsverhaltens ermittelt. Relativ situationsstabile Variablen erzieherischer Kompetenz sind Verständnis, Emotionalität, Zielbezogenheit der Motivation, Kontrolle und Konsequenz. Hinzukommen situations- und gruppenspezifische Verhaltensnotwendigkeiten wie Humor, Ermutigung, Beherrschtheit.

3. Wichtig erscheint uns für den Gruppentherapieprozeß die gefühlsmäßige Beteiligung, das spontane Engagement und der Enthusiasmus des Therapeuten. Kühle distanzierte Professionalität ist u. E. ungeeignet; diese Feststellungen weisen auch darauf hin, daß nicht jeder Psychiater oder Psychologe sich von seinem Wesen her mit der Familientherapie befreunden kann.

4. Der Therapeut in der Familiengruppe muß auch Konfrontierer, Provokateur, Erzieher sein. Er hat direkt zu intervenieren, um erst einmal Ordnung in die Kommunikation zu bringen. Er muß interpretieren, analysieren, sich als Problemlösungsexperte erweisen, er muß helfen, eine Rolle zu finden und diese trainieren und dabei eine Brücke zur Umwelt darstellen.

5. Unseres Erachtens muß der Familientherapeut laufend als Schiedsrichter auftreten und die Kooperation der Familienmitglieder auf der Basis von Kompromissen fördern oder gar erzwingen. Das gilt aus unserer Erfahrung auf jeden Fall für die Familientherapie mit Schizophrenen.

6. Keinesfalls darf sich dabei der Therapeut zum Rechtsanwalt des Patienten machen, dann riskiert er die Ziele der Therapie. Viele Schizophrene sind aber so

ich-schwach, daß sie in der Gruppe unbedingt und unaufhörlich gestützt werden müssen. Es ist deshalb immer ein Co-Therapeut beizuziehen.

7. Es macht sich in den Familientherapiegruppen ein „Prinzip der Übersetzung" erforderlich. Damit ist gemeint, daß die konfuse Interaktion in schizophrenen Familientherapien, die sich bis zu völlig verwirrenden, schwer aggressiven, autistischen Schmähreden steigern kann (vor allem in den Familien, die den Stil der Pseudofeindschaft (WYNNE, 1965) gewählt haben), nur zu korrigieren ist, wenn vom Therapeuten den Mitgliedern der Gruppe penetrant die Frage vorgelegt wird: „Was hat der jeweilige Sprecher jetzt gemeint?", „Was steht hinter seiner Rede?", „Was will er von ihnen?", entkleidet man seine Worte des aggressiven Beiwerks. Dieses Führen der Familie vom Gesagten hin zum Gemeinten ist eine eminent aktive — auch sehr strapazierende — Methode. Wir verstehen den Gruppentherapeuten in erster Linie als Übersetzer, der die Familie von der Verworrenheit der Kommunikation, von der Irrationalität ihrer Regeln des Zusammenlebens zur Rationalität, zu gegenseitigem Verstehen und zum Verständnis für die Umwelt zu führen hat. Parallelen zum Patient-Therapeuten-Verhältnis in der Einzeltherapie sind dabei offenbar, auch hier geht es ja, besonders bei Schizophrenen, um die Entschlüsselung verstiegener Lebensentwürfe, verschrobenen Umgangs mit den Dingen und bizarren Denkens. Wir fordern in der übrigen Sozio- und Einzeltherapie vom Patienten ebenfalls Normalität des Verhaltens. Diesem Grundsatz muß in den Familiengruppen notwendigerweise auch entsprochen werden.

Dieses Prinzip der Übersetzung ist um so notwendiger, wenn chronische Konflikte zu einer emotional bedingten Einengung der rationalen Übersicht über die Verhältnisse geführt haben und gelassene Kommunikation nicht mehr möglich ist. Besonders bedeutsam ist dieses Prinzip bei der Entschlüsselung von Mystifikationen, Projektionen, Manipulationen und Ambivalenzen, die oft die Familienbeziehungen beherrschen.

Fast regelmäßig trat in den von uns durchgeführten Familientherapien mit schizophrenen Familien die Situation auf, daß der Patient unzumutbare Forderungen, unsinnige Verdächtigungen und sich widersprechende Meinungen vortrug. Die Situation machte dann eine besondere Stützung seiner Person notwendig, weil solche Auslassungen die Folge hochgradiger Angst und Verunsicherung waren. Hier dem Patienten nur emotional beizustehen ohne Blick auf die Gesamtsituation, die ja von Partnern mitbestimmt wird, die ebenfalls letztlich ich-schwach sind, wäre ein Fehler. Nur eine Übersetzung seiner Ängste und Wünsche ins allgemein Verständliche, ein wohlerwogenes Beistehen allen Partnern gegenüber, wobei Therapeut und Co-Therapeut bewußt in einen Gegensatz der Meinungen geraten müssen, kann hier Lösung bringen.

8. Die Anforderungen, die an den Therapeuten zu stellen sind — über ein intensives Training in Gruppen unter Leitung erfahrener Therapeuten und Aneignung umfangreicher Kenntnisse über die Familiendynamik und Phänomene der Übertragung und Gegenübertragung hinaus —, müssen auch seine Persönlichkeit im Auge haben. Er hat es schwerer, über je weniger Erfahrung er selbst als Träger bestimmter Rollen (Vater, Ehemann oder Ehefrau usw.) verfügt. Die Gefahr, daß unreife Probanden unkontrollierte Partnerbefriedigung im Therapieprozeß, suchen, ist nicht gering. Bundesgenossenschaften mit dem Patienten werden oft aus mangelhaft kontrollierter Gegenübertragung aufgebaut. Der Therapeut sollte seine Motivation zur Therapie kennen — auch dies ist eine Funktion der notwendigen kollektiven Analyse des Therapeutenverhaltens in Therapeutengruppen.

9. Die Therapeuten führen die Gruppenmitglieder (bzw. die Familienmitglieder) zur Differenzierung von „Ich und Du". Jeder soll für sich sprechen und Themen des Alltages aufgreifen. Wichtig ist auch, daß die Themen festgehalten werden und nicht im unverbindlichen oder unverständlichen Springen von Thema zu Thema dem Widerstand geopfert werden.

10. Die spezielle Situation des Patienten in einer Familiengruppe, die vielfältigen Aufgaben und teils komplizierten Situationen machen ein optimales Zusammenspiel von Therapeut und Co-Therapeut erforderlich. Sie müssen nach der Gruppe den Verlauf analysieren und ihre Haltungen einschätzen. Optimal ist eine Therapeuten-Gruppe, die in Gesprächen u. a. die eigenen Widerstände gegenüber der Therapie, die Antipathie gegenüber manchen Angehörigen usw. analysiert.

In unserer Klinik wird diesem Anliegen in Supervisionsveranstaltungen, in denen Tonbandprotokolle ausgewertet werden, und in Soziotherapiebesprechungen nachgekommen. Anderenorts haben sich Selbsterfahrungsgruppen oder Problemfallseminare bewährt.

## 7. Erfahrungen mit verschiedenen Formen der Einbeziehung der Angehörigen in die Therapie

Im folgenden sollen die verschiedenen Formen der Familientherapie, wie wir sie in unserer Klinik durchführen, dargestellt werden und dabei der Versuch gemacht werden, eine Einschätzung der Ergebnisse zu geben. Wir haben in den vorigen Abschnitten dieses Kapitels im wesentlichen allgemeine Gesichtspunkte dargestellt, die mehr oder weniger für alle Methoden gelten.

### 7.1. Familientherapie im engeren Sinne

Bei dieser Form der Familientherapie werden einzelne Familien, in denen sich ein psychisch krankes oder sozial auffälliges Mitglied befindet, gemeinsam in Gruppengesprächen behandelt. Was wir hier Familientherapie im engeren Sinne (im Gegensatz zu Familientherapie im weiteren Sinne als übergeordneten Begriff) nennen, entspricht den in der englischsprachigen Literatur eingeführten Begriffen wie „conjoint family therapy" oder „family unit treatment". Definitorisch lehnen wir uns dabei an FRIEDMAN (1965) und SATIR (1963) an. Dabei werden in der Regel der Patient, seine Eltern, die Geschwister, in einzelnen Fällen andere Beziehungspersonen eingeladen. Die Gruppengespräche finden einmal pro Woche eine Stunde statt, und sie werden meist in der Klinik — selten im Hause der Familie — abgehalten. Da in unseren Fällen die Patienten und ihre Angehörigen in der Regel berufstätig sind, ergeben sich aus diesem Grunde (Schichtdienst der Beteiligten) aber auch durch andere Umstände (siehe Abschnitt 5.1.) oft Ausfälle der Gruppen, so daß im Jahr höchstens 20 bis 26 Gruppenkontakte zustande kommen. Erwähnt wurde schon, daß es am ehesten gelingt, Mütter der Patienten zur Therapie zu bewegen, die Geschwister beteiligen sich nur sporadisch, der Therapeut sieht auch kaum Möglichkeiten, letztere positiv zu motivieren oder gar zu zwingen.

Die Familientherapie mit einer Familie wurde bei uns zunächst relativ häufig betrieben, insbesondere in den Jahren des Beginns der wissenschaftlichen Untersuchung von Fragen der familiären Beziehungsstörungen bei psychopathologischen Syndromen. Auch glaubten wir damals, die massiven Ich-Störungen der schizophrenen Patienten, denen wir uns vor allem zuwendeten, im Rahmen der Familientherapie zu reduzieren und durch Lösung pathologischer Bindungen in den Familien den

Freiheitsraum der Patienten zu erhöhen. Letzteres dürfte auch teilweise gelungen sein, die Ich-Störungen aber erfuhren kaum eine Beeinflussung.

In den letzten Jahren wurden nur noch vereinzelt Familientherapien im engeren Sinne durchgeführt. Neben den schon genannten Gründen spielt dabei der Zeitaufwand eine Rolle. Die bei uns zur Zeit laufende Familientherapie geht seit 8 Jahren, nachdem die Mutter schon vorher 3 Jahre an einer Angehörigengruppe teilnahm. Dabei ist die Gruppenfrequenz jetzt auf einen Gruppenkontakt pro Monat im Sinne einer Substitutionstherapie reduziert.

Eine derartige Dauer ist nichts Ungewöhnliches. In der Literatur sind Therapieverläufe von zehn und mehr Jahren beschrieben (ELLES, 1965; MINUCHIN, 1965). Es ist sicher für viele Therapeuten nicht einfach und vielleicht auch nicht ohne weiteres zu verlangen, einen therapeutischen Bogen über zehn Jahre zu spannen und intensiv auf eine Familie einzugehen. Dies gilt um so mehr, wenn — wie dies bei uns der Fall ist — Familientherapie nur neben anderen Therapien im Rahmen eines vollen Arbeitstages in der medizinischen Betreuung zu leisten ist. Manche Autoren haben in speziellen Familientherapiezentren andere zeitliche und auch emotionale Kapazitäten zur Verfügung, um sich kontinuierlich der intensiven Betreuung von mehreren Familien über Jahre zu widmen. Für uns war und ist es eine Frage einer Hierarchie von Notwendigkeiten, die Familientherapie im engeren Sinne zugunsten anderer Formen der Therapie (u. a. Ehepaargruppen usw.) zu reduzieren. Viele Familientherapien scheiterten auch am Widerstand der Angehörigen. Wir behandelten von 1967 bis 1975 zehn Familien mit einem Schizophreniepatienten und eine Familie mit einem Symptomträger, der an einer primären Fehlentwicklung litt. In fünf Fällen scheiterte die Therapie nach wenigen Monaten am Widerstand der Angehörigen.

Es sind auch in der Literatur in den letzten Jahren Hinweise zu finden, die jene Emphase der Anfangsjahre der Familientherapie relativieren (BOWEN, 1975, SCHINDLER, 1974).

Wir möchten im folgenden einen kasuistischen Beitrag ausführen, wobei bewußt auf eine breite Darstellung Wert gelegt wurde. Läßt sich u. E. doch gerade dadurch der Wert familientherapeutischer Aktionen für Theorie und Praxis demonstrieren.

*Darstellung einer Familientherapie: Patient Sch., Krankengeschichte Nr SC 115/09/52*

1. Krankheitsverlauf

Die erste nervenärztliche Untersuchung des Patienten erfolgte im März 1970, nachdem er seinen eigenen und auch der Familienangehörigen Angaben zufolge in den letzten 2 Jahren schon durch zunehmende Zurückgezogenheit, Interessenlosigkeit und mangelndes Konzentrationsvermögen aufgefallen war. Er wurde vom Internat — in dem er im Rahmen seiner Berufsausbildung weitab vom Wohnort der Mutter lebte — vorgestellt. Dabei äußerte der Patient, daß er sich beobachtet fühle, die Umwelt habe sich ihm gegenüber verändert, man erteile ihm Befehle, indem man ihn beeinflusse. Man könne seine Gedanken erraten, er habe deswegen Angst vor der Umwelt. In dieser Zeit hörte der Patient auch einmal kurzfristig Stimmen, ohne den Inhalt zu erfassen. Zu den subjektiven Angaben wurde von den Beziehungspersonen berichtet, er sei aggressiv gewesen, verhalte sich absonderlich, indem er z. B. im Unterricht plötzlich unmotiviert aufspringe und „Protest, Protest ..." rufe, usw.

Auf Grund dieser Symptomatik wurde die Diagnose Schizophrenie gestellt und der Patient nach Hause zu seiner Mutter geschickt. Diese lehnte zunächst eine stationäre Behandlung in einer psychiatrischen Klinik ab, die aber dann doch im zuständigen psychiatrischen Fachkrankenhaus — in einer soziotherapeutisch ausgerichteten Spezialeinrichtung — zustande kam. Alle körperlichen Befunde waren normal, psychisch wurde der Patient als kontaktgestört, selbstunsicher, affektiv nicht schwingungsfähig sowie maniriert eingeschätzt. Definitiv psychotische Symptome fehlten jetzt. Trotzdem erfolgte wegen der Störungen im affektiven Bereich und im Hinblick auf die anamnestischen Angaben eine somatische Therapie mit 15 Elektroheilkrampfbehandlungen und Neuroleptikamedikation. Daneben war er in ein relativ umfangreiches Soziotherapieprogramm (Gesprächsgruppe, Pantomime, Rhythmustherapie, Sport usw.) eingeordnet.

Der psychische Status konnte dadurch aber nicht beeinflußt werden, im Gegenteil traten zunehmend sozialstörerische Verhaltensweisen auf, die darin bestanden, daß der Patient eine Triebenthemmung im Nahrungsbereich aufwies, weiblichen Mitpatienten gegenüber auf grobe Weise zudringlich wurde, unaufhörlich im Raum herumspuckte u. ä. Mehr oder weniger resignierend gab die Klinik nach 5 Monaten die Behandlung auf und entließ ihn nach Hause. Diagnostiziert wurde abschließend eine Hebephrenie.

Drei Monate später erfolgte die Aufnahme in unserer Klinik. Symptomatologisch ergaben sich keine neuen Gesichtspunkte, die erste Beurteilung nach der Aufnahmeuntersuchung stellte einen Zustand nach schizophrener Psychose fest, wobei zur Zeit eine massive Ich-Schwäche im psychischen Befund in den Mittelpunkt des psychodynamischen Geschehens gestellt wurde.

## 2. Soziale Entwicklung – Biografie

Die Mutter des Patienten war Näherin von Beruf. Ihre erste Ehe, aus der 2 Kinder entstammten, die sich gut sozial bewährt, jedoch keinen Kontakt mehr zur Mutter hatten, wurde wegen Untreue des Mannes geschieden. Die zweite Ehe war ebenfalls konfliktreich. Nachdem unser Patient 4 Jahre alt war, entschlossen sich beide Partner überhaupt erst zur Heirat. Zu diesem Zeitpunkt aber trat beim Vater eine paranoid-halluzinatorische Psychose auf, die kurze Zeit nach der Eheschließung zur stationären Behandlung – ebenfalls in unserer Klinik – führte. Aus den Unterlagen ist über die familiäre Situation wenig zu eruieren, derartige Gesichtspunkte standen damals (1956) nur sehr am Rande des Interesses. Die Psychose konnte durch intensive Somatotherapie beseitigt werden.

Drei Jahre später wurde die Ehe wieder geschieden, weil – wie die Mutter ausführte – unaufhörliche Zerwürfnisse bestanden, durch das Verhalten des Ehemannes hervorgerufen. Er habe die Erziehung der Kinder (4 Jahre nach dem Patienten wurde noch ein Sohn geboren) völlig ihr überlassen, sei abhängig von den Eltern gewesen, bei denen man wohnte. Diese seien immer für ihn eingetreten.

Als Sch. 7 Jahre alt war, erfolgte die Ehescheidung, die Mutter – bisher durch Heimarbeit beschäftigt – ging in das Gesundheitswesen als Hilfsschwester, und in relativ hohem Alter absolvierte sie noch entsprechende Ausbildungen, die zum Diplom als Krankenschwester führten. Die materielle Situation der Familie war lange Zeit bescheiden. Kontakt zum Vater bestand weiter, indem beide Kinder wöchentlich bei ihm Besuche machten. Der Patient brach später diese Kontakte ab, sein Bruder baute sie aus, indem er z. B. mit seinem Vater und dessen neuer Familie gemeinsam den Urlaub verbrachte. Die Mutter stand diesen Kontakten ablehnend gegenüber.

Unser Patient ist als Kind sehr still und zurückhaltend gewesen. Er habe meist für sich allein gespielt. In den ersten Schuljahren ist er – wie die Schulbeurteilungen zeigen – jedoch sehr aufgeweckt gewesen, er hatte gute Leistungen und sein Verhältnis zu Altersgenossen war als relativ lebhaft geschildert. Das änderte sich etwa ab 13. Lebensjahr. Er zog sich zunehmend zurück, wurde einzelgängerisch und in der 10. Schulklasse gar mürrisch, abweisend und wortkarg, auch die Leistungen ließen nach. Mit 16 Jahren begann er eine Lehre als Kartograf, ging ins Internat, wo nach 2 Monaten die Schwierigkeiten begannen, die zu nervenärztlicher Intervention führten. Von der psychiatrischen Klinik aus, die zunächst die Behandlung führte, wurde eine berufliche Wiedereingliederung versucht, die jedoch scheiterte. Der Patient mußte invalidisiert werden.

## 3. Behandlungsverlauf

Als er im September 1971 in unserer Klinik aufgenommen wurde, bestand die Behandlungsstrategie darin, ihn auf der Basis einer medikamentösen Dauereinstellung (Depot-Lyogen) soziotherapeutisch in seinem Kontaktvermögen zu stärken und die Ich-Schwäche abzubauen. Der Patient war in seinen Interessen in verstiegener Weise eingeengt auf ein Hobby als Laienornithologe, das seine Vereinsamung förderte. Im Bereich der beruflichen Rehabilitation galt es, eine stabile Integration in ein Arbeitskollektiv zu erreichen und Möglichkeiten für eine angemessene Qualifikation zu suchen. Inzwischen 19 Jahre alt geworden, hatte er die Arbeitswelt noch gar nicht kennengelernt bzw. bei dem Bestreben zur sozialen Eigenständigkeit nur Frustration erlitten.

Die dritte therapeutische Aufgabe bestand in der Aufarbeitung der Familienbeziehungen in einer Familientherapie, die versuchen sollte, die Lösung des Patienten von seiner Mutter zu erreichen und die teils chaotischen Kommunikationsweisen zu rationalisieren. Außerdem wollten wir nähere Einblicke in die Familienproblematik erhalten, die aus den anamnestischen Angaben aller Familienangehörigen einschließlich des Patienten als höchst aggressiv und absonderlich imponierte.

## Die Familienbeziehungen

Die Familie besteht aus einer Dreiergruppe, in der Mutter und Bruder eine gewisse Koalition gegenüber dem Patienten bilden. Das drückt sich z. B. äußerlich darin aus, daß der Patient seit 10 Jahren immer allein in seinem Zimmer ißt, während Mutter und Bruder gemeinsam zu speisen pflegen. Unaufhörliche Streitigkeiten zwischen ihm und der Mutter sehen den Bruder meist auf seiten der Mutter. Dieser Bruder hält sich im übrigen aus den Differenzen heraus, er hat im Gegensatz zur Mutter und zum Patienten adäquate Kontakte zur Außenwelt in Beruf und Sport. Er verfügt über Freunde und ist auch in die Familie des Vaters integriert. Bei Auseinandersetzungen kann er sich — obwohl durchaus Vorbehalte gegenüber der Mutter, die er als nervös und etwas penetrant empfindet, vorhanden sind — nur auf ihrer Seite bewegen, weil vom konkreten Sachverhalt her — und tiefere psychologische Erwägungen kann er nicht anstellen — die Mutter in der Regel im Recht scheint.

Unser Patient empfindet seine Mutter als unnachgiebig, streitsüchtig, sie mißbrauche ihn, indem sie seine Schwäche, die z. B. durch die Krankheit bedingt sei, ausnutze. Er müsse sich von ihr trennen, aber vertraue ihr trotzdem blind.

Er ist, wie aus derartigen Formulierungen hervorgeht, extrem abhängig, und daraus leitet sich eine höchst ambivalente Einstellung ab, die die Wurzel der Streitigkeiten — auch Handgreiflichkeiten — zwischen beiden ist. Die Situation der Mutter ist ähnlich. Trotz unerfreulichster häuslicher Szenen und Einsicht in manches Krankhafte am Verhalten des Patienten steht sie jeder Trennung — rational nicht begründbar — ablehnend gegenüber. Sie wollte nicht, daß er in die Klinik geht, sie fühlt sich übergangen, wenn die Klinik objektiv-anamnestische Angaben von anderen Beziehungspersonen einholt, sie lehnt Trennungstendenzen des Sohnes — z. B. in ein eigenes Zimmer zu ziehen — ab. Grotesk dazu die Situation, daß man seit Jahren nicht mehr gemeinsam an einem Tisch ißt.

Es erweist sich, daß die Ablehnung zwischen Mutter und Patient ein oberflächliches Phänomen ist (Pseudofeindschaft), hinter dem sich eine symbiotische Bindung verbirgt.

## Die Familientherapie

Die therapeutischen Sitzungen liefen 1 Jahr. Insgesamt fanden 19 Gespräche statt, jeweils abends in der Klinik unter Leitung eines Therapeuten. Zeitweilig war eine Fürsorgerin mit anwesend. 19 Sitzungen in einem Jahr sind relativ wenig. Jedoch subjektive (Widerstände der Mutter; am Anfang der Therapie blieb sie einmal mehrere Monate weg, erst ein Hausbesuch konnte sie wieder bewegen — Widerstände des Patienten, der vor allem in letzter Zeit mehrfach fehlte) und objektive (alle Beteiligten sind voll berufstätig, z. T. im Schichtdienst) Schwierigkeiten ließen eine höhere Frequenz kaum zu. Der Bruder — 16 Jahre alt — wurde nicht mit eingeladen, da er uns zu jung für ein derartig aufreibendes Unternehmen schien. Außerdem zeigt die Erfahrung mit Familientherapien, daß die Geschwister, die sich weitgehend aus dem Dilemma solcher Familien gelöst haben, trotz aller Überredungskünste der Therapeuten praktisch nie für längere Zeit zu gewinnen sind.

Über die Gespräche wurde jeweils nach der Veranstaltung ein Protokoll angefertigt, das versuchte, inhaltliche Aspekte festzuhalten und das den Diskussionsstil beschrieb. Auf Tonbandaufnahmen wurde verzichtet.

In den ersten drei Therapiesitzungen standen aggressive Diskussionen völlig im Vordergrund. Jeder warf dem anderen vor, ihn unflätig zu beschimpfen. Autistische Redeschlachten, die bei Familientherapien anfangs immer zu beobachten sind, sollen gewissermaßen klären, warum man hier ist, wer krank ist, wer wem einen Gefallen tut. Hier scheitern viele Therapien, weil der Therapeut den Patienten — auf dessen Kosten letztlich diese Schlachten ausgetragen werden — meint stark schützen zu müssen, wodurch die Eltern dann oft wegbleiben. Viele Familientherapiesitzungen empfindet man als verzerrte Abwehrkämpfe des Patienten gegen die familiäre Übermacht, er bringt in Überkompensation seiner Selbstunsicherheit den aggressiven Ton auf, der dann die Szene beherrscht. Diese erste Phase der Abwehrkämpfe und der Angstbewältigung wird in Familientherapien regelhaft durchlaufen.

Nach der 8. Therapiesitzung blieb die Mutter erst einmal zwei Monate fern. Sie meinte, sie sei nicht krank, was heißen sollte, daß das Therapeutenverhalten nicht eindeutig gezeigt hatte, daß ihr Sohn der Kranke sei.

Die Wurzel aller Differenzen ist nach der Ansicht des Patienten, die er in einem Gespräch in der 6. Therapiesitzung äußert, daß man sich nicht verstehe, d. h., man meine die Dinge anders, als sie beim Partner ankommen. Damit gewinnt die Diskussion gewissermaßen die Ebene der Metaregeln des Zusammenlebens, und die zweite Phase der Auseinandersetzung und Neustrukturierung der Beziehungen beginnt. Tatsächlich verfügt der Patient über viel tiefere Einsichten in das Zusammenleben, er spricht fast druckreif Dinge aus, die den Büchern familienätiologisch orientierter Psychiater entstammen können. Die Mutter versteht davon keinen Ton, sie bewegt sich auf der Ebene konkret-anschaulicher Betrachtung der Dinge und kann deshalb mit dem „psychologisierenden Gerede" ihres Sohnes nichts anfangen. Die aufdringlichste Feststellung im therapeutischen Prozeß war für uns diese Situation des Aneinandervorbeiredens auf verschiedenen Diskussionsebenen.

Ein Beispiel dafür aus der 10. Therapiesitzung. Der Patient behauptet, als Kind immer großen Kummer gehabt zu haben, er sei in der Schule oft gehänselt worden, man habe ihn nicht ernst genommen. (Eine Angabe, die der Bruder bei der Anamneseerhebung ebenfalls gemacht hatte.) Er berichtet ein Beispiel aus dem ersten Schuljahr, wo die Klasse über ihn hergefallen sei. Dem hält die Mutter entgegen, solche Konflikte könne er nie gehabt haben, denn er sei nie mit kaputten Kleidern nach Hause gekommen, auch hätten die Lehrer ihm immer Besonnenheit bescheinigt.

Nur selten, dann auf Intervention des Therapeuten, hört ein Partner genau hin, was der andere sagt und versucht, ihn zu verstehen. Hier liegt ein wichtiges Anliegen der Therapie, die Familie zu verständlicher Kommunikation zu erziehen. Die Mutter meint dazu, sie könne sich nur so verhalten, wie er es zulasse, wenn er laut sei, schreie sie auch, im übrigen mache sie ihren „Kram". Sie denke nicht im Schlaf daran, sich darüber Gedanken zu machen, was in seinem komplizierten Seelenleben vorgehe. Es müsse jeder mit seinen eigenen Problemen fertig werden. Der Patient erwidert, das sei ja gerade der Witz, daß sie sich nicht für seine Probleme interessiere und ihn auch nicht für würdig halte, ihre Probleme zu kennen.

Immer wieder bringen die Gespräche zum Ausdruck, daß die Mutter konsequent auf der Ebene sichtbaren Verhaltens — gewissermaßen im instrumentellen Bereich der Familie — bleiben will (was sicher ein Ausdruck von Widerstand gegenüber tieferer Einsicht ist, vielleicht aber z. T. auch auf die einfachere Persönlichkeitsstruktur zurückzuführen ist), während der Patient psychologische Hintergründe ins Feld führt, die nun wieder oft Realitätsbezug vermissen lassen. Häufig geht es ihm um das Problem der Zuwendung; diese habe die Mutter im Gefühlsbereich vermissen lassen. Er sei mit ihr „nie fertig geworden". Die „psychologische Zuwendung" fehlte, die Sorge um sein „Innerstes".

Er sei von ihr nur „psychologisch ausgenutzt worden". Sie springe mit ihm abscheulich um. Für ihn habe nichts einen solchen Gewißheitsgrad wie dieses Gefühl, von ihr mißbraucht zu werden. Hier wird unseres Erachtens in einem thematischen Leitmotiv, das der Patient wieder und wieder anbietet, Inzestproblematik deutlich. Den ganzen Konflikt einer unbewältigten Partnerbeziehung, die sicher tragische Folgen für die Partnerschaftsproblematik des ganzen weiteren Lebens haben dürfte, faßt der Patient in der Formulierung zusammen: „Den Fehler mache ich mein ganzes Leben nicht wieder, daß ich jemand gefühlsmäßig so nahe an mich heranlasse, um dann in solche Schwierigkeiten zu kommen. Aber als Kind war das ja gar nicht anders möglich."

Der Kontakt zur Umwelt war mehrfach Gesprächsthema. Die Familie war danach relativ abgeschlossen von der Umwelt. Der Patient beklagt sich, daß sie als Kinder nie auf der Straße spielen durften, fast immer in der Wohnung waren, nur selten im Park — dann unter Aufsicht der Mutter — ins Freie kamen. Die Mutter meint, das sei eine richtige Erziehung gewesen. Die Gefahren der Großstadt und des Umganges mit „Straßenkindern" hätten sie bewogen, so zu handeln. Hierin drückt sich auch die der gesellschaftlichen Wirklichkeit völlig entgegenstehende Einstellung zur Umwelt aus. Daß es „Straßenkinder" und gut erzogene Kinder gebe, paßt kaum noch in unsere Zeit und ist ein kleinbürgerliches Relikt. Die aus dieser Ideologie geborene Handlungsweise ist aber von penetranter Wirkung auf die Kontaktgewohnheiten des Patienten gewesen.

Die im Therapieprozeß zunehmende Offenheit und hohe Selbstexplorationstendenz läßt auch die

Konfliktlage der Mutter erkennen. Vom Ehemann verlassen, hat sie unter großen finanziellen Mühen die Kinder großgezogen, von denen sie sich etwas verraten fühlt, weil sie ihr „Opfer", nie wieder einen Partner an sich zu binden, nicht mit der erwarteten Dankbarkeit honorieren. Sie ist letztlich vom Leben enttäuscht. Der „kranke Sohn" ist ihr Alibi für selbst nicht genutzte Möglichkeiten der Selbstverwirklichung. Sie hält ihre Familiensituation dabei für „völlig normal" – ‚eine Frau mit zwei Kindern schlägt sich mühevoll, aber mit Geschick durch'. Die Probleme der Interaktion seien durch die Krankheit und den Charakter des Patienten bedingt. Dieser „Sündenbock-Mechanismus" läßt sie alle Widrigkeiten mit gewisser Gelassenheit tragen. Im Laufe des Therapieprozesses treten gewisse Verbesserungen der Kommunikation ein, zunächst war im Anschluß an die Therapiesitzungen das Familienklima für einige Tage etwas entspannter, was beide Partner mehrfach hervorgehoben haben. Später kam es auf Intervention des Therapeuten zu Arrangements im instrumentellen Bereich, der Patient gab z. B. zu Hause Wirtschaftsgeld ab, was bisher noch nicht geschehen war und in ambivalenter Haltung von der Mutter akzeptiert wurde.

Am wichtigsten aber scheint zu sein, daß Sch. zunehmend die Lösung vom Elternhaus akzeptierte und aktiv betrieb. Für ihn ist ein Platz in einem Patientenwohnheim vorgesehen. Die Ansätze für die Bewältigung seiner Probleme zeigen sich z. B. in einer Äußerung in einer der letzten Therapiestunden: „Ich ziehe nur ins Wohnheim, wenn dort kein Arzt ist. Die Klinik soll nun nicht die Mutter ersetzen, von der ich langsam loskomme." Er müsse mit seinen Problemen fertig werden, ohne daß er sich wie ein Kind an den Gedanken klammere, abends sei ja der Doktor da, mit dem er reden könne. (Dritte Phase der Therapie: Lösung.)

Sind das Therapieerfolge? Wir glauben, daß die Veranstaltungen bisher zumindest den Sozialisationsprozeß gefördert haben. Denn im Laufe des beschriebenen Jahres der Therapie wurde der Patient auch beruflich voll eingegliedert, die Rente konnte entfallen und seine Arbeitsleistungen werden jetzt als gut eingeschätzt. Der Unterschied zwischen der ersten Behandlung von 5 Monaten in einem Nachbarkrankenhaus und der späteren Therapie besteht im wesentlichen in der zusätzlichen Familientherapie, die eingeleitet wurde. Beide Kliniken sind sonst ähnlich strukturiert.

Man kann vielleicht daraus den Schluß ziehen, daß der derzeitige begrenzte Behandlungseffekt mit auf die Familientherapie zurückgeführt werden kann.

Von besonderer Bedeutung ist aber der Erkenntnisgewinn für pathogenetische Zusammenhänge, den wir im folgenden in einer mehrdimensionalen Diagnostik darstellen.

### 4. Mehrdimensionale Diagnose

Somatische Diagnose: keine Besonderheiten.

Syndromatologische Diagnose: Schizophrenes Syndrom mit Ich-Störungen (Auflösung der Ich-Umweltgrenze, Beeinflussungserlebnisse), Wahnerlebnissen (abnormes Bedeutungserleben), akustischen Halluzinationen (ohne nähere Differenzierung), formaler Denkstörung (weitschweifig, Vorbeireden), maniriertem Sprachstil.

Soziodynamische Diagnose: Gestörte Elternbeziehungen; abseitsstehender von der eigenen Elterngeneration abhängiger Vater, der zum Zeitpunkt der Eheschließung psychotisch wird. Ehe später geschieden. (Gespaltene Ehe im Sinne von LIDZ.)

Dominierende, hyperprotektive Mutter, die in die Beziehung zum Patienten (ältester Sohn) den Partnerverlust und die Versagung im Bereich Partnerbeziehung hineinträgt. (Störung der Generationsgrenze).

Pseudofeindschaft (unaufhörliche Auseinandersetzungen, um unbewußte Abhängigkeiten zu überdecken), dabei relative Abgeschlossenheit gegenüber der Umwelt. (Auswirkung von Familienideologie z. B. „Meine Kinder dürfen nicht mit Straßenkindern spielen").

Ausbruchsversuche aus dem Spannungsfeld durch Patienten (Internat) führen zur akuten Psychose in wenigen Wochen.

Psychodynamische Diagnose: Möglicherweise anlagebedingte Faktoren bei der Entwicklung einer schwerwiegenden Kontaktstörung. Selbstwertstörungen im Sinne extremer Ich-Schwäche, die durch pseudoaggressives Verhalten kompensiert wird bzw. auf die Umwelt projiziert wird (im Wahn – Ich-Anachorese). Hier gehen auch schuldhaft erlebte Triebansprüche (Masturbationskomplex) mit ein. Eine Ursache der Pseudofeindschaft dürften auch unbewältigte Inzestgedanken sein. Fehlen eines realen Lebensentwurfes (Folge mangelnder Leitbilder) führt zu Verstiegenheit. Gemeint sind die völlig im Mittelpunkt stehenden ornithologischen Interessen.

Nosografische Diagnose: Schizophrenie.

Ergebnisse der Familientherapie

Die hier dargestellte Krankengeschichte bietet für die Familientherapie schizophrener Erwachsener nach unseren bisherigen Erfahrungen ein weitgehendes Optimum an therapeutischem Effekt. Man wird LANGDELL recht geben müssen, der schrieb: „A therapist who is able to invest a great deal of time in working with such a family may be rewarded by small and infrequent dividends in the form of clinical improvement" (LANGDELL, 1967).

Sicher ist die Domäne der Familientherapie die Behandlung kinderpsychiatrischer Syndrome. Hier sind auch die überzeugendsten Erfolge beschrieben. Aus unserer Sicht liegen die Effekte der Familientherapie in folgendem:

1. An erster Stelle steht auf jeden Fall der Erkenntnisgewinn. Psychiater und Psychologen müssen die Erfahrung der pathologischen Familieninteraktionsstile erleben, um in der Lage zu sein, wesentliche Teilaspekte verschiedenster psychiatrischer Erkrankungen kognitiv zu erfassen und um das Arzt-Patienten-Verhältnis in der Psychiatrie neu zu durchdenken. Ihre soziotherapeutischen Aktivitäten in Gruppentherapien, ihr rehabilitatives Vorgehen, ihr Verständnis für das, was als „die Schizophrenie", die „Dissozialität" usw. bezeichnet wird, steht und fällt u. E. mit dieser Erfahrung.

   Wir sind aus diesem Grunde auch der Meinung, daß es sinnvoll ist, wenn Ärzte, die in einer Subspezialisierung zum Psychotherapeuten stehen, eine solche Familientherapie im Rahmen ihrer Ausbildung durchführen. Dies würde u. E. das Selbstverständnis der Psychotherapeuten erweitern, sie würden erkennen, daß die Zielgruppe ihres Handelns nicht nur Patienten mit neurotischen Syndromen sein können.

2. Trotz der Massivität der familiären Störungen besteht der sichere Eindruck, daß es dem Kranken gelingt, sich etwas von der Familie zu lösen, was sich z. B. in besserer Integration in anderen Gruppen (am Arbeitsplatz, in der Patientengemeinschaft usw.) zeigt.

   Die Familie wird durch die Therapie zumindest vorübergehend etwas stabilisiert. Der Therapeut wird zum Pol, an dem Affekt abgeladen, Stützung geholt.wird. Wenn eine Familientherapie erst einmal in Gang gekommen ist — die Therapeuten gleichsam von der Familie angenommen worden sind — dann drücken die Beteiligten regelmäßig aus, daß das Vorhandensein einer helfenden Instanz außerordentlich entlastend wirkt. Die Situation des Gefangenseins in den chaotischen unentwirrbaren familiären Banden läßt den Therapeuten in die Rolle des einzig Zukunft bietenden Partners geraten.

   Wichtig ist dabei, daß der Therapeut ermöglicht, daß die Familie in Grenzen reifer funktioniert, indem man sich gegenseitig offener begegnet, indem man die Partner nimmt, wie sie sind, nicht, wie sie sein sollen (SATIR, 1977) und indem man versucht, die Verantwortung für eigene Gefühle zu übernehmen.

3. Wenn es auch nicht gelingt, schwerwiegende, schon vor der Psychose bestehende Interaktionsstörungen in den Familien zu ändern, so läßt sich doch erreichen, den Patienten teilweise aus seinen konfliktgeladenen Rollen zu befreien. Dadurch kann er emotionale Reserven aufbieten, die es ihm ermöglichen, sich stärker der Umwelt zuzuwenden, was der Rehabilitation nützt.

4. Die Eltern unserer schizophrenen Patienten sind, individuell gesehen, ebenfalls therapiebedürftig. Näheres Kennenlernen in den Familiengruppen zeigte, daß fast keiner der Partner psychisch gesund war — mehrere standen selbst in nervenärztlicher Behandlung —, Dekompensationen waren mehrfach zu beobach-

ten; für sie stellt die Familientherapie eine Möglichkeit der Besserung ihrer Beschwerden dar. Eine Entlastung und „Umstimmung ihrer Gefühlslage" (DÜHRSEN, 1977) ist möglich.

Im Zusammenhang mit diesen Ausführungen zur Familientherapie im engeren Sinne seien abschließend einige Bemerkungen zur Bedeutung des Co-Therapeuten in der Gruppe gemacht. Er spielt bei dieser Therapie eine besondere Rolle. Therapeut und Co-Therapeut sind in ihrer Beziehung Lernmodelle für die Gruppe. Sie zeigen, wie man unterschiedlicher Meinung sein kann, ohne daß Sympathieverlust eintritt. Sie führen im Modell Interaktionen zwischen Mann und Frau, zwischen Vater und Mutter usw. vor. Therapeut und Co-Therapeut sollten unterschiedlichen Geschlechts sein. Beide Therapeuten sind auch gegenseitig als Supervisoren wirksam. In den Familientherapien besteht leicht die Gefahr, daß der Therapeut im chaotischen Kommunizieren mit untergeht. Die Anwesenheit des Co-Therapeuten kann dies verhindern; Manipulationen durch die Familie können verhindert werden.
Auf die Bedeutung der Co-Therapie zur Qualifizierung der Therapeuten sei abschließend verwiesen.

## 7.2. Ehepaartherapie

Ehepaartherapie wird bei uns wesentlich häufiger durchgeführt als Familientherapie im engeren Sinne, wie wir sie gerade beschrieben haben. Sie ist auch im allgemeinen eingeführter, weil sie insbesondere von analytisch orientierten Autoren der Neurosenpsychotherapie als Therapieverfahren immer häufiger angewendet wird. Daß sich „zwei Neurotiker suchen und finden" (PREUSS, 1967), daß kaum schwerere neurotische Störungen auftreten, ohne daß ein Partner (meist der Ehepartner) ebenfalls neurotisch gestört ist, zeigt die tägliche Praxis. Ähnliche Mechanismen gelten zwar für Psychotiker, insbesondere Schizophrene auch, die häufig eine Partnerwahl treffen, die den Regeln des Zusammenlebens ihrer Ursprungsfamilie entgegenkommen. In diesem Bereich sind aber derartige Einsichten und ihre therapeutische Konsequenz (Sozio- und Familientherapie) erst in den letzten Jahren relevant geworden und noch weit entfernt, sich allgemein durchzusetzen.
Tendenzen, die die Therapie mit Ehepaaren fördern, gehen insbesondere auch von den in unserem Lande schon verbreiteten Ehe- und Sexualberatungen oder Familienberatungszentren aus, die eine sehr positive Wertung in der Meinung der Bevölkerung erfahren. Daß man mit einem Eheproblem zum Arzt oder Psychologen geht, ist weit stärker einsehbar, als daß man sich wegen eines „geisteskranken" Familienmitgliedes mitbehandeln lassen sollte.
Wir haben unsere Erfahrungen mit Ehepaartherapien, die seit etwa 10 Jahren zum festen Repertoir unseres Therapiespektrums gehören, schon mehrfach berichtet (BACH, 1971; BACH et al., 1972, 1976). Es war auch möglich, die Effektivität der Ehepaartherapie nachzuweisen (FELDES, BACH, SZESKUS, HIRSCH, 1976). Wir konnten feststellen, daß signifikante Veränderungen der interpersonellen Beziehungen eintreten; dies geschieht in Ehepaargruppen in weit höherem Maße als in anderen Formen der Einbeziehung Angehöriger in die Therapie. In letzter Zeit wurde mehrfach die Effektivität der Ehepaartherapie in Kombination mit pharmakologischer Therapie endogener Psychosen untersucht. So berichten DAVENPORT et al. (1977), daß die Rückfallgefahr von Patienten mit Manie, die auf Lithium eingestellt waren und zusätzlich Ehepaartherapie erhielten, im Vergleich zu Patientengruppen, die nur Lithium erhielten, oder Vergleichsgruppen ohne Therapie, signifikant niedriger war. Ähnliche Ergebnisse liegen von FRIEDMAN (1975) vor. Die

Kombination von Antidepressiva mit Ehepaartherapie bei endogener Depression bringt eindeutig bessere Therapieeffekte als Antidepressiva allein. (Hingegen waren Antidepressiva, allein verabfolgt, der Ehepaartherapie, allein durchgeführt, überlegen.)

Durch diese angeführten Arbeiten wird schon deutlich, daß Ehepaartherapie ein ubiquitär einzusetzendes Therapieverfahren ist. Bemerkenswert ist in diesem Zusammenhang ein Vortrag auf dem Psychotherapiesymposium 1978 in Friedrichroda, in dem von BOCK und EICHHORN über Erfahrungen bei der Rehabilitation von Herzinfarktpatienten berichtet wurde. Dabei fand u. a. Ehepaargruppentherapie statt, um die Rollenstrukturen in den Familien zu optimieren.

Auf Grund der gesundheitspolitischen Bedeutung spielt diese Therapieform bei uns insbesondere in der Alkoholikerbehandlung eine große Rolle. (Wir verweisen auf den nachfolgenden Beitrag von U. GRÜSS). Auf die besondere Bedeutung der Familie in der Therapie des Alkoholismus haben in letzter Zeit gerade MATAKAS (1977) und KRYPSIN-EXNER (1979) hingewiesen.

Die große Bedeutung, die Ehepaartherapie in der Krisenintervention, nach Suizidversuchen usw. spielen könnte, unterstreichen Veröffentlichungen von KLUGE (1976) und SPÄTE (1974).

Von der inhaltlichen Konzeption her kann Ehepaartherapie analytisch betrieben werden, wie dies aus der historischen Entwicklung heraus in den Jahren des Beginns der Ehetherapie typisch war. Noch heute folgen prominente Vertreter der Ehetherapie analytischen Konzepten, wie etwa WILLI dies in einer seiner jüngsten Veröffentlichungen (1978) dargestellt hat.

Zunehmend gewinnen verhaltenstherapeutische Vorgehensweisen an Bedeutung. Dabei werden, wie etwa bei SCHWÄBISCH und SIEMS (1974), auch Lern- und Übungsprogramme für Ehepaare zum Selbstgebrauch angeboten.

Viele Autoren streben aber — dem allgemeinen Trend der Psychotherapie folgend — eine integrative Paartherapie an, die verschiedene Konzepte je nach Situation — gewissermaßen phasenspezifisch — einsetzen. (MANDEL et al., 1975). Unseren theoretischen und methodischen Hintergrund, der sich an den Ergebnissen der Kommunikationstheorie sowie der klientzentrierten Therapie orientiert, haben wir in den einleitenden Abschnitten dargestellt.

Das Problem gestörter Ehen besteht u. a. darin, daß die Partner schwer zu Problemlösungen finden, weil sie auf unterschiedlichen Ebenen miteinander kommunizieren, beide Partner dabei im Recht scheinen und sich so verrennen. Aufgabe der Therapie ist es hier, die Paare in die Lage zu versetzen, den Überstieg auf ein gemeinsames Verstehensniveau zu finden. Dazu ist ein Bezugspartner, der außerhalb steht — wie der Therapeut oder andere Paare der Gruppe — notwendig. Dies um so mehr, als ein neurotischer Übersichtsverlust über die gemeinsame Beziehung nicht nur von einem Partner ausgeht. 50 bis 80 % aller Neurotiker z. B. haben solche Eheschwierigkeiten oder einen Partner, der ebenfalls krank ist (BERMAN, 1975; PINTER, 1975). Bei anderen psychopathologischen Syndromen dürfte es ähnlich sein. GREENE (1976) stellte z. B. fest, daß zwei Drittel aller Ehen von Patienten mit Zyklothymie in der Krankheitsphase instabil sind. Indem die Paare sich zu einer Ehegruppe entschließen — diese Motivierung gehört mit zu den wichtigsten Aktivitäten der Therapeuten —, tritt eigentlich schon ein therapeutischer Effekt ein, denn sie gestehen sich ein, ihre Schwierigkeiten auf neue Weise lösen zu müssen. Als „Hilfstherapeuten" in den Gruppen erspüren die Paare erstaunlich sicher die vor sich selbst oder den anderen verheimlichten — auch unbewußten — Probleme (KLUGE, 1976).

Wir hatten schon im Einleitungsabschnitt auf das Strukturmodell des Ehevertrages nach SAGER und KAPLAN (1973) hingewiesen. Für die Ehepaartherapie gilt es ganz besonders, die ehelichen Abmachungen (die bewußten und gegenseitig mitgeteilten, die bewußten aber nicht gegenseitig mitgeteilten sowie die unbewußten Bedürfnisse) zu erkennen und zur Artikulation zu bringen. Die unbewußten Wünsche und Bedürfnisse — von HEIGL-EVERS und HEIGL (1975) als impliziter Ehevertrag bezeichnet — sind sicher Ausdruck des Versuches, Beziehungsstrukturen der Ursprungsfamilie in die Ehe hineinzutragen und auszuleben. Sie sind der eigentliche psychodynamische Hintergrund des die klinische Symptomatik bestimmenden Fehlverhaltens.

Ehepaartherapie wird in verschiedensten Formen betrieben, und wahrscheinlich hat jeder Psychiater in der einen oder anderen Weise schon versucht, Ehekonflikte zu lösen. Wir kommentieren im folgenden eine Übersicht, die auf GREENE (1965 und 1966) zurückgeht und die u. E. die Möglichkeiten treffend zusammengefaßt:

## 1. Unterstützende Therapie

Hierbei handelt es sich um Eheberatungen. Aufklärung, Therapie von Sexualstörungen, vor allem prophylaktische Aufgaben stehen im Vordergrund. Zielgruppen sind junge Ehepaare mit entsprechenden Konflikten, ohne daß schwerwiegende psychiatrische Krankheiten bestehen. In diesem Sinne kann man das Beratungswesen als prophylaktische Familientherapie bezeichnen. Die prophylaktische Aufgabe von Ehegesprächen in den Eheberatungen liegt darin, daß die Partner Informationen erhalten; so ist es, wie wir spätestens seit MASTERS und JOHNSON (1966) wissen, in der Behandlung funktioneller Sexualstörungen von Bedeutung, die „phallischen Irrtümer" der Patienten auszuräumen. Hinzu kommt, daß die Partner zu gemeinsamen konfliktorientierten Gesprächen angeregt werden können, und schließlich können Verhaltensregeln vorgeschlagen werden, die, bezogen auf einen speziellen Konflikt, für das Paar hilfreich sind.

## 2. Intensive Therapie

Die Intensivtherapie kennt verschiedene Formen. Als erstes die „klassische Therapie", bei der durch Behandlung des individuellen Kranken in der Einzelpsychotherapie auch entsprechende Wirkungen auf die Gruppe ausgehen, aus der der Patient kommt. Das entspricht dem landläufigen Verständnis eines Arzt-Patienten-Verhältnisses und mag auch in manchen Fällen indiziert sein. Überall dort aber, wo der Symptomträger nur das schwache Glied einer in sich gestörten Gemeinschaft ist, kann damit dauerhaft kein Therapieerfolg erreicht werden. Hier bieten sich nach GREENE weitere Möglichkeiten an. In der „kollaborativen Therapie" werden beide Partner von verschiedenen Therapeuten betreut, die dann miteinander die therapeutische Taktik absprechen. Unseres Erachtens erweist sich derartiges Vorgehen dort besonders angezeigt, wo beide Partner durch erhebliche abnorme Wesenszüge (hysterische Psychopathen usw.) eine Gruppentherapie als ineffektiv erscheinen lassen. Eine weitere Möglichkeit ist die sogenannte „konkurrierende" Therapie. Hierbei behandelt ein Therapeut beide Partner, aber in getrennten Sitzungen. Tiefere Einsichten in die unbewußten oder unausgesprochenen Wünsche der Partner voneinander lassen den Therapeuten Arrangements in der Ehebeziehung finden oder initiieren, die konfliktlösend sein können.

Nach GREENE (1966) soll die Behandlungsweise besonders indiziert sein, wenn der Therapieprozeß aus verschiedensten Gründen in eine „Sackgasse" gerät.

Unserer Erfahrung nach erweist es sich immer wieder als günstig, wenn bei Ehe-

oder Familientherapien von Zeit zu Zeit Einzelgespräche mit den Gruppenmitgliedern durchgeführt werden, um auch an in der Gruppensituation tabuierte Themen
heranzukommen bzw. zu verstehen, unter welcher Verschlüsselung die Themen in
der Gruppe von den Partnern behandelt werden. Denn es ist eine bekannte Erfahrung, daß in allen Familiengruppentherapien bei heikler Thematik die Familienmitglieder bzw. Ehepartner sich privater Kommunikationssymbole bedienen, die
die Gruppe nicht verstehen kann, über die der Therapeut aber Bescheid wissen
sollte.

Als vierte Form intensiver Therapie sei die Ehepaareinzelgruppentherapie (conjoint marital therapy) genannt.

Sie entspricht etwa der Familientherapie im engeren Sinne, wie wir sie beschrieben
haben. Bei Ehepaaren verwenden wir die Behandlungsart nur noch selten, weil wir
der Meinung sind, daß in größeren Ehepaargruppen auf ökonomische Weise ähnliche Effekte erzielt werden können. Wir haben an anderer Stelle Beispiele dieser
Art dargestellt (BACH, 1971).

Naturgemäß wird ein massiver Sexualkonflikt, der von beiden Partnern neurotisch
verarbeitet wurde, in einer solchen Eheeinzelgruppe behandelt werden müssen.

Als letztes sei noch die „kombinierte Therapie" angeführt, die durch die verschiedensten Kombinationen der vorerwähnten Möglichkeiten gekennzeichnet ist.
Sie ist letztlich der Ausdruck für das breite Spektrum an Aktivitäten, das abhängig
von den Intentionen des Therapeutenteams und der jeweiligen Situation der Patienten-
paare genutzt werden kann. Der therapeutische Ansatz ist gewissermaßen bifokal.
In der Zweiersituation Patient–Therapeut werden intrapsychische Konflikte erhellt
und in der Dreiersituation einer Ehegruppe (Ehepartner–Therapeut und evtl.
Co-Therapeut) ihre psychosoziale Konsequenz, die Mechanismen der Verstärkung
bestimmter Probleme durch Reaktion und Gegenreaktion der Partizipanten ins
Bewußtsein gerückt.

Die Gruppen bzw. die verschiedenen Formen der Ehetherapie bieten die Möglich-
keit, den Partizipanten auf unterschiedliche Weise Feedback zu bieten. Dieser
Feedbackmechanismus scheint ja einer der wesentlichsten Heilfaktoren in den
Familiengruppentherapien zu sein.

Wir führen Ehepaartherapien praktisch ausschließlich als Gruppentherapie durch.
Die Paare treffen sich einmal in der Woche spätnachmittags oder abends. Ver-
schiedentlich wurden Gruppen nach längerer Laufzeit (1 bis 2 Jahre) verselbstän-
digt, indem sich die Therapeuten daraus langsam zurückzogen und die Gruppen
dann allein – in den Wohnungen der Teilnehmer – weiterliefen. Letzteres kommt
dem Selbsthilfeanliegen der Alkoholikerbehandlung besonders entgegen. Hilfreich
für die organisatorische Absicherung der Therapie sowie für eine Indikationsstellung nach Dringlichkeit ist eine Ärzteberatung zwischen den ambulant und stationär tätigen Kollegen, die wir Stations-Ambulanz-Besprechung nennen. Die Therapie
ist aufwendig und läuft lange – weit über eine stationäre Behandlung hinaus. Es
müssen deshalb die personellen Möglichkeiten der Klinik kritikvoll eingesetzt
werden. Ehetherapie ist ja nur eine Therapiemethode im Kontext einer psychiatrischen
Komplextherapie.

Die Angehörigen müssen auf die Therapie intensiv eingestimmt werden, insbesondere dann, wenn sie mangels eigenen Leidensdruckes ihre Einbeziehung als
Zumutung empfinden. In „neurotischen" Ehen ist das in der Regel wesentlich
unproblematischer als in Ehen von Schizophrenen und Süchtigen, obwohl gerade
hier Rollenverschiebungen und Kommunikationsverbiegungen besonders massiv
sind. Bei letztgenannten Ehepartnern bewährt es sich, wenn sie vor der Intensivtherapie erst an der allgemeinen Angehörigengruppe (siehe unten) teilnehmen.

Wir verweisen auf die allgemeinen Grundsätze der Indikationsstellung zur Familientherapie und führen hier deshalb nur noch als therapeutische Aufgabenstellung einige thematische Leitmotive in den Ehepaargruppen an: Abbau hierarchischer Familienstrukturen und Stärkung der Position des Symptomträgers, Rollenverschiebungen im Zusammenleben, Aufbau gemeinsamer Interessenssphären, Austragung latenter und offener Konflikte im Sinne des weiter oben Gesagten. Eine Ehepaargruppe muß auf eine lange Therapiezeit ausgerichtet sein, wenn anspruchsvollere Ziele angesteuert werden (wie verweisen nochmals darauf, daß zwischen Eheberatung und Intensivtherapie zu unterscheiden ist). Einer meist über Monate gehenden ersten Phase der Gewöhnung der Partner aneinander folgt eine Mittelstrecke der Therapie, in der ein solcher Grad von Intimität und Vertrauen erreicht wird, daß wirklich autozentriert gearbeitet werden kann. Schließlich folgt eine dritte Phase der Verselbständigung der Paare die mit mehr oder weniger Gewinn neue Techniken des Partizipierens erprobt haben und sich aus der Gruppe lösen.

Die Ergebnisse einer solchen Ehepaartherapie sind − mit Zurückhaltung eingeschätzt − u. E. günstig. Wir wollen nicht wiederholen, was wir bei der Familientherapie im engeren Sinne geschrieben haben, das gilt hier auch, meinen aber, auf einige Punkte hinweisen zu müssen.

1. Die Paare werden durch die Therapie, die sie in Situationen bringt, in denen sie den Partner mit Dritten kommunizieren sehen, in denen Selbstkonfrontation stattfindet, in denen kontrolliert agiert werden muß, realistischer in ihren Ansprüchen an den Partner.
2. Die Patienten werden − das geht besonders Schizophrene an − von defensiven zu konstruktiven Haltungen gegenüber ihren Familienangehörigen geführt.
3. Für alle Formen der Familientherapie, insbesondere aber für die Ehepaartherapien, gilt, daß von derartigen Aktionen eine Mobilisierung der Hoffnung auf partnerschaftliche Rehabilitation ausgeht. In den Gruppen können alternative Verhaltensweisen erlernt werden, und − das scheint besonders wichtig − der Druck der Gruppenpartner führt u. U. zur Erprobung dieser neuen Verhaltensweisen.
4. Nicht abschätzbar, aber aus theoretischen Erwägungen heraus sicher unbestreitbar, ist die Bedeutung einer Therapie der Kommunikationsstörungen von Ehepaaren für die Kindergeneration. Je konflikthafter die Elternbeziehungen sind, um so weniger sind die Eltern ihrer Rolle als Erzieher, Vorbild und Partner den Kindern gegenüber gewachsen. Nichts setzt die Selbstachtung und damit die Selbstidentifikation im späteren Leben bei Kindern so herab wie Gleichgültigkeit der Eltern, weil diese in eigene partnerschaftliche Konflikte verwickelt sind.
5. Die Ergebnisse der Ehepaartherapien, die wir in den letzten Jahren durchführten und über die wir an anderer Stelle schon berichteten, lassen die Aussage zu, daß es bei Beachtung der erwähnten Regeln zur Indikationsstellung in etwa 60% der Fälle gelingt, umschriebene Ziele der sozialen Rehabilitation im partnerschaftlichen Bereich zu realisieren.

Auf Effektivitätsuntersuchungen im Rahmen der Ehepaartherapie von unserem Arbeitskreis haben wir eingangs dieses Abschnittes schon hingewiesen.

## 7.3. Die Angehörigen-Gruppe

Angehörigengruppen werden im Gegensatz zur Familientherapie im engeren Sinne und zur Ehepaargruppentherapie in einer größeren Zahl von psychiatrischen und vor allem kinderpsychiatrischen Einrichtungen durchgeführt (siehe auch die Beiträge von M. SCHOLZ in diesem Sammelband). In unserer Klinik bestehen Gruppen mit Angehörigen seit etwa 15 Jahren (WEISE et al., 1968; FELDES et al., 1970).

Die Einführung dieser Form der Einbeziehung von Verwandten der Patienten in den therapeutischen Prozeß geschah damals aus mehreren Erwägungen heraus.

An erster Stelle standen die Beobachtungen des Umganges der Angehörigen mit den Patienten während der Klinikaufnahme, der Besuchszeit usw. Sie bestätigen, daß — wie in der Literatur zu lesen war und wie uns die Biografien der Patienten zeigten — Störungen der familiären Beziehungen bestehen mußten und Einstellungen der Eltern gegenüber ihren Kindern zu korrigieren waren. Auch schienen die Angehörigen selbst oft psychisch erheblich alteriert und hilfebedürftig.

Ein weiteres Motiv war, über die Familie zu einem besseren Verständnis des Patienten zu kommen, gezielte Ansätze in der Sozio- und Psychotherapie zu finden und zu erfahren, welchen Lebensregeln, Ideologien und sozialen Normen die Patienten ausgesetzt waren.

Eine andere Intention bestand darin, das Krankenhaus zu öffnen, es der Umwelt, insbesondere den engeren Beziehungspersonen der Kranken durchsichtig zu machen, ihm das Odium des Fremden und Unheimlichen zu nehmen, das Milieu aufzulockern und den Angehörigen klarzumachen, daß Asylierung und Internierung — ein Anspruch, der lange Zeit fast ausschließlich an diese Institution herangetragen wurde und auch als Funktionsspezifikum von der Klinik selbst akzeptiert wurde — nicht mehr zentrales Anliegen ist.

Nicht zufällig wurden die Angehörigentherapien in dem Maße aufgebaut, wie es gelang, das Milieu wesentlich zu ändern. Großzügige Regelungen der Besuchszeiten gingen mit all dem parallel. Sie ermöglichen es zumindest in unserer Klinik, daß Besuche — mit Ausnahme bestimmter Kontraindikationen, die selbst in der Pathologie bestimmter Familien begründet liegen — jederzeit empfangen werden können. Schließlich müssen Impulse erwähnt werden, die von Erfahrungen anderer Autoren ausgingen. Insbesondere die Arbeiten von SCHINDLER (z. B. 1959a, 1966, 1974) waren maßgebend. Erst die Erfahrungen mit der Angehörigengruppentherapie haben es den Therapeuten möglich gemacht, sich intensiveren und komplizierteren Formen der Familientherapie zuzuwenden. Sinnvoll konnte eine Angehörigentherapie natürlich erst dann werden, nachdem durch Sozio- und Gruppentherapie der Patienten ein bifokaler Ansatz gewährleistet war. Unsere Angehörigengruppe besteht in der Regel aus 8 bis 14 Personen, meist Müttern Schizophrener, aber auch Ehefrauen und selten Geschwistern der Patienten. Über die Probleme der Zusammensetzung der Gruppe berichteten wir im Abschnitt über die Widerstände der Angehörigen schon etwas detaillierter.

Zur Zeit nehmen an der Gruppe 9 Eltern von Patienten mit Schizophrenien — meist Mütter von männlichen Patienten — und eine Mutter einer Patientin, die einen Suizidversuch durchgeführt hatte, teil.

Über viele Jahre haben wir die Gruppe wöchentlich einmal $1^1/_2$ Stunde in der Klinik abgehalten. Jetzt findet sie 14tägig im Territorium, das wir versorgen, in einer städtischen Poliklinik statt.

Die Gruppe wurde lange Zeit von einem Arzt, einem Psychologen und einer Fürsorgerin geleitet, wobei eine große Kontinuität gewahrt werden konnte — was im Hinblick auf die lange Dauer der Teilnahme der Patienteneltern von Bedeutung war. Das Kollektiv betreute diese Gruppe über 8 Jahre. (Die derzeitigen Gruppentherapeuten, ein Diplompsychologe und eine soziotherapeutisch und in Gesprächstherapie ausgebildete Krankengymnastin, wirken inzwischen auch schon 4 Jahre in der Gruppe.) Die Teilnahme der Fürsorgerin war auf Grund ihrer speziellen

Ausbildung besonders geeignet. Ihre Kenntnisse über die Arbeitsplätze der Patienten sind von großem Nutzen. Das Thema der Rehabilitation im Beruf spielt in den Gruppenstunden naturgemäß eine große Rolle und unrealistische Einschätzungen des Leistungsvermögens der Patienten durch ihre Partner sind die Regel. Die Fürsorgerin kennt meist die Situationen genau und kann dadurch korrigierend wirken. Auch sind ihre Sachkenntnisse im Umgang mit Wohnungsämtern, Versicherungsträgern und ihre Einsichten in die Wohnwelt der Familien durch Hausbesuche von Bedeutung.

Diese Kollegin wurde später in differenzierteren Ehepaartherapien eingesetzt. Die Co-Therapie durch Kollegen des mittleren medizinischen Personals (bei uns, wie gezeigt, Fürsorgerinnen, Krankengymnastinnen usw.) in Gesprächstherapien hat sich außerordentlich bewährt, vorausgesetzt, die Kollegen verfügen über den nötigen Reifegrad und werden langfristig qualifiziert. Sie helfen dann mit, die personellen Kapazitäten zu schaffen, um diese langfristig angelegten und damit personalintensiven Therapien zu realisieren. Auch bei der Angehörigentherapie ist das Hauptproblem, die Teilnehmer zu motivieren. Dies gelingt nur bedingt. So haben wir immer die Erfahrung gemacht, daß kaum Väter für die Gruppe zu interessieren waren. Am häufigsten kommen alleinstehende Mütter schizophrener Patienten in die Gruppe. Nicht selten stehen Befürchtungen hinter der Abwehr, daß in der Gruppe Schuldfragen diskutiert werden im Hinblick auf die Erkrankung der Patienten.

Wie versuchen wir, die Eltern zu motivieren? Einmal dadurch, daß die behandelnden Ärzte im Laufe der häufigen Kontakte mit den Angehörigen ein gewisses Problembewußtsein entwickeln. Die Schwierigkeit besteht etwas darin, daß gerade junge Kollegen oft unbewußt Schuldgefühle auf die Partner ihrer Patienten projizieren und dadurch motivationshemmend wirken. Andererseits versuchen Therapeuten der Gruppe, Angehörige zu Hause aufzusuchen — ja sie manchmal zur Gruppe abzuholen, bis sie etwas Bindung gefunden haben.

Eine dritte Möglichkeit, die Motivation zu fördern, besteht darin, durch Gepflegtheit des Milieus im Gruppenraum, durch Angebote von Kaffee und Gebäck — wie wir das jahrelang gemacht haben — eine entspannte und einladende Atmosphäre zu schaffen. Die Gruppe ist nicht ganz leicht zu führen. Der Autismus und die Weitschweifigkeit der nicht selten schon alten Eltern der Patienten beherrschen oft die Szene. Man redet viel über die Patienten. Die Therapeuten müssen immer konzentriert darauf achten, daß Themen der eigenen Haltung und Einstellung der Teilnehmer gegenüber den Patienten nicht versiegen zugunsten oberflächlicher Diskussion. Meist gelingt es, ein echtes, emotional getragenes autozentriertes Gespräch zu erhalten. Wenn — was häufig am Anfang und Ende der Gruppe geschieht — in kleinen Zweiergruppen diskutiert wird, versuchen die Therapeuten durch allgemeininteressierende Fragen und Informationen die Aufmerksamkeit auf die Veranstaltung zu konzentrieren. Manche Autoren meinen sogar, daß die Information und Aufklärung das zentrale Anliegen solcher Gruppen sein müßte (BITTER, 1964). Wir sind mit vielen anderen dagegen der Meinung, daß die Gruppe nach Grundsätzen einer konfliktzentrierten Haltung geführt werden sollte, die Einstellung durch Identifikation, Nachahmung aber auch Belehrung zu erreichen sucht. Hinsichtlich der Themenstellung verhalten sich die Therapeuten passiv, insoweit die Mitglieder von sich und nicht über andere (die Patienten) sprechen. Deutungen werden an die Gruppe, nicht an den Einzelnen gerichtet.

Da die Gruppe praktisch halboffen läuft, d. h., daß monatlich etwa ein Mitglied hinzukommt und manche Eltern im Sinne einer Substitutionstherapie über Jahre daran teilnehmen — was uns auch gestattet, sie jetzt 14tägig abzuhalten — lassen sich gruppenspezifische Phasen des Ablaufs, wie sie SCHINDLER (1974) beschreibt, nicht so sicher abgrenzen, jedoch ist um die Konstituierung der Gruppe (erste Phase nach SCHINDLER) in dem Sinne, daß die Mitglieder dahin geführt werden müssen, daß es um sie selbst und nicht um die abwesenden Patienten geht, immer wieder zu ringen.

Die jahrelangen Erfahrungen im Umgang mit den Angehörigen in der Gruppe haben uns gezeigt, daß ein umschriebener Themenkatalog leitmotivartig immer wieder zur Sprache kommt, aus dem u. E. die Relevanz dieser Probleme für die innerfamiliäre Problematik ablesbar wird. Auf diese Themen soll im folgenden etwas näher eingegangen werden.

Wie andere Autoren auch haben wir festgestellt, daß Schuldfragen besonders affektbesetzt besprochen werden. Die Eltern machen sich Vorwürfe über zu enge Bindungen und Überfürsorglichkeit. Eine Mutter äußerte, daß sie sich vorwerfe, das Kind so eng an sich gebunden zu haben. Als ihr Mann starb, habe sie es als angenehm empfunden, daß sich ihre Tochter (Schizophrene) ihr sehr zuwandte. Sie hätte dagegen etwas unternehmen müssen, aber damals habe sie sich keine Gedanken gemacht, und heute sei die Tochter 40 Jahre alt und hänge an ihr wie ein Kind. Andere Eltern machen sich Vorwürfe, das Kind so verwöhnt zu haben usw.

Man ist leicht geneigt, den häufig geäußerten Schuldgefühlen besondere Bedeutung beizumessen, aber man wird wohl davon ausgehen müssen, daß es sich um normalpsychologische Mechanismen handelt, die für sich genommen, pathogenetisch irrelevant sind. Eine andere Bewertung müssen die Erklärungen der Eltern für diese Schuldgefühle (enge Bindung, Verwöhnung usw.) erfahren. Unerfahrene Therapeuten können in ihrer Überidentifikation mit dem Patienten durch diese Schulddiskussion bestärkt werden. Die Angehörigen von ihren Schuldideen zu befreien, ihnen das Gefühl zu nehmen, die Klinik mache sie verantwortlich für das, was geschehen ist, ist eine wesentliche Funktion der Gruppe, die sie u. E. auch zu erreichen in der Lage ist. Formulierungen wie: ,,Wichtig ist an dem Gespräch, daß man hier mit Gedanken fertig wird, daß man schuld sein könnte am Geschehen" (Mutter eines Patienten mit Zwangskrankheit) sind oft zu hören. Diese Kümmernisse der Eltern sind allein Grund genug, Ressentiments ihnen gegenüber fallen zu lassen und in ihnen hilfebedürftige Menschen zu sehen. Ursachen dieser Schuldgefühle sind u. E. unbewältigte Ängste, unbewußte inzestuöse Impulse in bezug auf die Kinder, Befürchtungen, daß Erbfaktoren eine Rolle spielen könnten und sich in den Kindern gleichsam die eigene Seele abbilde. Ein Vater formulierte einmal, er sei zwar adelig, stamme aus einer alten Sippe, aber er sei keinesfalls degeneriert, die Krankheit müsse aus der Familie der Frau kommen und sich auf das Kind übertragen haben.

Nach SCHINDLER (1966) rufen die Schuldgefühle eine latente Aggressivität hervor, die abgeleitet werden muß. Die Eltern versuchen, sich zu entlasten, indem sie die Krankheit als Unart ansehen. Das geht auch aus vielen Äußerungen der Eltern in unserer Gruppe hervor. Die Intensität, mit der in der Klinik anamnestisch und biografisch mit den Eltern gearbeitet wird, um die familiären Interaktionsstile zu erfassen, können solche Schuldgefühle induzieren oder verstärken. Therapiefeindliches Verhalten der Eltern nimmt dadurch zu. Die beinahe konstante Abwesenheit der Männer in unserer Gruppe führen wir u. a. darauf zurück. Diese Abwesenheit ist ein weiteres zentrales Thema.

Wir haben schon weiter oben angedeutet, daß fast alle unsere Angehörigen in der Gruppe Eltern Schizophrener sind. Dabei kommen fast ausschließlich die Mütter zum Gespräch. Unseres Erachtens kann das nicht mit Berufstätigkeit erklärt werden, denn viele der Frauen sind ebenfalls berufstätig und die Therapie findet am späten Nachmittag statt. Hier sind — wie wir schon bemerkten — Widerstände im Spiel.

Sie waren des öfteren Thema der Gruppe. Es zeigt sich hier die in der Literatur so häufig zitierte Rigidität, Kühle und Uninteressiertheit der Väter Schizophrener. Daß die Väter „den Kindern zu fern stehen" (Mutter eines Schizophrenen), deuten die Angehörigen mit der Enttäuschung der Väter, daß der Sohn oder die Tochter das Leben so erfolglos bestreiten (sofern Väter anwesend waren — auch in Familientherapien — eine wichtige und häufige Aussage derselben). Auch meinen manche Mütter, die Väter entdeckten in ihren Söhnen manche der eigenen Fehler, und schließlich passe es ihnen nicht — wie eine Mutter sagte —, daß die Söhne „zärtlich an der Mutter hängen". Das sind — wenn man gründlich erarbeitete Biografien von Schizophrenen kennt — evidente Aussagen. Die Väter sind oft enttäuscht von den Kindern, was ihr scheinbares Desinteresse mit erklärt. Auch die Mütter in der Gruppe stehen dem Phänomen der sozialen Fehlentwicklung der Patienten ratlos gegenüber. Zunächst haben sie in der Regel im Kleinkind- und präpubertären Alter zu den besten Hoffnungen berechtigt. Sie sind schnell sauber geworden, bereiteten nie Schwierigkeiten, durchliefen keine Trotzphase. Alle Eltern betonen mehr oder weniger die Fügsamkeit der Kinder. „Er war ein bequemes Kind, ruhig und ordentlich, er widersetzte sich nie im Gegensatz zu den Geschwistern" (Zitat aus der Gruppe). Später dann mit der Berufsausbildung oder auf der Oberschule beginnen die Schwierigkeiten, die mit sozialem Versagen enden, meist noch, bevor die Umwelt definitiv krankhafte Verhaltensweisen entdeckt. Diese Entwicklungen nehmen die Eltern mit Ratlosigkeit zur Kenntnis. Sie beantworten sie mit ataktischen sozialen Hilfestellungen, die das Netz der Abhängigkeiten noch dichter knüpft. In der Gruppe setzen sie sich damit auseinander, erleichtert oft, daß eine Institution vorhanden ist, die hier helfen will und soziale Engagements trifft und sich durch häufiges Scheitern nicht entmutigen läßt. Diese Probleme und das für die Angehörigen oft unverständliche Verhalten der Kranken sowie die Neigung, die eigene Verstrickung in den ganzen Prozeß zu verdrängen, führt zu Erklärungsversuchen, die oft zum Thema der Gruppe werden. Man nimmt an, daß das Fehlen eines Sexualpartners auf biologischem Wege die Psychose auslöse; manche seltsame Versuche für die Tochter oder den Sohn, einen Partner zu finden, gehen — wie uns die Eltern erzählen — auf diese Annahme zurück.

Die augenscheinliche Überfürsorglichkeit der Eltern unserer schizophrenen Patienten ist der wichtigste äußere Grund für die Überweisung in die Angehörigengruppe. Sie kommt auch — von der Gruppe aus — als häufigstes Thema zur Sprache. Die Gespräche zeigen, daß sie vor der Psychose schon bestand, aber als Folge der krankhaften Entwicklung immer drastischere Formen annimmt. Oft wird sie den Eltern in der Gruppe erstmals richtig bewußt. Verbal korrigieren sie diese Haltung, grundlegend ändern können sie sie offenbar kaum, wie der Umgang mit den Patienten auf Station immer wieder zeigt. Jedoch gehen von der Gruppe Impulse aus — die einzelnen Eltern direkt als Auftrag oder Empfehlung gegeben werden — in bestimmten Situationen sich anders als gewohnt und auch von den Patienten erwünscht zu verhalten. Andererseits zeigt sich in der Gruppe immer wieder, daß Verselbständigungstendenzen der Patienten, die durch die Soziotherapie eingeleitet wurden, von den Eltern frustrierend erlebt und sabotiert werden. Die Überfürsorglichkeit geht bis in extremste Bereiche und macht vor der Intimsphäre verheirateter Patienten nicht halt.

Oft findet sich auch der Therapeut im Dilemma, ob er nun der Sorge um den Patienten, die die Eltern äußern, nachgehen soll, zumal ja bei schweren schizophrenen Prozessen oblomowistische Tendenzen der Patienten unverkennbar sind, oder ob er — die soziale Inkompetenz des Patienten im Auge habend — trotzdem die Distanzierung zwischen den Partnern anzielen soll. Bei solchen Themen wie gemeinsamer Urlaub, Einkauf von Kleidern, Gestaltung des Wochenendes ergeben sich solche

Probleme. Wir meinen, daß dann, wenn die Klinik die soziotherapeutischen Möglichkeiten hat, in existentielle Lücken einzuspringen etwa durch Wochenendgestaltungen, Patientenurlaubsgestaltung, gemeinsame Einkäufe der Patientengruppe usw., wenn in den Patientengruppen soziale Kompetenzen konkret trainiert werden (wir haben z. B. eine Therapiegruppe in der Klinik, die „praktische Ratschläge" genannt wird, und in der Patienten ins Kochen und Backen, Waschen und Kleiderreinigen u. v. a. m. eingeführt werden), in der Angehörigengruppe auf jeden Fall die Verselbständigungstendenz therapeutisch gefördert werden sollte.

In vielen Familien Schizophrener sind Schlägereien an der Tagesordnung. Wenn die Angehörigen Vertrauen zur Gruppe gefaßt haben, bringen sie meist dieses Problem zur Sprache. Die Aggressivität der Patienten in der Psychose hat, wenn sie nicht gegen sich selbst gerichtet ist, oft die Eltern zum Ziele. Dieses Thema steht im Gegensatz zu den Harmoniebeteuerungen, die oft im selben Atemzug geäußert werden. Aber auch außerhalb psychotischer Exacerbationen besteht eine erhebliche Aggressivität. Zitate dazu: Frau R.: „Mein Sohn ist jetzt offener geworden, aber ich befürchte einen Rückfall. Der Vater und er hassen sich geradezu. Ich kann gar nicht sagen, was mein Mann alles zum Sohn sagt. Das Harmloseste ist, daß er nach Dösen (Nervenklinik) muß, wo er hingehört." Frau S.: „Mein Sohn lehnt mich seit dem 14. Lebensjahr ab, er schlägt mich sogar." Eine andere Mutter berichtet, der Sohn habe sie und die Geschwister geschlagen usw. Von tätlichen Auseinandersetzungen der Eltern — das kam in der Gruppe nie zur Sprache, aber oft in Familientherapien — berichten die Patienten hingegen häufig.

Die Ursachen dieser Feindschaften in den Familien Schizophrener sind vielfältig interpretiert worden. Erinnert sei nur an das Konstrukt der Pseudofeindschaft von WYNNE (1965).

Eine Fülle von Klischees und reaktionären Ideologien gilt es in der Gruppe auszuräumen. Auch viele Eltern bauen — sicher als Ausdruck der Resignation, aber auch als Folge falscher Kenntnisse — eine Abnormenschranke auf. Je dirigistischer ein Familienmitglied herrscht, je weniger es das „Versagen" des eigenen Kindes verkraften kann, um so unverhohlener wird es ausgegliedert bzw. der Krankheit gewissermaßen übergeben.

Viele Angehörige in unseren Gruppen haben mehrfach Rückfälle ihrer Partner erlebt. Die Frustration der akuten Psychose mit dem nicht selten turbulenten Einweisungszeremoniell, mit Suizidversuchen und der Scham vor der Umwelt, die manche Szene miterlebt, läßt sie in beständiger Sorge leben. Einerseits verstärkt sich dadurch die Neigung unaufhörlicher, gespannter Beobachtung des Patienten, andererseits geraten sie selbst an den Rand psychischer Dekompensationen. Aus diesem Grunde erweist sich die Angehörigengruppe auch für Partner von Kranken mit endogener Depression als sehr nützlich, da diese mit der aus heiterem Himmel auftretenden Befindlichkeitsänderung ihrer Ehepartner oder Kinder nicht leicht fertig werden, im Gegensatz zu den Patienten selbst, die ja bei der manisch-depressiven Erkrankung bekanntermaßen nach der Phase die Schrecken der Existenzkrise völlig vergessen. Frau E. (Ehemann leidet an endogener Depression): „Manche Tage werde ich nie vergessen, plötzlich stehen sie wieder vor mir. Die Erinnerung liegt wie ein Schatten auf allem." Die Klinik und die Gruppe bieten hier eine gewisse Geborgenheit. Es ist für die Verwandten gut zu wissen, daß die Klinik sich über die Psychose hinaus verantwortlich fühlt. Einige Eltern von Dauerpatienten, die in Tages- oder Nachtbetreuung schon jahrelang in einem — von gelegentlichen Exacerbationen unterbrochenen — labilen psychischen Gleichgewicht gehalten werden, können diesen Zustand u. E. überhaupt nur durch die Gruppe ertragen.

Probleme der Rehabilitation im Beruf werden häufig thematisiert. Dieses schwierige

Kapitel bei vielen schizophrenen Patienten ist nur in Kooperation mit den Eltern und Ehepartnern zu lösen.

Über die wichtige Funktion der Fürsorgerin als Gesprächsteilnehmer in der Gruppe in diesem Bereich wurde schon gesprochen. Viele Eltern wollen sich aus wohlverstandener Sorge in die Arbeitsplatzsuche einschalten oder Kontakt mit dem Betrieb aufnehmen. Ihre Informationen über den Stand der Dinge decken sich oft nicht mit denen der behandelnden Therapeuten. Auch streben sie — das Leistungsvermögen nicht real einschätzend — zu hohe Ziele an. Hier wird in der Gruppe eingegriffen, in dem Sinne, dem Patienten so viel wie möglich Spielraum zu lassen bzw. notwendige Entscheidungen durch die Klinik treffen zu lassen, die in der Regel die Situation am ehesten real einschätzen kann.

Das Gruppengespräch dient nicht zuletzt der Klinik, um Informationen über sich selbst zu gewinnen. Die Gruppe nimmt wenigstens zum Teil die Hemmungen, auch Kritik zu üben. Wir wissen, daß in den Beziehungen zwischen den Patienten auf der Station und dem Personal Konflikte bestehen können, die man kennen muß, um sie zu ändern. In einer sozialpsychiatrisch durchstrukturierten Klinik wurden derartige Konflikte seltener, aber bestimmte Probleme kommen immer mal zur Sprache. So wiesen uns die Eltern darauf hin, daß die Patienten von manchen Pflegern nicht genügend angesprochen und in die therapeutische Gemeinschaft einbezogen werden, daß die Nachtpatienten zu wenig Kontakt mit ihren Therapeuten hätten, daß die Arbeitskollektive einzelner Patienten auf deren Einsatz speziell vorbereitet werden müßten usw. Die Klinik wird auf diese Weise aus der Selbstgefälligkeit des Routinebetriebes gerissen.

Wenn wir die Effekte der Angehörigentherapie einschätzen, so müssen wir zunächst feststellen, daß vorwiegend ältere Mütter schizophrener Patienten in der Gruppe betreut werden; dies hat bei uns einmal traditionelle Gründe, zum anderen werden Ehepartner in den Ehepaargruppen betreut. Diese Auswahl bringt mit sich, daß nur begrenzte Ziele zu realisieren sind. Dabei stehen für uns im Vordergrund, die Lösungsbestrebungen aus abnormen Bindungen zu fördern und den Eltern gleichzeitig das Gefühl zu vermitteln, nicht an den pathologischen Entwicklungen der Patienten schuld zu sein. Bestimmte neue Einstellungen hinsichtlich der Grenzen zwischen den Eltern und Kindergeneration werden sicher gewonnen. Andererseits sind die signifikanten Änderungen der interpersonellen Beziehungen, wie sie in unserem Arbeitskreis für Ehepaargruppen festgestellt werden konnten (FELDES et al., 1976), nicht erreichbar.

Die Gruppe hilft u. E. auch, die Grenzen der Familien zur Umwelt hin etwas aufzulockern. In der Gruppe werden auch therapeutische Aufträge erteilt, die es den Partnern ermöglichen, die Beziehungen einmal unter neuen Vorzeichen einer bisher nicht praktizierten Handlungsanweisung zu erleben.

Die Gruppen sollen und können — wie dies auch SCHINDLER (1976) ausführte — das Problembewußtsein der Partner auf dem Wege zu einer reiferen Beziehung erhöhen.


## 8. Abschlußbemerkungen

Wenn wir die Erfahrungen mit Familien- und Angehörigentherapie überblicken, so meinen wir, daß sich für die Psycho- und Soziotherapie ein neuer Erfahrungsund Wirkungsbereich eröffnet hat, der zur Zeit in unserem Lande noch nicht in dem nötigen Umfang praktiziert wird. Neben den Ehepaar- und Angehörigengruppen, die bei uns fest ins therapeutische Alltagsgeschehen integriert sind, haben wir im Laufe der Jahre Versuche mit Gruppen von Ehefrauen (Patienten meist Alkoholiker), Ehepaargruppen in den Wohnungen der Paare, Familientherapien, in die mehrere Familien einbezogen waren, sowie Familientherapien, wie sie im Abschnitt 7.1. erörtert werden, gemacht. Alle diese Möglichkeiten sind von Situation zu Situation nutzbar; wofür man sich entscheidet, hängt von vielen Fragen ab, auf die wir im einzelnen eingegangen sind.

Es dürfte vielleicht für den Leser interessant sein, in welchem Umfang Angehörige in unserer Klinik zum Zeitpunkt dieser Niederschrift in die Therapie integriert sind. (Es handelt sich um eine psychiatrische Universitätsklinik mit etwa 25000 ambulanten Konsultationen und 400 stationären Aufnahmen im Jahr.) Wir betreuen zur Zeit drei Ehepaargruppen mit 18 Ehepaaren, eine Familientherapie im engeren Sinne und eine Angehörigengruppe mit 10 Eltern. Im Alkoholikerklub erscheinen dazu 4 Ehefrauen mit ihren Männern gemeinsam. Hinzu kommen nicht ohne weiteres erfaßbare Beratungsgespräche mit Ehepaaren, Familiengespräche zur Krisenintervention oder zur Förderung rehabilitativer Teilschritte usw. Dabei handelt es sich um alltägliche nicht im engeren Sinne familientherapeutische Aktionen. Der Leser stellt also fest, daß wir derzeit 35 Angehörige in intensiveren Therapien eingebunden haben. Der Bedarf ist bei uns höher, er wird jedoch durch die personelle Situation begrenzt. Zunehmend sind Alkoholpatienten in den Mittelpunkt unserer Ehepaartherapien geraten, was sich auch im folgenden Beitrag von GRÜSS ausdrückt. Noch weitgehend am Rande familientherapeutischer Aktivitäten stehen bei uns Patienten mit neurotischen Syndromen. Diese Tatsache hängt damit zusammen, daß wir uns zunächst den am stärksten gestörten Patienten zuwendeten und natürlich auch weil die Familientherapie von der psychiatrischen Station ihren Ausgang nahm.

Wir haben uns mit der Frage der Effektivität der Therapie an verschiedenen Stellen dieses Beitrages auseinandergesetzt. Hier möchten wir abschließend formulieren, daß diese Frage eigentlich falsch gestellt ist. Relevant ist nur die Frage, welche Behandlung ist bei wem am meisten effektiv unter den speziellen Bedingungen seiner Individualität, seiner Konflikte und sonstiger obwaltender Umstände, wobei der Therapeut, seine theoretischen Kenntnisse, seine Techniken, seine emotionale Ausstattung und seine Zeit ganz wesentliche Variablen sind.

**Literatur**

*Ackerman, N. W.:* Interpersonal Disturbance in the Family. Psychiatry (Washington) **17** (1954) 359—368.
*Ackerman, N. W.:* Emergence of Family Psychotherapy on the Present Scene. In: Contemporary Psychotherapies. Ed. by *M. I. Stein.* The Press of Glencoe, Inc. 1961, 228.
*Ackerman, N. W.:* Further Comments on Family Psychotherapy. Contemporary Psychotherapies. Ed. by *M. I. Stein.* The Free Press of Glencoe, Inc. 1961, 245.
*Ackerman, N. W.:* The Psychodynamics of Family Life. Basic Books, Inc. New York 1964.
*Ackerman, N. W.:* The Family Approach to Marital Disorders. In: Psychotherapies in Marital Disorders. Ed. by *L. B. Greene.* The Free Press New York 1965, 153.
*Ackerman, N. W.:* Family Psychotherapy Today. Family Process **9** (1970) 123.
*Ackerman, N. W.:* The Growing Edge of Family Therapy. Family Process **10** (1971) 143.
*Ackerman, N. W., und R. Sobel:* Family Diagnosis. Amer. J. Orthopsychiat. **20** (1950) 744—752.
*Aldous, I., R. Hill:* International Bibliography of Research in Marriage and the Family, 1900—1964. Minneapolis Univ. of Minnesota Press 1967.

*Bach, O.:* Ehepaartherapie in der Psychiatrie. In: *Schwarz, B.* et al. (Hrsg.): Sozialpsychiatrie in der sozialistischen Gesellschaft. G. Thieme Leipzig 1971.

*Bach, O., und D. Feldes:* Verschiedene Aspekte des psychiatrischen Hausbesuches. Z. ärztl. Fortbild. **63** (1969) 650–654.

*Bach, O., D. Feldes, A. Kriegel und B. Smolinsky:* Gruppentherapie mit Ehepaaren. Psychiat., Neurol., med. Psychol. **24** (1972) 90–97.

*Bach, O., U. Grüss und W. Eisengräber:* Erfahrungen mit Ehepaar-Gruppentherapie. In: *Bach, O.* et al. (Hrsg.): Sozialpsychiatrische Forschung und Praxis. G. Thieme Leipzig 1976.

*Bach, O., U. Grüss und C. Hirsch:* Über die Beziehungen zwischen Somato- und Soziotherapie endogener Psychosen. Psychiat., Neurol., med. Psychol. **25** (1973 ) 741–747.

*Bach, O., und H. Weise:* Prinzipien und Methoden der Gruppenpsychotherapie an der Psychiatrischen Klinik der Karl-Marx-Universität. Wiss. Z. Karl-Marx-Univ. Leipzig **26** (1977) 615–620.

*Barcai, A.:* Family Therapy in the Treatment of Anorexia Nervosa. Amer. J. Psychiat. **128** (1971) 286–290.

*Bastine, R.:* Strategien psychotherapeutischen Handelns. In: *Reimer, F.:* Möglichkeiten und Grenzen der Psychotherapie im psychiatrischen Krankenhaus. G. Thieme Stuttgart 1978.

*Battegay, R.:* Der Mensch in der Gruppe. H. Huber Verlag Bern/Stuttgart/Wien 1969.

*Berlin, J.:* Das offene Gespräch. Leben lernen 17; Pfeiffer München 1975.

*Berman, E. M., und H. J. Lief:* Marital Therapy from a Psychiatric Perspective: An Overview. Am. J. Psychiat. **132** (1975) 583–592.

*Blaser, A.:* Der Urteilsprozeß bei der Indikationsstellung zur Psychotherapie. H. Huber Bern/ Stuttgart/Wien 1977.

*Blöschel, L.:* Grundlagen und Methoden der Verhaltenstherapie. H. Huber Stuttgart/Bern/Wien 1974.

*Bock, G., und H. Eichhorn:* Erfahrungen bei der Rehabilitation von Myocard-Infarkt-Patienten unter psychotherapeutischen Gesichtspunkten (Ehepaargruppe). Symposium Praktische Psychotherapie 14.–16. Nov. 1978 in Friedrichroda.

*Boszormeniy-Nagy, J.:* Intensive Familientherapie als Prozeß. In: *Boszormeniy-Nagy, J., J. L. Framo* (Hrsg.): Familientherapie – Theorie und Praxis, Rowohlt Reinbek 1975.

*Bowen, M.:* Family Psychotherapy. Amer. J. Orthopsychiat. **31** (1961) 42–60.

*Bowen, M.:* The Use of Family Theory in Clinical Practice. Comprehens. Psychiat. **7** (1966) 345–374.

*Bowen, M.:* Familienpsychotherapie bei Schizophrenie in der Klinik und in der Privatpraxis. In: *Boszormeniy-Nagy, J., J. L. Framo* (Hrsg.): Familientherapie – Theorie und Praxis, Rowohlt Reinbek 1975.

*Brodey, W. M.:* Some Family Operations and Schizophrenia. Arch. Gen. Psychiat. **1** (1959) 379–401.

*Buchmann, R. E.:* Möglichkeiten der Gruppenpsychotherapie in einer Jugendkurklinik: In: *Uchtenhagen, A.* et al. (Hrsg.): Gruppentherapie und Soziale Umwelt, Huber Bern 1975.

*Burlingham, D. T.:* Child analysis and the mother. Psychoanal. Quart. **4** (1935) 69.

*Chandler, E., H. M. Holden und M. Robinson:* Treatment of a Psychotic Family and a Family Psychiatry Setting. Psychother. Psychosom. **16** (1968) 339–347.

*Davenport, Y., M. H. Ebert, M. L. Adland und F. K. Goodwin:* Couples grouptherapy as an adjunct to Lithium maintenance of the manic patient. Amer. J. Orthopsychiat. **47** (1977) 495–502.

*Dührsen, A.:* Möglichkeiten und Formen der Elternberatung. Prax. Kinderpsychol. Kinderpsychiat. **26** (1977) 1–5.

*Elles, W. G.:* Family Treatment from a Therapeutic Community. Confin. psychiat. **8** (1965) 9–14.

*Ernst, K.:* „Geordnete Familienverhältnisse" späterer Schizophrener im Lichte einer Nachuntersuchung. Arch. Psychiat. Nervenkr. **194** (1956) 355–367.

*Esser, P. H.:* Conjoint Family Therapy for Alcoholics. Brit. J. Addict. **63** (1968) 177–182.

*Feldes, D., und H. Petermann:* Sozialpsychologisch-psychiatrische Untersuchungen der Elternfamilien jugendlicher Schizophrener. Unveröffentl. Diplomarbeit Leipzig 1966.

*Feldes, D., und O. Bach:* Grundsätzliches zur Angehörigengruppentherapie. Psychiat. Neurol. med. Psychol. **22** (1970) 321–328.

*Feldes, D., O. Bach, C. Hirsch und E. Szeskus:* Die Beeinflussung interpersoneller Beziehungen durch Familientherapie. In: *Bach, O.* et al. (Hrsg.): Sozialpsychiatrische Forschung und Praxis. G. Thieme, Leipzig 1976.

*Feldes, D., H. Weise und K. Weise:* Psychologische und soziale Aspekte der psychiatrischen Diagnostik und Klassifikation. In: *Bach, O., D. Feldes, A. Thom, K. Weise:* Sozialpsychiatrische Forschung und Praxis. G. Thieme Leipzig 1976.

*Fengler, J.:* Feedback-Technik in der Ehe- und Familientherapie. Prax. Psychother. **20** (1975) 39—48.

*Ferreira, A. J.:* Family Mythos: The Covert Rules of the Relationsship. Confin. Psychiat. **8** (1965) 15—20.

*Finger, S.:* Concurrent Group Therapy with Adolescent Unmarried Mothers and Their Parents. Confin. Psychiat. **8** (1965) 21—26.

*Fleck, S.:* Some General and Spezific Indications for Family Therapy. Confin. Psychiat. **8** (1965) 27—36.

*Framo, J. L.:* Das Wesen der Symptome aus familientransaktioneller Perspektive. In: Handbuch für Ehe-, Familien- und Gruppentherapie, Bd. II. Kindler München 1972.

*Frankl, V. E-:* Theorie und Therapie der Neurosen. Urban u. Schwarzenberg Wien/Innsbruck 1956.

*Freud, S.:* Neurosenlehre. Franz Deuticke Verlag Leipzig und Wien 1921.

*Friedman, A. S.:* Interaction of drug therapy with marital therapy in depressive patients. Arch. Gen. Psychiat. **32** (1975) 619—637.

*Friedman, A. S., J. Boszormenyi-Nagy und J. E. Jungreis:* Psychotherapy for the Whole Family in Home and Clinic. Springer Publishing Comp., Inc. New York 1965.

*Gastager, H.:* Die Rehabilitation des Schizophrenen. Huber Bern 1965.

*Gattringer, B.:* Kritischer Rückblick über ein Jahr familientherapeutischer Arbeit in einer nervenärztlichen Praxis. Nervenarzt **48** (1977) 326—330.

*Gerlicher, K. et al.:* Familientherapie in der Erziehungsberatung. Beltz Weinheim u. Basel 1977.

*Ginott, H. G.:* Gruppenpsychotherapie mit Kindern. Beltz Weinheim u. Basel 1966.

*Greene, B. L.:* Managements of Marital Problems. Diss. Nerv. Syst. **27** (1966) 201—209.

*Greene, B. L.:* The Psychotherapies of Marital Disharmony. The Free Press New York 1965.

*Greene, B. L., N. Lustig and R. R. Lee:* Marital Therapy when one Spouse has a Primary Affective Disorder. Amer. J. Psychiat. **133** (1976) 827—830.

*Haesler, W. T.:* Gleichzeitige Gruppenpsychotherapie mit Insassen einer Strafanstalt und deren Gattinnen und Bräuten zu Hause. Berichte des Internationalen Kongresses über Gruppenpsychotherapie in Wien. Verlag der Wiener Med. Akad. Wien 1968, S. 311.

*Haley, J.:* Marriage Therapy. Arch. Gen. Psychiat. **8** (1963) 213—234.

*Hansen, C. C.:* An extended home visit with conjoint family therapy. Fam. Process. **7** (1968) 67—87.

*Heigl-Evers, A., und F. Heigl:* Der „implizite Ehevertrag" in seiner Bedeutung als therapeutisches Konzept. Prax. Psychother. **20** (1975) 25—34.

*Hell, D., und R. Korpela:* Beobachtungen zum Familienleben von Schizophrenen: Als Besucher bei Schizophrenen zu Hause. Psychother., med. Psychol. **28** (1978) 16—21.

*Helm, J.:* Gesprächspsychotherapie. Deutscher Verlag der Wissenschaften Berlin 1978.

*Hiebsch, H., und M. Vorwerk:* Einführung in die marxistische Sozialpsychologie. Deutscher Verlag der Wissenschaften Berlin 1968.

*Höck, K.:* Die intendierte dynamische Gruppenpsychotherapie innerhalb des abgestuften Systems der Diagnostik und Therapie neurotisch-funktioneller Störungen. — Thesen — Manuskriptdruck Berlin 1977.

*Johnson, D., und M. J. Savage:* The Admission of Mother and Child: An Approach to Family Tnerapy. Canad. Psychiat. Ass. J. **12** (1967) 409—411.

*Kabanow, M. M.:* Die Rehabilitation psychisch Kranker. Verlag Medizina Moskau 1978 (russ.).

*Kaufmann, L.:* Die Handhabung der Beziehung zwischen Familie, Patient und Klinik. Psychother., med. Psychol. **19** (1969) 221—229.

*Kayser, H. et al.:* Gruppentherapie in der Psychiatrie. G. Thieme Stuttgart 1973.

*Kempler, W.:* Grundzüge der Gestalt-Familientherapie. Klett Stuttgart 1975.

*Kluge, P.:* Die Ehepaartherapie in der Praxis des niedergelassenen Arztes. Psychother., med. Psychol. **26** (1976) 127—134.

*Kohler, Ch.:* Kommunikative Psychotherapie. G. Fischer Jena 1968.

*Kretschmer, E.:* Der sensitive Beziehungswahn. Julius Springer Berlin 1927.

*Krüger, H.:* Führungsstile und Behandlungskonzepte in der Sozialpsychiatrie. Nervenarzt **43** (1972) 181 – 188.

*Krypsin-Exner, K.:* Behandlung des Alkoholismus. Nervenarzt **50** (1979) 277 – 285.

*Laing, R. D.:* Die Politik der Familie. Kipenheuer u. Witsch Köln 1974.

*Laing, R. D.:* Mystifikation, Konfusion, Konflikt. In: *Boszormenyi-Nagy, J., J. L. Framo* (Hrsg.): Familientherapie – Theorie und Praxis. Rowohlt Reinbek 1975.

*Langdell, J. I.:* Family Treatment of Childhood Schizophrenia. Mental Hygiene **51** (1967) 387 – 392.

*Leonhard, K.:* Individualtherapie und Prophylaxe der hysterischen, anankastischen und sensohypochondrischen Neurosen. G. Fischer Jena 1959.

*Luthman, S. G., und M. Kirschenbaum:* Familiensysteme. Leben lernen 25; Pfeiffer München 1977.

*Mandel, A., K. H. Mandel, E. Stadter und D. Zimmer:* Einübung in Partnerschaft durch Kommunikationstherapie und Verhaltenstherapie. Pfeiffer München 1972.

*Mandel, K. H., A. Mandel und H. Rosenthal:* Einübung in Liebesfähigkeit. Pfeiffer München 1975.

*Mann, F.:* Emanzipation als Lernziel in der Psychiatrie. Sozialpsychiatrische Informationen **36** (1976) 6.

*Mann, F.:* Die Anwendung klientzentrierter Konzepte und Methoden in der heutigen Psychiatrie; in: *Gendlin, E. T* et al.: Gesprächstherapie heute. C. Hogrefe 1977.

*Mann, F.:* Psychiatrie ohne Mauern. Campus Frankfurt/New York 1979.

*Mann, F., und K. Weise:* Ein Handlungsmodell für partnerschaftliches Verhalten in der Einzel- und Gruppenarbeit in der Psychiatrie. Kongreßbericht des IX. Jahreskongresses der Gesellschaft für ärztliche Psychotherapie der DDR 1979, S. 15.

*Masters, W. H., und V. E. Johnson:* Human sexual respons. Boston 1966.

*Matakas, F.:* Familientherapie für Alkoholiker. Neurol., Psychiat. (Erlangen) **3** (1977) 13 – 16.

*Meistermann-Seeger, E.:* Gestörte Familien. C. H. Beck München 1976.

*Messer, A. A.:* Family Treatment of a School Phobic Child. Arch. Gen. Psychiat. **11** (1964) 548 – 555.

*Minuchin, S.:* Conflict-Resolution Family Therapy. Psychiatry (Washington) **28** (1965) 278 – 286.

*Minuchin, S.:* Familie und Familientherapie. Lambertus Freiburg 1977.

*Mjager, V. K., und R. A. Zachepitskij:* Familienpsychotherapy bei psychiatrischen Erkrankungen (russ.). Leningrad 1978.

*Neraal, T.:* Welche Ursachen nehmen die Eltern an, wenn in der Familie ein Kind erkrankt? In: *Richter, H.-E., H. Strotzka, J. Willi:* Familie und seelische Krankheit. Rowohlt Reinbek 1976.

*O'Neil, C. F.:* Working with Families of Deliquent Boys. Children **16** (1969) 198 – 202.

*Overs, R. P.:* Educating Stroke Patient Families. J. Chron. Dis. **20** (1967) 45 – 51.

*Parloff, M. B.:* The family in psychotherapy. Arch. Gen. Psychiat. **4** (1961) 445 – 451.

*Pinter, E.:* Ehepaarpsychotherapie in einer privaten psychiatrischen Klinik. In: Gruppentherapie und soziale Umwelt. Huber Bern/Stuttgart/Wien 1975.

*Pittman, F. S., D. G. Langsley, D. M. Kaplan, K. Flomenhaft und C. D. de Young:* Family Therapy as an Alternative to Psychiatric Hospitalisation. Psych. Research. Report. Am. Psychiatric. Ass. **20** (1966) 188 – 195.

*Preuss, H. G.:* Die kranke Ehe im Brennpunkt analytischer Psychotherapie. Prax. Psychother. **12** (1967) 275 – 280.

*Preuss, H. G.:* Die „kranke Ehe" und ihre Behandlung. Therapie der Gegenwart **109** (1970) 3 – 8.

*Preuss, H. G.:* Die Ehe – Heil oder Unheil? Prax. Psychother. **16** (1971) 1 – 12.

*Rabiner, E. L., H. Molinski und A. Gralnick:* Conjoint Family Therapy in the Inpatient Setting. Amer. J. Psychother. **16** (1962) 618 – 631.

*Richter, H.-E.:* Zur Theorie und Therapie von Familienneurosen aus psychoanalytischer Sicht. Nervenarzt **37** (1966) 1 – 7.

*Richter, H.-E.:* Familientherapie. Psychother. Psychosom. **16** (1968) 303 – 318.

*Richter, H.-E.:* Patient Familie. Rowohlt Reinbek 1970.

*Richter, H.-E.:* Familienneurosen. Acta Paedopsychiatrica **38** (1971) 300 – 315.

*Richter, H.-E.:* Die Gruppe. Rowohlt Reinbek 1972.

*Rogers, C. G.:* Die klientbezogene Gesprächstherapie. Kindler München 1973.

*Rohde, J. J.:* Die zukünftige Rolle der Psychotherapie in der medizinischen Versorgung aus medizinisch-soziologischer Sicht. Psychiatrische Praxis **6** (1979) 82 – 90.

*Rubinstein, D.:* Family Therapy. Progress Neurol., Psychiat. **22** (1967) 435 – 444.

*Sakomoto, Y.:* „Little Hans" and Family Dynamics. Folia Psychiatrica et Neurologica Japonica **23** (1969) 11–14.

*Sakomoto, Y., und K. Yokoyama:* Family-Psychotherapy of Schizophrenia. Folia Psychiatrica et Neurologica Japonica **21** (1967) 283–290.

*Satir, V. M.:* The Quest for Survival. A Training Program for Family Diagnosis and Treatment. Acta Psychother. **11** (1963) 33–38.

*Satir, V. M.:* Familienbehandlung, Kommunikation und Beziehung in Theorie, Erleben und Therapie. Lambertus Freiburg 1977.

*Schindler, R.:* Der soziodynamische Aspekt in der bifokalen Gruppentherapie. Acta Psychother. Psychosom. Orthopäd. **3** (1959a) 337–344.

*Schindler, R.:* 10 Jahre bifokale Gruppentherapie. II. Intern. Kongreß für Psychiatrie Zürich 1957 Congr. Rep. (1959b).

*Schindler, R.:* Familientherapie in offener Gruppe im Rahmen einer Angehörigenberatungsstelle. In: *Moreno, J. L.* (Hrsg.): The International Handbook of Group Psychotherapy. Philosoph. Lib. New York 1966.

*Schindler, R.:* Bifokale Gruppentherapie und Familientherapie. In: *Pakesch, E.* (Hrsg.): Die Familie als Patient. Akad. Druck- und Verlagsgesellschaft Graz 1974.

*Schindler, R.:* Bifokale Familientherapie. In: *Richter, H. E. et al.* (Hrsg.): Familie und seelische Krankheit. Rowohlt Reinbek 1976.

*Schröder, H.:* Lehrerpersönlichkeit und Erziehungswirksamkeit. Verlag Volk und Wissen Berlin 1979.

*Schröder, H.:* Fähigkeitsstruktur von Sozialverhalten. In: *Vorwerk, M., H. Schröder:* Persönlichkeitspsychologische Grundlagen des Sozialverhaltens (Im Druck).

*Schulte, W.:* Versuch einer Theorie der paranoiden Eigenbeziehung und Wahnbildung. Z. f. Psychologie und Grenzwiss. **5** (1924) 1.

*Schwäbisch, L., und M. Siems:* Anleitung zum sozialen Lernen für Paare, Gruppen und Erzieher. Rowohlt Reinbek 1974.

*Schwarz, B., K. Weise, O. Bach und K. Bach:* Über die strukturelle und funktionelle Konzeption der stationären und ambulanten psychiatrischen Versorgung in Leipzig. Psychiat., Neurol., med. Psychol. **28** (1976) 307–313.

*Searles, H.:* The Effort to Drive the Other Person Crazy an Element in the Aetiologie and Psychotherapy of Schizophrenia. Brit. J. med. Psychol. **32** (1959) 1–18.

*Seidel, K., und H. Kulawik:* Über das Verhältnis von Unbewußtem und Motivation bei der Festlegung von Therapiekonzepten. Psychiat., Neurol., med. Psychol. **30** (1978) 65–73.

*Selvini-Palazzoli, M.:* Paradoxon und Gegenparadoxon. Klett Stuttgart 1977.

*Skynner, A. C. R.:* Indications and Contraindications for Conjoint Family Therapy. The Intern. J. of Social Psychiatry **15** (1969) 245–249.

*Slivkin, S. E.:* Death and Living: A Family Therapy Approach. Amer. J. Psychoanal. **37** (1977) 317–323.

*Sonne, J. C., R. v. Speck und J. E. Jungreis:* The Absent-Maneuver as a Resistance in Family Therapy of Schizophrenia. Fam. Proc. **1** (1962) 44–62.

*Späte, H. F.:* Zur Psychodynamik der Ehescheidung. Z. ärzt. Fortbild. **68** (1974) 1277.

*Speck, R. v.:* Psychotherapy of the Social Network of Schizophrenic Family. Family Process **6** (1966) 2.

*Speck, R. v., und C. L. Attneave:* Die Intervention in größere Sozialsysteme. In: *Sager, C. J. et al.* (Hrsg.): Handbuch der Ehe-, Familien- und Gruppentherapie. Kindler München 1973.

*Sperling, E.:* Neurosenstruktur und Familiendynamik. Prax. Kinderpsychol., Kinderpsychiat. **21** (1972) 126–127.

*Stierlin, H.:* Von der Psychoanalyse zur Familientherapie. Klett Stuttgart 1975.

*Strean, H.:* A Family Therapist Looks at „Little Hans". Family Process **6** (1967) 227–234.

*Strotzka, H.:* Einzel- und Familienpsychotherapie. In: *Pakesch, E.* (Hrsg.): Die Familie als Patient. Akad. Druck- und Verlagsgesellschaft Graz 1974.

*Sullivan, H. S.:* Conceptions of Modern Psychiatry. Norton New York 1940.

*Tausch, R.:* Gesprächspsychotherapie. C. Hogrefe Göttingen 1973.

*Vaglum, P.:* The Patient-centred Family Working Group — a Medium for Collaboration with the „unmotivated" Family Members. Scand. J. of Soc. Med. **2** (1973) 69–75.

*Watzlawik, P.:* Die Möglichkeit des Andersseins. H. Huber Bern/Stuttgart/Wien 1978.

*Weise, K.:* Stellung und Funktion der Psychopathologie. In: *Schwarz, B., K. Weise, A. Thom:* Sozialpsychiatrie in der sozialistischen Gesellschaft. G. Thieme Leipzig 1971.

*Weise, K., U. Laux und O. Bach:* Zur Frage der Einbeziehung der Angehörigen in die Therapie psychiatrischer Patienten. Z. ärztl. Fortbild. **62** (1968) 651 – 656.

*Weise, K., und O. Bach:* Zum Problem der Struktur des psychiatrischen Versorgungssystems. In: *Bach, O., D. Feldes, A. Thom, K. Weise:* Sozialpsychiatrische Forschung und Praxis. G. Thieme Leipzig 1976.

*Weise, K., und V. M. Wolowik:* Die Funktionsdiagnose als klinische Grundlage für die Rehabilitation der psychisch Kranken. In: *Kabanow, M. M., K. Weise:* Klinische und organisatorische Grundlagen der Rehabilitation psychisch Kranker. Verlag Volk und Gesundheit Berlin 1981.

*Weitbrecht, H. J.:* Zur Frage der Spezifität psychopathologischer Symptome. Fortschr. Neurol., Psychiat. **25** (1957) 41.

*Wild, H.-J.:* Das konfliktzentrierte Gruppengespräch in der Betriebsambulanz. Z. ärztl. Fortbild. **67** (1973) 390 – 391.

*Willi, J.:* Therapie der Zweierbeziehung. Analytisch orientierte Paartherapie. Anwendung des Kollusionskonzeptes. Handhabung der therapeutischen Dreiecksbeziehung. Rowohlt Reinbek 1978.

*Willi, J.:* Zur Psychopathologie der hysterischen Ehe. Nervenarzt **41** (1970) 157 – 165.

*Wolowik, W. M.:* Familientherapie in der Komplexbehandlung von beginnenden Schizophrenien. In: Psychotherapie bei psychischen Erkrankungen. Hrsg.: *Karvasarsky, B. D.* Leningrad 1973 (russ.).

*Wyatt, C. L.:* Treatment of Stuttering Children and their Parents. In: 38th Annual Convention of the American Speeds and Hearing Association New York 1962.

*Wynne, L. C., und M. Th. Singer:* Denkstörungen und Familienbeziehungen bei Schizophrenen. Psyche **20** (1965) 82 – 160.

*Wynne, L. C.:* Some Indications and Contraindications for Exploratory Family Therapy. In: Intensive Family Therapy ed. by *Boszormeniy-Nagy, J.* Harper and Row New York 1965.

*Yalom, J. D.:* Gruppenpsychotherapie. Kindler München 1974.

*Zuk, G. H.:* Family Therapy. Arch. Gen. Psychiat. **16** (1967) 7 1 – 79.

*Zuk, G. H.:* Triadic-Based Family Therapy. Int. J. Psychiat. **8** (1969) Sonderdruck ohne Seitenangabe.

*Zuk, G. H.:* Process and Practice in Family Therapy. Psychiatry and Behavioral Science Books 1974.

*Zuk, G. H.:* Familientherapie. Lambertus Freiburg 1975.

# Überlegungen zur Angehörigentherapie bei Alkoholkranken

Ursula Grüss

Weltweit ist Alkoholismus ein brennendes sozialmedizinisches Problem. Die Diskrepanz zwischen Behandlungsbedürftigkeit und verfügbarer Behandlungskapazität bzw. Effektivität der zur Zeit üblichen Behandlungsverfahren ist einigermaßen beunruhigend. Nicht zufällig ist das Prinzip der Selbsthilfe gerade in Alkoholikergruppen weit entwickelt und zum zweiten Lösungsweg geworden. Die Problematik von Mißbrauch und Abhängigkeit bedrängt aber außer den Kranken und ihren Therapeuten auch das soziale Umfeld, die Gesellschaft im engeren und weiteren Sinne. Vor allem die Familien sind in den verhängnisvollen süchtigen Prozeß verwickelt; daraus erwachsen ihnen nicht nur außergewöhnliche Belastungen, sondern auch Aufgaben und Verantwortung, auf die sie nicht vorbereitet sind. Zu Unrecht also steht das kranke Individuum allein im Mittelpunkt besorgten Interesses, mehr oder weniger verzweifelten Bemühens. Sich das Problem im einzelnen zu vergegenwärtigen, scheint – will man zu angemessenen Lösungen gelangen – unumgänglich.

Die Beurteilung des Alkoholmißbrauches ist von jeher mit Wertungen, d. h. positiven oder negativen Vorurteilen besetzt. Erst seit wenigen Jahrzehnten bleibt die Auffassung von der süchtigen Erkrankung im großen und ganzen unangefochten. Die „Krankheit Alkohol" wird zur Zeit nicht so sehr durch die körperlichen, psychischen und sozialen Schäden definiert, als vielmehr durch die physische und psychische Abhängigkeit (EDDY et al., 1965; KIELHOLZ und LADEWIG, 1972), die Unfähigkeit zur Abstinenz und den Kontrollverlust (JELLINEK, 1960; KELLER, 1972), durch das Trinkverhalten (DAVIS, 1974) und die Grenzwerte für Alkoholfolgekrankheiten (LELBACH, 1967; PÊQUIGNOT, 1961; KOELSCH, 1977).

Vom Krankheitsprozeß der Abhängigkeit zu sprechen ist für alle Betroffenen vorteilhaft. Der Patient gewinnt die Sicherheit, an einer behandlungsbedürftigen und behandlungsfähigen Krankheit zu leiden und rechtlich geschützt zu sein wie andere auch. Der allgemeinen Neigung zum Bagatellisieren und/oder Moralisieren wird entgegengewirkt. Das Selbstverständnis der Alkoholiker, die Einstellung der Therapeuten und der Öffentlichkeit kann sich versachlichen. Weder durch unangebrachten Optimismus noch durch ungerechtfertigte Resignation gegenüber einer unlösbar erscheinenden Aufgabe behindert, können sich persönliche Verantwortlichkeit und kritisches Engagement – als unabdingbare Voraussetzungen für jeglichen Behandlungserfolg – bei allen Beteiligten entwickeln. Im Gegensatz zu den meisten körperlichen und zu manchen anderen psychischen Erkrankungen führt Alkoholabhängigkeit nicht nur zu Leistungseinbußen und verminderter sozialer Kompetenz, sondern auch zu tiefgreifenden, weitreichenden und anhaltenden Störungen der Interaktion, der emotionalen und sozialen Beziehungen. Sie sind als Resultat von Alkoholwirkung, süchtiger Fehlhaltung und Struktur des Sozialfeldes mit einem fortschreitenden Verlust an Selbstverfügbarkeit zu begreifen.

Der Zustand des Rausches, des „Außer-sich-Seins" ist für viele Süchtige die einzig erstrebenswerte Art zu existieren. Die enthemmende, angst- und spannungsreduzierende Wirkung des Alkohols entschärft Ambivalenzkonflikte und erleichtert das Ausagieren von Affekten bzw. Impulsen, die mit dem individuellen Wertgefüge oder individuellen Voraussetzungen des Handelns nicht vereinbar sind. Zugleich unterstützt er die für die süchtige Fehlhaltung typischen regressiven Tendenzen. Das Symptom „Rausch" bedeutet für den Abhängigen Gratifikation, Krankheitsgewinn. Alkohol soll dem Kranken als eine Art Selbstheilungsversuch (BATTEGAY, 1973) zur Überwindung der Schranken verhelfen, die dem Individuum in seiner eigenen körperlichen und psychischen Realität und in der sozialen Wirklichkeit gesetzt sind. Deshalb kann er auf das Symptom nicht verzichten. Durch die Symptome aber fühlt fühlt sich die Umwelt beeinträchtigt, bedroht, bestraft und errichtet neue, stärkere Schranken. Da die „Belohnung" des Trinkens prompt, die „Bestrafung" erst später erfolgt (FEUERLEIN, 1975), erscheint es beinahe aussichtslos, Rausch und Rückfall zu verhindern.

Therapeutisch problematisch ist auch die süchtige Fehlhaltung, die jeder Sucht zugrunde liegt (MATUSSEK, 1972). Sie ist komplexer Natur und von unterschiedlichen Standpunkten aus beschrieben worden. Als hervorstechende Merkmale gelten die Unfähigkeit, Spannungen zu ertragen bzw. sie selbst auf angemessene Weise zu lösen. Der Süchtige erwartet unmittelbare und vollständige Lösungen von außen und respektiert seine Umwelt nur insofern, als sie seine maßlosen Wünsche nach Zuwendung, Geborgenheit, Sicherheit, d. h. Abhängigkeit, zugleich aber sein Bedürfnis nach Unabhängigkeit befriedigt (SOLMS, 1972; DÖRNER, 1978). Diese Diskrepanz zwischen „infantiler Bedürfnisstruktur" und der „Eigenständigkeit der Welt" (MATUSSEK, 1972) muß zu ständigen Versagungen, Enttäuschungen, einem Gefühl des Nicht-Angenommen- und Verlassenseins führen. Da der Süchtige auch die Bedürfnisse der anderen ungenügend wahrnimmt oder übergeht, mißlingen tragfähige menschliche Beziehungen. Mangelndes Identitätsbewußtsein, innere Leere und Freudlosigkeit (v. GEBSATTEL, 1948) tragen zu fortschreitender Vereinsamung bei, auch wenn sie durch auffallende Geselligkeit und Kumpanei verdeckt wird.

Die therapeutischen Schwierigkeiten nehmen beträchtlich zu, wenn der süchtige Prozeß in Gang gekommen ist. Abstinenz- und Pseudoabstinenzsyndrome, die für die Abhängigkeit stehen, körperliche, psychische und soziale Folgezustände stellen einen zusätzlichen „Zwang zur Krankheit" (KREYSSIG, 1978) dar und sind mehr oder weniger schwer zu beeinflussen.

Auf dem Hintergrund von Rausch, süchtiger Fehlhaltung, Abhängigkeit, körperlichen, psychischen und sozialen Konsequenzen wird die Zwiespältigkeit verständlich, die für Alkoholiker charakteristisch und den gemeinsamen Bemühungen abträglich ist. Fast immer kommt die Behandlung durch moralischen oder sozialen Druck zustande, oft durch bedrohliche Folgekrankheiten. Echte Einsicht und Motivation sind selten und in der Regel Ziele, nicht Voraussetzung der Arbeit. Verzicht auf die Gratifikationen des Suchtmittels, Identifikation mit der Außenseiterrolle der Alkoholiker, eigene Aktivität und Anstrengung sind Forderungen, die der passiv-abhängigen Grundhaltung der Kranken zuwiderlaufen. Daher entwickeln sie Abwehrmechanismen, die den Therapeuten zu schaffen machen: u. a. Verleugnen und Bagatellisieren, Projektionen der Schuld auf andere, Rationalisierung, Identifikation mit dem Angreifer.

Aber auch die Therapeuten sind ambivalent. Zweifel am Krankheitscharakter des Alkoholismus werden u. a. dadurch verursacht und aufrechterhalten, daß Süchtigkeit und Süchtige nicht den herkömmlichen Vorstellungen von Krankheit und Kranken entsprechen. Die Auffälligkeit der Abhängigen ist ihre Unauffälligkeit (DÖRNER, 1978), Symptom „Charakterfehler". Verheimlichen, Selbstmitleid, Passivität, Überangepaßtheit oder Imponiergehabe, Aggressivität und Unzuverlässigkeit machen es den Behandlern und ihren Helfern so schwer, Alkoholiker nicht als Delinquenten zu verurteilen, sondern als Kranke anzunehmen. Auch dämpfen Rückschläge und Enttäuschungen immer wieder den therapeutischen Eifer und tragen zur Entwicklung von Abwehrmechanismen bei. Moralisieren, Bagatellisieren, Nicht-Wahrhaben-Wollen, Projektionen bedeuten aber therapeutisches Versagen, oder aber Komplizenschaft anstelle von echter Hilfe.

Die Erfahrungen mit Familiendiagnostik und -therapie sprechen dafür, daß Familienstrukturen auch hier pathogen wirken, psychische Krankheit zumindest mit verursachen und aufrechterhalten können. Andererseits labilisieren derartige Erkrankungen das familiäre Gleichgewicht, verstärken und verändern bestehende Konfliktkonstellationen. Untersuchungen zur Herkunftsfamilie von Alkoholikern sind spärlich und wenig ergiebig. Es finden sich Hinweise auf eine relative Pathogenität der Position an letzter Stelle in der Geschwisterreihe und der Zugehörigkeit zu unvollständigen, sozial gestörten und Alkoholikerfamilien. Ein Zusammenhang mit der anspruchsvollen, passiv-abhängigen süchtigen Fehlhaltung, mit dem ungenügenden Identitätsbewußtsein und der unzureichenden Selbstakzeptierung solcher Patienten, ihrer Unfähigkeit zu realer Lebensbewältigung wäre denkbar.

Aufschlußreicher sind die Untersuchungen von Ehen und Familien der Kranken.

Danach tragen Persönlichkeit und Partnerwahl zu den aufkommenden Interaktions-
und Beziehungsstörungen bei. Obwohl eine spezifische „alkoholische Primär-
persönlichkeit" nicht nachzuweisen ist (FEUERLEIN, 1975; SZEWCZYK, 1979),
werden je nach Standpunkt unterschiedliche Merkmale immer wieder mit dem Prozeß
der Abhängigkeit in Verbindung gebracht: die Selbstunsicherheit, Frustrations-
intoleranz und Stimmungslabilität der Kranken, ihre „orale Abhängigkeit", ihre
erschwerte Lernfähigkeit für bestimmte Situationen, ihre überdurchschnittliche
soziale Mobilität mit häufigem Positions- und Rollenwechsel, ihre Unfähigkeit
zu tragfähigen Bindungen. Die Hälfte der untersuchten Partner, meist Ehefrauen,
wies ebenfalls abnorme Persönlichkeitszüge auf: submissives Verhalten mit starken
intrapunitiven Tendenzen, Aggressivität und Dominanzstreben oder Insuffizienz-
gefühle mit einem überdurchschnittlichen Bedürfnis, gebraucht zu werden. Nach
WIESER (1972) sind folgende Partnerkonstellationen anzutreffen:

— Emotional retardierter Mann mit schwachem Ich-Ideal und dominierende Frau
  mit starkem Ich-Ideal
— Überlegener Mann mit unsicherer Frau
— Passiv-abhängiger Mann und weitaus ältere mütterliche Frau.

Schwache Frauen treten als Märtyrerinnen, unzuverlässige Komplizinnen, hilf-
los-verängstigt und entschlußlos in Erscheinung, starke Frauen als Haustyranninnen,
als „Frauen ohne Fehl und Tadel", als strafend-selbstgerecht, moralisierend oder
aber mütterlich in Erscheinung. Auffällig ist, daß die meisten von ihnen die Heilung
ihrer abhängigen Partner ebenso intensiv wünschen wie fürchten. Viele dieser Ehen
sind neurotische Symbiosen (CASSELMANN und SOLMS, 1971; WIESER, 1972).
In etwa 10 % der untersuchten Ehen sind beide Partner alkoholkrank.

In vielen Alkoholikerehen lassen sich z. T. schwer lösbare Rollenkonflikte nachweisen. Letztlich gehen sie wohl auf gegensätzliche oder unpräzise Vorstellungen über
den normativen Gehalt und die personelle Verteilung der Rollen zurück (WIESER,
1972). Es herrscht Unsicherheit darüber, welche Ansprüche im einzelnen an den
anderen gerichtet werden können und welche Gegenleistung man selbst zu erbringen
hat. Im Prozeß der Abhängigkeit kommen neue Schwierigkeiten hinzu. Vertrauen
und emotionale Beziehungen zu dem abhängigen Familienmitglied, sein Ansehen
und seine Autorität wechseln mit dem Trinkverhalten. Daher ändern sich Interaktion
und Familiengefüge in typischer Weise. Der Ehepartner bemerkt das Problem zuerst
und muß sich mit dem ungewohnten Verhalten und Erscheinungsbild des Kranken
auseinandersetzen. Nach JACKSON (1958 und 1959) suchen die Angehörigen, die
durch die Trinkexzesse aufkommenden Probleme zunächst zu verleugnen. Da sie
Diskriminierung fürchten, entwickeln auch sie Abwehrmechanismen. Kann das
Problem nach außen hin nicht mehr verborgen bleiben, bemüht sich die Familie,
durch engeres Zusammenrücken und Abkehr von der Außenwelt den Schein der
Intaktheit so lange wie möglich zu wahren. Im Inneren nehmen jedoch die Auseinandersetzungen zu. Ehepartner und heranwachsende Kinder versuchen den Abhängigen vom Trinken abzuhalten. Da dieser seine Versprechen nicht halten kann,
bekommt er stärkere Vorwürfe und trinkt deshalb um so mehr. Allmählich werden
sich die Angehörigen ihrer Hilflosigkeit bewußt und resignieren. Damit tragen sie
zur weiteren Desorganisation und Isolierung der Familie bei.

Da der Kranke seinen Verpflichtungen immer weniger gewachsen ist, kommt es
zum Rollenwechsel. Der gesunde Partner und auch die Kinder übernehmen mit den
ehemaligen Rollenmerkmalen des Abhängigen die Führung und betreiben schließlich seinen Ausschluß, um die Familie zu reorganisieren. Wird dieser aber im Laufe
einer erfolgreichen Behandlung abstinent, ist rückläufiger Rollenwechsel nötig.

Auch der kann konflikthaft verlaufen oder mißlingen. Zurecht beansprucht der Kranke seine frühere Position und Rolle, kann ihr aber zunächst nur unvollkommen und noch nicht stetig genügen. Die Angehörigen wollen die anfangs notgedrungen übernommenen Positionen nicht ohne weiteres aufgeben und fürchten neue Enttäuschungen. Während des langwierigen Krankheitsprozesses haben sie Verhaltensweisen angenommen, die – wie das süchtige Verhalten – schwer zu verlernen sind: Ängstlichkeit und Mißtrauen, Vorwürfe, Nörgeleien, Aggressivität, Bevormundung, unnötige und überdies aussichtslose Kontrollen. Geringfügige Veränderungen des Gewohnten, z. B. verquollenes Aussehen, Appetitlosigkeit, Zuspätkommen haben Signalcharakter angenommen und hindern die Familie, dem Abhängigen so gelassen und unvoreingenommen wie möglich und nötig zu begegnen.

Familientherapie liegt also nahe und geht davon aus, daß das Fehlverhalten eines oder beider Partner Mißbrauch und Abhängigkeit bedingen und aufrechterhalten kann, daß die Sucht zu akuten und chronischen Störungen der Interaktion und Beziehungen führt, die sich im süchtigen Zirkel ständig reproduzieren und potenzieren und daß die sozialen Konsequenzen stets die gesamte Familie betreffen. Alle sind in das gleiche Problem verstrickt; nicht nur Alkoholabhängige, sondern auch ihre Ehe und Familie sind krank. Daher wird Therapie unter dem Doppelaspekt von Sucht und gestörter Partnerschaft zu erfolgen haben. Von hier aus sind die allgemeinen Ziele und Grundsätzen der Alkoholismusbehandlung zu entwickeln.

Das übergeordnete Therapieziel kann durch Symptom- bzw. Beschwerdefreiheit, soziale Selbständigkeit und Reintegration definiert werden. Die Behandlung soll dem Kranken zu aktiver Lebensbewältigung verhelfen, zu Selbstachtung und Selbstinteresse, zur Unabhängigkeit von Mitteln und so weit wie möglich auch von Personen, d. h. ihn zur Selbsthilfe befähigen. Merkmale, Verlaufscharakteristika und das komplizierte Bedingungsgefüge des Alkoholismus erfordern langfristige und mehrdimensionale Therapie mit Akzent auf Kontinuität, Gemeindenähe und ambulanter Nachbetreuung. Schrittweise müssen die einzelnen Teilziele erkämpft werden: Krankheitseinsicht, die Anerkennung des Alkoholikerstatus und der Notwendigkeit einer totalen Abstinenz, eines tiefgreifenden und umfassenden Wandels der Einstellungen, Verhaltensformen und der gesamten Lebensumstände. Für Erfolg oder Mißerfolg der Behandlung sind aber nicht nur die Therapeuten, sondern auch und im besonderen Maße der Kranke selbst, seine unmittelbaren Bezugsgruppen Familie und Arbeitskollektiv und im weitesten Sinne die gesamte Gesellschaft verantwortlich. Innerhalb der zur Zeit üblichen integrierten Versorgungssysteme (HUHN, 1975) sind Interesse und Bemühungen der Behandler auf die Möglichkeiten von Psychotherapie, auf die therapeutische Gruppe als wesentliches Behandlungsinstrument, auf die Mitverantwortung, Mithilfe und Selbsthilfe der Kranken, auf die Verantwortlichkeit und Mithilfe von Angehörigen, Arbeitskollektiven und gesellschaftlichen Institutionen gerichtet. Im einzelnen ist folgendes zu beachten: Der Patient soll sich verstanden und von den Therapeuten angenommen fühlen. Die vertrauensvolle Beziehung darf Kontrolle jedoch nicht ausschließen, nicht die „Suchhaltung der Therapeuten" (DÖRNER, 1978) lähmen. Das Symptom „Trinken" muß versachlicht werden, damit Aufmerksamkeit und Bemühungen sich wesentlicheren Aufgaben, vor allem der süchtigen Fehlhaltung zuwenden können. Die Abhängigkeit darf weder moralisiert noch bagatellisiert, noch gar durch falsch verstandene Hilfsbereitschaft gefördert werden. Erwartete Hilfe muß auch verweigert, unangemessene Ansprüche der Kranken müssen zurückgewiesen werden. Nur so lernen sie, für sich selbst zu handeln und die Verantwortung zu übernehmen. Am Modell der Therapeuten sollen sie erfahren, wie Spannungen ertragen, Konflikte bewältigt werden, Nähe und Distanz, Abhängigkeit und Unabhängigkeit in einem ausgewogenen Verhältnis zueinander stehen können. Neben negativen Therapiezielen müssen auch positive angestrebt, die ungestörten Persönlichkeitsanteile wahrgenommen, bestätigt und gefördert werden. Die Therapeuten und ihre Zielsetzungen sollten stets durchschaubar sein.

Die Einbeziehung der Angehörigen in die Behandlung der abhängigen Familienmitglieder kann keine Frage des Ermessens sein. Angesichts der immensen Schwierigkeiten, die der Alkoholismus mit sich bringt, ist sie unerläßlich, entspricht im allgemeinen auch den Wünschen aller am Problem Beteiligten. Organisatorisch und methodisch sind unterschiedliche Lösungen vorstellbar. Als praktikabel haben sich erwiesen

— Information und Beratung in Form von Einzelkonsulatitonen und Seminaren
— Einbeziehung der Ehepartner und anderen Familienmitglieder in therapeutische Klubs
— Einzelpsychotherapie für Ehepartner
— Psychotherapeutische Gruppen für Angehörige mit den Zielen Konfliktbearbeitung, Kommunikations- und Verhaltenstraining
— Psychotherapeutisch orientierte Therapie (conjoint marital therapy) mit einzelnen Paaren oder Familien bzw. Ehepaargruppen.

Die Indikation für die einzelnen Varianten ergibt sich aus der Dauer und Phase des süchtigen Prozesses, der Kooperationsbereitschaft der Angehörigen, ihrer Behandlungsbedürftigkeit und ihrem Wunsch nach Hilfe für sich selbst. Obwohl die meisten Angehörigentherapien offensichtlich informativ-beratend geführt werden und die Notwendigkeit einer psychotherapeutischen Behandlung mit 10 bis 15% gering veranschlagt wird (RIETH, 1971), erscheint der Wert rein informativer Veranstaltungen beschränkt.

Psychotherapie einzelner Angehöriger und Paare ist unökonomisch und erfahrungsgemäß auch wenig effektiv. Die therapeutischen Klubs sind i. a. flexibel und offen für die unterschiedlichsten Bedürfnisse der Mitglieder, bieten sich daher für das Gros der Angehörigen an. Hier finden sie Verständnis und Hilfe für ihre Schwierigkeiten und neben Geselligkeit auch echte Gemeinschaft. Die Indikation für Psychotherapie ist aber unbedingt gegeben, wenn der Partner durch sein Fehlverhalten schädigend auf den Abhängigen und den Abhängigkeitsprozeß wirkt oder wenn das süchtige Fehlverhalten die Familienmitglieder schädigt und diese darunter leiden. Das dürfte bis auf wenige Ausnahmen immer zutreffen. Das Problem scheint vielmehr in der unzureichenden Behandlungskapazität zu liegen.

Gruppentherapie soll dabei nicht nur der prekären Versorgungssituation und therapeutischen Intentionen, sondern auch den Bedürfnissen der Alkoholiker und ihrer Angehörigen entgegenkommen. Die Gemeinsamkeiten der Erfahrung fördern das Gefühl des Angenommenseins, der Geborgenheit und Zusammengehörigkeit, m. a. W. die therapeutische Atmosphäre, die entlastend und angstreduzierend wirkt und den tragenden Grund aller weiteren Arbeit darstellt. Unter solchen Voraussetzungen sind vielfältigere Identifikationsmöglichkeiten gegeben, wird feed-back effektvoller als in dyadischen oder weniger strukturierten Situationen. Abwehrmechanismen-gewissermaßen der springende Punkt süchtiger Erkrankungen – werden deutlicher und damit der Bearbeitung leichter zugängig. Die Solidarität aller Gruppenmitglieder schließt praktische Hilfe ein; die daraus erwachsene Überzeugung, sich selbst, dem kranken Partner und auch anderen helfen zu können, wirkt passiv-resignativen Tendenzen und realitätsfernen Problemlösungsversuchen entgegen.

Allerdings kann die Gruppe auch antitherapeutische Einstellungen und Verhaltensweisen verstärken: Abwehrmechanismen der Kranken, Angehörigen und Therapeuten, Selbstmitleid, Rivalität und Koalitionsbildungen bei abhängigen und nicht abhängigen Mitgliedern. Nicht zuletzt deshalb erhebt sich die Frage, ob Kranke und Angehörige gemeinsam oder besser getrennt behandelt werden sollen. Es ist nicht ausgeschlossen, daß sie sich in bifokalen Gruppen gegenseitig weniger behindern. Die Abwesenheit des Partners, die größere Einheitlichkeit der Situation und der Interessen könnte der Offenheit, dem Zusammengehörigkeitsgefühl zugute kommen, selbständiges und konstruktives Arbeiten erleichtern. Wir geben zu bedenken, daß damit ein prinzipiell gemeinsames Problem getrennt behandelt wird, daß die Partner zu wenig übereinander erfahren und das Wenige oft noch verzerrt, daß sie neue Einstellungen und Kommunikationsweisen nicht gemeinsam entwickeln und üben können. Wesentliche Aspekte der Familien- speziell der Ehepaartherapie blieben dann unberücksichtigt. Wir geben daher der Verbundtherapie den Vorzug, auch wegen der Vorteile, die sie für Gruppenleiter mit sich bringt. Die gleichzeitige Anwesenheit von Abhängigen und Nicht-Abhängigen hilft, Fraternisierungsbestrebungen der Therapeuten mit den einen oder den anderen zu verhindern, Abwehrmechanismen, aber auch überdimensionale Übertragungsansprüche der Kranken zu erkennen und zu korrigieren.

Seit drei Jahren arbeiten wir mit einer offenen Gruppe von 6 bis 8 Ehepaaren. Die Zusammenkünfte fanden anfangs wöchentlich, später im Abstand von vierzehn Tagen statt und dauerten 1 bis $1^1/_2$ Stunden. Wir legten Wert auf das Quasi-Ehepaar der Therapeuten; nach Konsolidierung der Gruppe und hinreichender Verselbständigung nahm meist nur einer von beiden teil oder die Gruppe arbeitete allein. Im Laufe unserer Arbeit formulierten wir folgende Aufgaben:

— Die Gruppenmitglieder sollten die Phänomene und Gesetzmäßigkeiten der Alkoholabhängigkeit genau kennenlernen, sich gründlich damit auseinandersetzen und entsprechende Gruppennormen entwickeln. Dazu zählten wir Offenheit, unaufgeforderte Bekanntgabe von „Abrutschern", die Anerkennung der totalen Abstinenz und des Alkoholikerstatus mit zunehmender Öffentlichkeit des Problems.
— Der Einzelne und das Paar sollten lernen, sich selbst infrage zu stellen, aktuelle Konflikte und Fehlverhalten, darunter Rollenkonflikte und den Rückfall, selbständig, realitäts- und krankheitsgerecht zu bearbeiten.
— Jedes Paar sollte eigene Interaktionsweisen finden, die neue emotionale Erfahrungen, neue Wert- und Sinnbezüge und damit einen tiefgreifenden Verhaltenswandel und Änderung des bisherigen Lebensstils zulassen und das Suchtmittel überflüssig machen. Auch mußten individuelle „Rezepte" für den drohenden und manifesten Rückfall aufgestellt werden.
— Alle Gruppenmitglieder sollten lernen, Verantwortung zu übernehmen, Krisensituationen zum Problem aller zu machen und möglichst selbständig zu beherrschen.

Das sind vorwiegend und eindeutig psychotherapeutische Aufgaben, deren Bewältigung oder Nicht-Bewältigung sich prompt und unerbittlich an der Praxis des Alltages erweist. Daher überrascht die weitverbreitete Skepsis gegenüber Psychotherapie in diesem Bereich. Vor allem werden konfliktzentrierte Behandlungstechniken als problematisch erachtet und treten in praxi auch hinter suggestiven, didaktisch-informativen, psychagogischen und rein soziotherapeutischen Verfahren zurück. Gleichwohl wird Psychotherapie für die einzige Methode gehalten, welche die Motivation der Alkoholkranken wecken könne, an der alles weitere therapeutische Geschehen hängt (KRYSPIN-EXNER, 1979). Auch finden sich nicht wenige

Befürworter von analytisch orientierter und klientzentrierter Gesprächspsychotherapie. Gesprächstherapie nach ROGERS und TAUSCH wird besonders günstig
beurteilt; sie soll analytischen Techniken überlegen sein (FEUERLEIN, 1975).

Wir fragten uns deshalb, wieweit diese Art der Gesprächsführung den Anliegen
von Alkoholiker- und Partnertherapie gerecht werden kann. Vergegenwärtigt man
sich die süchtige Fehlhaltung und krankheitsbedingten abnormen Persönlichkeitszüge, aber auch den Umstand, daß in der Ehepaartherapie nach den Bedingungen
der Kommunikationspartner gefragt wird, nach ihren Erfahrungen, ihrem gefühlsmäßigen Erleben, ihren Wert- und Zielsetzungen, nach der Art ihres Verhaltens und
den dazugehörigen Stellungsnahmen, so bietet sich Gesprächstherapie geradezu an.
Also bemühten wir uns, das betreffende Basisverhalten zunehmend gruppenbezogen
einzusetzen. Zumindest versprachen wir uns davon ein Gruppenklima, das den
gesunden und kranken Partnern die Selbstöffnung und Selbstauseinandersetzung
(HELM, 1979) erleichtert. Da sich die Gruppenmitglieder in der therapeutischen
Situation nicht verteidigen müssen, da stärker auf Gefühle als auf Inhalte eingegangen wird, da der Einzelne neben positiven auch negative und zwiespältige Gefühle
haben und äußern darf (ROGERS, 1942), hofften wir, vom vielzitierten „oberfläch-
lichen Gerede" der Alkoholiker zu echter Auseinandersetzung mit den wirklichen
Problemen zu gelangen. Vor allem interessierte uns ROGERS' Hypothese, daß
Widerstand gegenüber der Therapie und den Therapeuten weder wünschenswert,
noch unvermeidlicher Teil der Psychotherapie ist. Die eigenen Erfahrungen könnten
die Annahme stützen, daß „Widerstand dieser Art entsteht, wenn der Berater versucht, den therapeutischen Prozeß durch Diskussion von emotionalen Einstellungen
zu beschleunigen, mit denen sich der Klient noch nicht auseinandersetzen will und
kann".

Unsere Erwartungen wurden in vieler Hinsicht bestätigt. Die überwiegend akzeptierende Atmosphäre förderte die Offenheit und Kooperationsbereitschaft und damit
die Solidarität der Gruppenmitglieder. Mehr und mehr geriet jedoch die Selbstkongruenz der Therapeuten in Gefahr. Die Symptomatik des Rückfalles und des Entzuges
beherrschte zu oft und auf unerwünschte Weise die Szene. Der Widerstand beider
Partner gegen die Bearbeitung ihrer gemeinsamen Konflikte und gegen Selbstauseinandersetzung erwies sich zum Teil als unerwartet stark. Die süchtige Fehlhaltung
ließ sich ebenso schwer beeinflussen wie die abnormen Reaktionen der Gesunden. Die
Rivalität zwischen Abhängigen und Nicht-Abhängigen beeinträchtigte die Kooperationsbereitschaft, wenn es um brennendere Probleme ging. Sachklärung und Konfrontation mit nicht akzeptablen, therapiefeindlichen Einstellungen und Verhaltensweisen waren viel öfter nötig als in anderen Gruppen. Sie hätten, um hinreichend
wirksam zu sein, nicht nur den Beziehungsaspekt betreffen und nicht so zaghaft
sein dürfen.

Daher bot sich das Handlungsmodell partnerschaftlicher Konflikt- und Problemlösung nach MANN (1979) zur Erweiterung des therapeutischen Verhaltensreper-
toires an. Es verlangt fortlaufende Bestimmung der Problemeigentümerschaft und
der Sachaspekte. Daraus ergibt sich ein ausgewogenes Verhältnis von einfühlendem
Verstehen, Selbsteinbringung und Sachklärungen, das den Anliegen unserer Arbeit
und ihren Schwierigkeiten entgegenkam. Die Konfrontationen wurden überzeugender
und wirksamer, weil die Therapeuten mit ihrer Rolle, ihrer ganzen Person und ihrem
eigenen Erleben dahinterstanden, für die Gruppe durchschaubarer wurden und therapeutische und gesellschaftliche Gegebenheiten und Forderungen einbezogen. Sie
wurden auch flexibler und fühlten sich — da sie der Methode gegenüber kein schlech-
tes Gewissen zu haben brauchten — wohler. Im Wechsel von „aktivem Zuhören",
„Ich-Botschaften" und Sachklärungen konnten schwierigere Probleme leichter

gelöst, die gefundenen Lösungen schneller in den Alltag übernommen und auf ihre Brauchbarkeit hin überprüft werden. Selbst starke Abwehrmechanismen ließen sich leichter abbauen, wenn wir den jeweiligen Stand der Gruppe, ihre Fähigkeit zu Introspektion und Selbstauseinandersetzung sorgfältig beachteten und unsere Konfrontation nicht verletzend, aber eindeutig und angemessen im Affekt, präzise in der Argumentation waren. Da die Methode auf Hilfe zur Selbsthilfe angelegt ist — wie reine Gesprächstherapie auch — und damit den besonderen Belangen der Alkoholismusbehandlung entspricht, stellten sich Behandlungserfolge in der Ehepaargruppe zuerst in dieser Hinsicht ein.

Bei fast allen Gruppenmitgliedern erreichten wir eine angemessene Auseinandersetzung mit der süchtigen Erkrankung und den damit zusammenhängenden Rollen- und Partnerkonflikten. Die Einstellungen wurden sachlicher und realitätsgerechter. Beziehungsstörungen verloren an Bedeutung. Patienten und Angehörige fühlten sich in der Gruppe geborgen und verstanden, bejahten auch zunehmend ihre Kompetenz für die Lösung aktueller Konflikte und Krisensituationen. Rückfälle werden jetzt durch rechtzeitige Benachrichtigung und rasches Eingreifen der Gruppenmitglieder überwiegend ohne oder mit minimaler Inanspruchnahme der Therapeuten abgefangen; die Entgiftung kann in den meisten Fällen ambulant erfolgen. Alle Patienten sind sozial integriert, bis auf zwei Ausnahmen haben sich ihre berufliche und familiäre Situation gebessert. Die Hälfte von ihnen ist seit 1 bis $1^1/_2$ Jahren abstinent.

Zusammenfassend möchten wir feststellen, daß der Krankheitsprozeß der Abhängigkeit hohe und verschiedenartige Anforderungen an Therapeuten, Kranke, Angehörige und die gesamte Gesellschaft stellt. Nicht nur die im Verhältnis zum Bedarf unzureichende Behandlungskapazität, sondern auch unterschiedlichste Therapiewiderstände machen den Alkoholismus zu einem schwierigen therapeutischen Problem, das in der vorliegenden Arbeit eingehender untersucht wurde. Gruppen- und Psychotherapie in verschiedener Form bieten sich für Alkoholkranke und ihre Angehörigen an. Auf diese Weise kann das Behandlungsrepertoire erweitert und optimiert werden. Gesprächstherapie (ROGERS, TAUSCH, HELM et al.) und das Handlungsmodell partnerschaftlicher Konflikt- und Problemlösung nach MANN dürften für die einzelnen anspruchsvollen Therapieziele besonders geeignet sein.

### Literatur

*Battegay, R.:* Alkoholismus aus psychiatrischer Sicht. Suchtgefahren **19** (1973) 52—58.

*Casselmann, J., und H. Solms:* Le milieu familial de l'alcoholique. Internat. psychiat. **1** (1971) 39—47.

*Davis, D. L.:* Is alcoholism really a disease? Contemp. Drug Prob. N.Y. **3** (1974) 197—212, zit. bei *Feuerlein, W.,* Nervenarzt **50** (1979) 276—286.

*Dörner, K., und U. Plog:* Irren ist menschlich. Psychiatrie-Verlag R. Hinstorf 1978.

*Eddy, N. B., H. Halbach, H. Isabell und M. A. Seevers:* Drug dependence: Its significance and characteristics. Bzle. Wld. Hlth. Org. **32** (1965) 721, zit. in: *W. Steimbrecher und H. Solms* (Hrsg.): Sucht und Mißbrauch. Thieme Verlag Stuttgart 1975.

*Feuerlein, W.:* Alkoholismus — Mißbrauch und Abhängigkeit. Thieme Verlag Stuttgart 1975.

*Gebsattel, V. E. v.:* Zur Psychopathologie der Sucht. Stud. Generale **1** (1948) 258—265.

*Helm, J.:* Mündl. Mitteilung 1979.

*Huhn, A.:* Die Therapie von Sucht und Mißbrauch und deren Folgen im Rahmen von Landeskrankenhäusern, in: *Steinbrecher, W., und H. Solms* (Hrsg.): Sucht und Mißbrauch. Thieme Verlag Stuttgart 1975.

*Jackson, J. K.:* Family structure and alcoholism. Ment. Hyg. **33** (1959) 403—407.

*Jackson, J. K.:* Alcoholism and the family. Ann. Amer. Acad. Polit. Soz. Sci. **315** (1958) 90—98.

*Jellinek, E. M.:* The disease concept of alcoholism. Yale-University-Press New Haven 1960.

*Keller, M.:* On the loss-of-controle phenomen in alcoholism. Brit. J. Addict. **67** (1972) 153–166.

*Kielholz, P., und D. Ladewig:* Die Drogenabhängigkeit des modernen Menschen. Lehmann Verlag München 1972.

*Koelsch, K. A.:* Die Alkoholkrankheit vom Standpunkt des Internisten. Z. ärztl. Fortbild. **71** (1977) 484–487.

*Kreyssig, M.:* Bemerkungen der Alkoholikerbehandlung unter den Bedingungen der sektorisierten psychiatrischen Versorgung. Dt. Gesundheitswesen 33 (1978) 69–71.

*Kryspin-Exner, K.:* Behandlung von Alkoholismus. Nervenarzt **50** (1979) 277–285.

*Lelbach, W. K.:* Zur leberschädigenden Wirkung verschiedener Alkoholika. Dt. med. Wschr. **92** (1967) 233–238.

*Mann, F.:* Psychiatrie ohne Mauern. Campus-Verlag Frankfurt/New York 1979.

*Matussek, P.:* Die süchtige Fehlhaltung, in: Grundzüge der Neurosenlehre. Urban und Schwarzenberg, München, Berlin, 1972.

*Pêquignot, G.:* Die Rolle des Alkohols bei der Ätiologie von Leberzirrhosen in Frankreich. Med. Wschr. **103** (1961) 1464–1468.

*Rogers, C. R.:* Die nicht-direktive Beratung. Kindler Verlag München 1972.

*Rieth, E.:* Gruppentherapie von Alkoholikern in der stationären Behandlung. Suchtgefahren **17** (1971) 12–15.

*Solms, H.:* Psychodynamik des Alkoholismus. In: Psychiatrie der Gegenw. II/2, 2. Aufl. (Hrsg.) von *H. W. Gruhle u. a.* Springer Verlag Berlin 1972.

*Szewczyk, H.:* Der Alkoholiker. Gustav Fischer Verlag Jena 1979.

*Wieser, St.:* Psychotherapie und Soziotherapie des Alkoholismus. In: Psychiatrie der Gegenw. II/2, 2. Aufl., (Hrsg.) von *H. W. Gruhle u. a.* Springer Verlag Berlin 1972.

# Familienzentrierte Therapie in der Kinderneuropsychiatrie

Michael Scholz

## 1. Theoretische Überlegungen zur Familientherapie in der Kinder- und Jugendpsychiatrie

Im Gegensatz zum Ätiologiestreit bei psychiatrischen Erkrankungen im Erwachsenenalter ist der Einfluß der Familie bei der Entstehung psychopathologischer Störsyndrome in der Kinderpsychiatrie unumstritten. Die Arbeit mit den Eltern ist deshalb bei der natürlichen emotionalen und ökonomischen Abhängigkeit der Kinder von der Familie oft die entscheidende Richtung der grundsätzlich bifokalen Therapie. Ihre Nichtbeachtung gilt mit Recht als Kunstfehler. Die Zahl der Untersuchungen und Veröffentlichungen zu diesem Thema aus unterschiedlichen Blickrichtungen ist für den Einzelnen nicht mehr überschaubar. Die Arbeiten reichen von pädagogischen, soziologischen, psychologischen, psychiatrischen bis hin zu verhaltensbiologischen und genetischen Forschungsrichtungen. Stellvertretend für viele seien hier nur die kinderpsychiatrischen Arbeiten von CHRISTOSSOFF (1975), GEBELT (1971), GÖLLNITZ (1975) und van KREVELEN (1975) genannt.

Es ist an dieser Stelle nicht unsere Aufgabe, eine verallgemeinernde und umfassende Zusammenfassung aller dieser Richtungen zu versuchen. Es geht vielmehr in Übereinstimmung mit der von BACH dargelegten theoretischen Grundposition darum, unseren Ausgang für die therapeutische Arbeit mit der Familie aufzuzeigen. Wir wollen versuchen, anhand von Überlegungen zur Definition des psychisch gestörten Kindes und des praktizierten methodisch-diagnostischen Vorgehens den Stellenwert, den die Familie im therapeutischen Prozeß bei uns erfährt, zu bestimmen, der aber stets eingebunden ist in eine interdependente, multifaktorielle Betrachtungsweise und damit einen mehrdimensionalen therapeutischen Ansatz bedingt. Es soll auch deutlich werden, daß dieser verfolgte mehrdimensionale Ansatz aus didaktischen Erwägungen und einer praxisbezogenen Therapie sinnvoll ist, um einerseits das multifaktorielle Bedingungsgefüge zu erhellen und andererseits gefahrvollen einseitigen Betrachtungsweisen, die in der Kinderpsychiatrie von mehr biologisch-medizinischen Akzenten bis hin zu genauso fragwürdigen einseitig „familistischen" Perspektiven reichen (van KREVELEN, 1977). Die zunehmende Beachtung der mehrdimensionalen Betrachtung aller Erkrankungen im Kindes- und Jugendalter dokumentiert sich in der Kinderpsychiatrie neuerdings auch in Arbeiten auf internationaler Ebene. Das erste multiaxiale Klassifikationsschema liegt jetzt vor. Es erfaßt somatische, neurologische, psychische und soziale Faktoren als gleichwertige diagnostische Ebenen.

Unsere Auffassungen vom Wesen einer psychischen Störung im Kindes- und Jugendalter sollen im folgenden dargestellt werden: Beim psychisch gestörten Kind ist der Interaktionsprozeß im System Familie oder zu außerfamiliären Erziehungsträgern und Bezugspersonen so gestört, daß das Verhalten des Kindes nicht mehr den Erwartungen, Normen und Handlungsweisen der Bezugspersonen entspricht. Die psychische Störung umfaßt sowohl die Störung zu den Bezugsgruppen als auch zu sich selbst. Die Bezeichnung psychische Störung als Wertmarke für den identifizierten Patienten (= Symptomträger = designierter Patient) ist bewußt allgemein gehalten und umfaßt die Benennungen wie krank, erziehungsbedingt, auffällig und verhaltensgestört, die nur Teilaspekte desselben Problems sind. Eine Unterscheidung erscheint nur unter pragmatischem Aspekt sinnvoll im Hinblick auf den Schweregrad der gestörten Beziehung und den unterschiedlich institutionell eingebundenen pädagogischen, psychologischen und medizinischen Möglichkeiten der Hilfe, die aber bis heute noch nicht klar definiert sind und sich in praxi meist unkoordiniert überschneiden (DÖRNER, PLOG, 1978).

Der Interaktionsprozeß kann durch soziale, psychische und somatische Ursachen gestört sein.

Zu den sozialen Ursachen gehören die Beziehungsstörungen sowohl zu den primären als auch zu den gesellschaftlichen Erziehungsträgern. Sie können ihre Ursachen haben in gestörten Familienbeziehungen, abnormen neurotischen Familienarrangements oder auffälligen Persönlichkeitsmerkmalen der Eltern, die das System Familie als interdependente Einheit mit den speziellen Aspekten Eltern—Kind und Kind—Geschwister ungünstig beeinflussen. Damit werden die Störungen des Kindes zum Symptom eines gestörten Kommunikationssystems, das hier die Familie ist. Die gestörten Beziehungen machen sich konkret in einer Fehlerziehung des Kindes, in Fehlhaltungen oder Fehlerwartungen zum Kind bemerkbar. Ebenso können vom hauptsächlichen gesellschaftlichen Erziehungsträger der Schule Störungen ausgehen, die das Kind in seiner normalen psychophysischen Entwicklung hemmen. Auch hier ist die Schule als Interaktionssystem zu verstehen.

Unter systemtheoretischer Betrachtung der Familie hat das Symptom eine wichtige „systemische Funktion" (de CLERCK-SACHSE, 1978). Das Symptom und damit der identifizierte Patient ist der Kristallisationspunkt ambivalenter Haltungen, Bewertungen und Verhaltensweisen aller Familienmitglieder und trägt zur Stabilisierung des Systems bei. Damit wird die kausale und/oder konditionale Bedeutung der Familie für das Symptom bzw. für den Symptomträger deutlich, weil häufig fixierte intrafamiliäre Beziehungen nicht geändert werden dürfen, da das für die Familie noch schwerwiegender wäre als die Ausbildung oder das Fortbestehen einer Störung bei einem Familienmitglied (de CLERCK-SACHSE, 1978).

Bereits ANOCHIN (1967) faßte die Familie als Reafferenzsystem auf, wo die

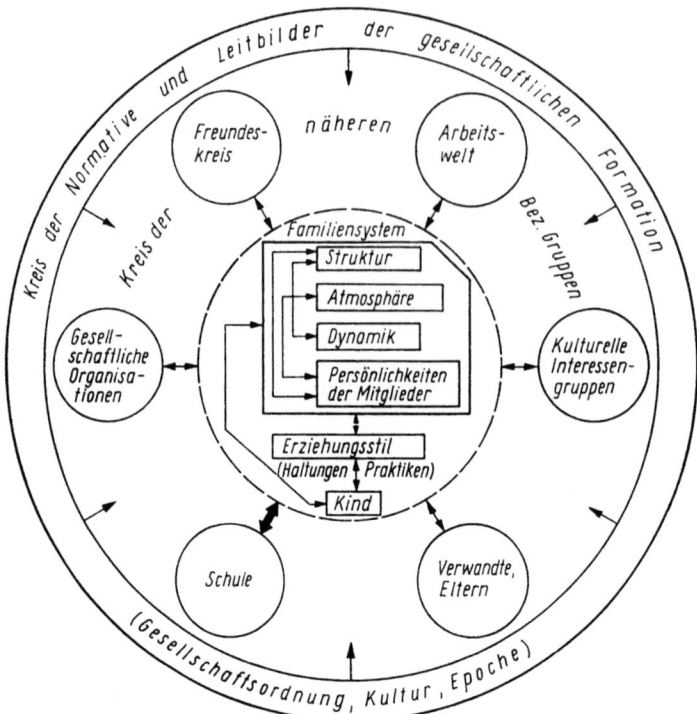

**Bild 1.** Familiensystem mit seinen wechselseitigen Beziehungen und Einflüssen

Rückkopplung elementarer Bestandteil der Wechselwirkung ist. Im Hinblick auf die zentrale Bedeutung des partnerschaftlichen Konfliktlösungsverhaltens nach MANN in der familienzentrierten Therapie, auf das später noch ausführlich eingegangen werden wird, sind konflikttheoretische Überlegungen für uns wichtig. Konflikt ist immanenter Bestandteil jeder Persönlichkeit und für die Persönlichkeitsentwicklung geradezu nötig. Unter systemtheoretischer Betrachtung ist der Konflikt familienimmanent und zunächst einmal normaler konstruktiver Spannungszustand. In der Art und Weise der Konfliktbewältigung offenbart sich die Funktionsfähigkeit und die Dynamik der Familie. Familien mit chaotischen Konfliktlösungen sind emotional schwer gespalten und damit nicht im Sinne einer Gruppe funktionsfähig. Andere Familien spiegeln sich in einer Scheinharmonie („bei uns ist alles in Ordnung, wir streiten uns nie, Streit ist uns zuwider"), weil sie Konflikte leugnen müssen, um die Homöostase oder auch nur das Familienimage zu wahren, oder weil sie den emotionalen Zerfall spüren. Durch Abwehr wird die Familie gekittet, auch auf die Gefahr hin, daß die Konflikte weiter schwelen. Eine andere Form inadäquater Konfliktbewältigung ist die bereits erwähnte Projektion von Familienspannungen auf das primär oder sekundär gestörte Kind — den identifizierten Patienten. Durch Störungen auf der somatisch-psychischen Ebene kann die Kompensationsfähigkeit eines Mitgliedes — bei unserer Betrachtung vor allem des Kindes — und damit die Kompensationsfähigkeit der Familie insgesamt herabgesetzt sein. So kann das leicht hirngeschädigte Kind als schwächstes Glied ein kommunikationsgestörtes, zunächst noch nach außen intakt erscheinendes Familiensystem zur Dekompensation bringen, so daß die ganze Familie in der Konfliktbewältigung entgleist oder den identifizierten Patienten zur Spannungsabfuhr bei inadäquater Konfliktbewältigung benötigt, was wiederum die Psychopathologie des Patienten im Sinne eines circulus vitiosus verstärkt. Aus systemtheoretischer Betrachtung der Familie und konflikttheoretischen Überlegungen gewinnen deshalb die Ergebnisse der somatisch-biologischen Ursachenforschung der Kinderneuropsychiatrie eine enorme Bedeutung, weil sie für das Verständnis der Funktionsfähigkeit der Familie wichtig sind. Da sie nicht Schwerpunkt dieser Arbeit sind, sei eine theoretische Reduktion erlaubt, wie auch ihre Aufzählung hier unvollständig bleiben muß. Das darf aber nicht zu dem Schluß führen, ihre Bedeutung würde in der täglichen Praxis unterschätzt werden.

Als somatische Ursachen spielen angeborene oder bereits erworbene Merkmale die entscheidende Rolle, z. B. hirnorganisches Psychosyndrom nach leichter frühkindlicher Hirnschädigung, Teilleistungsstörungen, intellektuelle Minderleistung und sonstige angeborene oder erworbene Störungen, die die Leistungs- und Kommunikationsfähigkeit des Kindes behindern.

Bei den psychischen Faktoren sind die intrapsychische Verarbeitung des Erlebens der Umwelt, insbesondere der emotional bedeutsamen Bezugspersonen, sowie erwartete und frustrierte emotionale Bedürfnisse wichtig.

Die Diagnostik des psychisch gestörten Kindes ist also stets mehrdimensional und muß die Teilaspekte im Hinblick auf die zu treffenden therapeutischen Maßnahmen stets zu einem Gesamt einschließen. Unter Berücksichtigung der Interdependenz der Teilaspekte geht es in der Diagnostik mehr um die quantitative Wichtung auf den aufgezeigten Hauptebenen mit ihren daraus resultierenden therapeutischen Konsequenzen. Damit soll auch deutlich werden, daß die Therapie und Rehabilitation nicht nur auf die momentane Störung und das hervorstehende Symptom gerichtet sein darf (im Sinne des Wegübens von Störungen oder der Dressur der Anpassung), sondern auf die Erlangung oder Wiederherstellung der voll lebens-, genuß- und kooperationsfähigen kindlichen Persönlichkeit im Hinblick auf sein späteres Erwachsenendasein.

Das Beispiel einer 12jährigen Patientin soll die Bedeutung familienzentrierter Behandlung im Rahmen mehrdimensionalen Vorgehens trotz zunächst eindeutig erscheinender, ausschließlich im Kind liegender Ursachenbetrachtung verdeutlichen. Das Mädchen wurde wegen Verhaltensstörungen in Form ausgeprägter Schulunlust mit der Tendenz, Leistungsanforderungen auszuweichen, zur stationären Behandlung angemeldet. Die Folgen waren eine akute Versetzungsgefährdung. Diese Haltung habe sich auf Grund von hirnorganisch bedingten Konzentrations- und Gedächtnismängeln bei Pendelerziehung im Elternhaus entwickelt. Die Erziehungsschwierigkeiten haben sich trotz Teilnahme der Eltern an einer Elterngruppe nicht geändert. Die stationäre Aufnahme wurde von der einweisenden Stelle „zur Unterbrechung des ungünstig wirksamen circulus vitiosus und Anbahnung angemessenen Leistungseinsatzes" für erforderlich gehalten. Der Vater sprach ständig wegen einer aus seiner Sicht dringend notwendigen stationären Aufnahme vor. Als Ursachen gab er zunehmende aggressive Handlungen gegen den jüngeren Bruder an. Vor allem käme die Mutter mit dem Mädchen überhaupt nicht mehr zurecht, deshalb kümmere er sich jetzt um die Erledigung der Hausaufgaben der Tochter. Außerdem sei schon eine Lese-Rechtschreibschwäche bekannt, aber diese wäre noch nie behandelt worden. Die Tochter sei bei der Erledigung der Hausaufgaben sehr langsam, bequem und müsse ständig kontrolliert werden. Wenn nichts im Tagebuch stehe, wird das Mädchen „examiniert"; auf Zwischenfragen, die die Hausaufgaben nicht betreffen, reagiere sie einfach nicht. Strafen setze er an, und zwar bewußt so, daß die Kinder oft nicht wissen, wofür: „Sie wissen, was ich erwarte und werden schon darauf kommen." Strafe erfolgt andererseits nicht unmittelbar, sondern später, dann aber durch die Mutter. Er diktiere sie aber seiner Frau, die leider dann aber nicht „dahinter steht". Bei dem jüngeren Bruder gebe es in der Schule und auch zu Hause überhaupt keine Schwierigkeiten. Er wäre ein „ideales Kind". Er hätte viel Energie und Ehrgeiz Die Mutter käme mit der Tochter überhaupt nicht mehr aus. Wegen der Schwierigkeiten mit dem

Mädchen herrsche in der Familie eine zunehmend gereizte Stimmung. Dadurch habe in letzter Zeit auch der Junge in den schulischen Leistungen nachgelassen, weil das Mädchen ständig Reibereien zwischen den Kindern provoziere.

Der Vater halte die Mutter in der Kindererziehung für viel zu streng und penibel. Er ist sicher, „daß das Mädchen schuld ist, daß meine Frau so nervös und krank ist". Das Mädchen habe die Mutter schon als Kleinkind „kaputt gespielt". Aus diesem Grund habe er auch darauf gedrungen, daß das Mädchen entgegen dem Rat der Schule nicht um ein Jahr von der Einschulung zurückgestellt worden ist. Auch ihn koste die Sache viel Nerven. Er hoffe jetzt auf die „pädagogischen Fähigkeiten der Station", zumal die letzte Vorstellung in der überweisenden Stelle vor $1^1/_2$ Jahren erfolgt sei.

Das Einzelgespräch mit der Mutter zur Aufnahme ergibt folgendes: Sie habe das Mädchen früher sehr streng gehalten, glaube jetzt, daß es nicht richtig war. Jetzt lasse sie die Zügel locker, weil auch der Vater sich jetzt um die Erziehung kümmere. Zum Jungen sei der Vater „friedlich", habe auch oft ein gutes Wort zu ihm, „gegen P. geht er immer nur mit dem Holzhammer vor". Sie stelle sich manchmal schützend vor die Kinder, könne sich aber dem Vater gegenüber nicht durchsetzen. Vor allem gefalle ihr nicht, daß er sie bei Strafaktionen gegen die Kinder, die er geplant hat, veranlasse, diese Strafen an den Kindern zu verhängen.

Zur Anamnese: Schwangerschaft und Geburt unauffällig; Beginn des Laufens mit $1^1/_2$ Jahren; im Säuglingsalter häufig krank gewesen. Im Anamnesebogen war u. a. von den Eltern folgendes angekreuzt: Erschöpfung, Müdigkeit, schweres Einschlafen, Zähneknirschen, Naschen, Verträumtheit, Kontaktstörungen zu Kindern, Angst vor dem Alleinsein, Wehleidigkeit, weinerlich, Fragezwang, leichte Erregbarkeit, Unbeherrschtheit, Jähzornsausbrüche, Leistungs- und Schulversagen, Konzentrationsschwierigkeiten, Schreib- und Leseschwäche, Arbeitsunlust, Verspieltheit, Langsamkeit, Unpünktlichkeit, Einordnungsschwierigkeiten, Trotz, Bummeln, Herumstrolchen. Das Kind ist zu Hause lahm, nörglerisch, stur, jähzornig, maulend und unwillig. Enttäuschungen werden vom Kinde schlecht verkraftet. Auf Lob reagiert es mit Freude, auf Strafe reagiert es mit Widerstand. Das Kind wurde vorehelich geboren, war erwünscht und wurde nicht gestillt. Es wäre tags und nachts ein Schreikind gewesen und als Säugling schreckhaft und lärmempfindlich.

Aus den weiteren vorliegenden Unterlagen geht hervor, daß sie von der Umschulung in eine LRS-Spezialklasse nach Vorstellung zurückgewiesen ist, weil sie keine LRS habe.

Psychologische Untersuchung: Im BSK IQ von 0,89; im Konzentrationstest (Durchstreichprobe nach KURTH) kein Hinweis auf organisch bedingte Konzentrationsstörung.

Beurteilung durch den Psychologen: In der Leistungshaltung oberflächlich. Wenig intellektuelles Spontaninteresse. Bei verbalen Aufgaben, die die Kritikfähigkeit prüfen, wird Problem nicht erkannt, sondern die Aufgabe desinteressiert abgetan.

Die mehrdimensionale Diagnostik zum Beginn der Therapie wurde wie folgt gestellt: *Syndromatologisch:* Schulversagen, Schulunlust, Erziehungsschwierigkeiten. *Somatisch:* Bis auf leicht verzögerte sprachmotorische Entwicklung unauffällig. *Psychisch:* (in Ergänzung der psychologischen Untersuchungsergebnisse) Bei der Aufnahme im Kontaktverhalten zu Erwachsenen unauffällig. Gegenüber gleichaltrigen Kindern durch mangelnde Ausdauer und Einordnungsschwierigkeiten mit häufig daraus resultierenden Mißerfolgserlebnissen unangepaßt bis aggressiv. Emotional gut mitschwingungsfähig. Erlebt sich selbst als Versager und Außenseiter der Familie. *Sozial:* Der jüngere und intellektuell besser befähigte Bruder ist das Lieblingskind des Vaters. Die selbstunsichere und engagierte Mutter ist durch die Dominanz des Vaters randständig und ebenfalls Außenseiter in der Familie. Verminderte intellektuelle Leistungsfähigkeit und das Nichtakzeptieren in der Familie sind Ursachen des Leistungsversagens und bedingen die Schulunlust und die Kontaktstörungen im übrigen Sozialfeld.

*Die Therapie* erfolgte von Beginn der stationären Aufnahme synchron bifokal. Die Eltern nahmen an der Elterngruppe teil. Unter stationärer Behandlung kam es bald bei P. zu einer Verbesserung des sozialen Kontaktes zu Gleichaltrigen mit Abbau der aggressiven Tendenzen. Die sich allgemein bessernde Leistungsmotivation führte zu deutlichen Lernerfolgen, so daß sie ohne Schwierigkeiten das Klassenziel erreichte. Nach dem Schulbericht war sie eine ruhige, stets freundliche und höfliche Schülerin. Auf Grund ihrer Verträglichkeit und Hilfsbereitschaft akzeptierten sie ihre Mitschüler.

In der ersten Phase der *Elterngruppe* wurde erreicht, daß die Mutter im Familienverband aufgewertet und der Einfluß des dominierenden Vaters relativiert wurde. Mit zunehmender Besserung und der Integration des Mädchens auf Station, was sich natürlich auf die familiäre Situation auswirkte, brachte der Vater in der Elterngruppentherapie Bagatellprobleme vor, die ihn störten, die aber durch die Elterngruppe selbst entkräftet wurden. Danach suchte er ein Einzelgespräch mit dem Therapeuten, um die Probleme, die er mit dem Mädchen weiterhin hatte, zu besprechen. Der Therapeut hatte den Eindruck, daß er versuchte, sich gegen das Mädchen mit dem Therapeuten zu verbünden. Zur gleichen Zeit wurden in der Elterngruppe und auch in flankierenden Gesprächen mit dem Vater zunehmende elterliche Beziehungsstörungen deutlich, zumal die Dominanzprobleme in der Elterngruppe auch angesprochen worden waren. Erst die intensive Bearbeitung der Partnerprobleme sowohl in der Elterngruppe als auch in Einzelelterngesprächen konnten die Beziehungsstörung zwischen den Partnern klären und damit eine Umstimmung der elterlichen Gefühlslage zu dem Mädchen bewirken.

Unter individualpsychologischer und mehr somatisch orientierter Betrachtungsweise wurde die leicht verzögerte frühkindliche Entwicklung von der einweisenden Stelle als leichte frühkindliche Hirnschädigung gedeutet. Mit den Spielstörungen und Konzentrationsstörungen im frühen Kindesalter und in der Schulzeit wurden sie zu Symptomen eines frühkindlichen hirnorganischen Achsensyndroms nach GÖLLNITZ. Trotz Einbeziehung der Eltern während der ambulanten Behandlung stand in der Elterntherapie offenbar die Pendelerziehung als wirksames Agens isoliert betrachtet im Vordergrund, ohne die dahinterstehenden Motivations- und Beziehungsaspekte im Gesamtsystem Familie zu berücksichtigen. Es wurde vor allen Dingen die Bedeutung des identifizierten Patienten für die Stabilisierung der Familie nicht berücksichtigt. Eine Therapie, die ausschließlich das Kind berücksichtigt hätte, wäre zum Abschluß gekommen mit der Stabilisierung des Mädchens und der Verbesserung der schulischen Leistungen nach der stationären Behandlung. Der dauerhafte Erfolg wäre aber in Frage gestellt gewesen, weil die Familie, vor allem der Vater, den Außenseiter zur Stützung des eigenen instabilen Beziehungssystems brauchte. Die versuchte Koalitionsbildung mit dem Therapeuten war dafür deutliches Zeugnis. Der Vater war so verunsichert, daß er sogar sozial angepaßtes Verhalten des Mädchens zeitweilig als gestörtes Verhalten umdeuten mußte und von der Gruppe und vom Therapeuten erwartete, daß man ihm dabei zustimmte. Mit der Stabilisierung des Mädchens brach im alter Partnerschaftskonflikt auf der Ebene der zwar vorher bearbeiteten aber nicht endgültig gelösten Dominanzprobleme aus. Die durch die Störung des Mädchens erreichte Homöostase war durch ihre „Gesundung" beseitigt, was den Vater schwer verunsichern mußte.

DÜHRSSEN hat den Grundsatz aufgestellt, daß die „Familiendiagnose" wichtiger als das Krankheitsbild des Kindes ist. Sie sei auch dann nicht belanglos, wenn es sich bei dem Kind um eine leichte frühkindliche Hirnschädigung handelt. „Wenn wir nicht über die verborgenen Ängste, Befürchtungen, Sehnsüchte (Erwartungen und Ansprüche, der Verf.) aller beteiligten Familienmitglieder mit ihrer wechselseitigen Verflochtenheit ausreichend Bescheid wissen, dann werden wir nicht verstehen, wie das Kind in diese Familiendynamik hineinverwoben ist" (DÜHRSSEN, 1977).

Das Beispiel soll andererseits zeigen, wie schnell bei einseitiger Betrachtung unbedeutende Entwicklungsverzögerungen und Spielstörungen ärztlich-psychologischerseits etikettiert werden, was natürlich zur affektiven Entlastung und zur Stabilisierung des gestörten Familiengefüges gern von den Eltern aufgegriffen und weiterhin in der Argumentation benutzt wird (Vater meinte, daß als Ursache die unbehandelte LRS nach wie vor bedeutsam wäre). Allerdings wird natürlich auch von den Vertretern einer medizinisch-psychologischen Institution eine Klärung und damit eine Diagnose erwartet, die sicher zur Befriedigung des Kausalitätsbedürfnisses der Eltern führt. Die Gefahr ist offenkundig, daß die nur bei soziodynamischer Betrachtung verstehbare Außenseiterrolle damit zweifelsohne iatrogen fixiert wird und die Bedürfnisse der Restfamilie zur Stabilisierung des Familiensystems legalisiert werden, womit der Patient ungewollt zum ärztlich bzw. psychologisch sanktionierten Sündenbock wird. Andererseits bedeutet die Teilnahme an einer Elterngruppe noch lange nicht, daß die Eltern über eine Erhellung von Hintergrundmotivationen zu einer Änderung ihrer Gefühlslage zum Kind gekommen sind, wenn in der Therapie

im vordergründig instrumentellen Bereich der Erziehung (wie es der Begriff Pendelerziehung ausdrückt) steckengeblieben wird. Familientherapie unter systemtheoretischer Sicht meint, die Bedeutung des Symptoms, des identifizierten Patienten, für
alle beteiligten Mitglieder so zu erhellen, daß die pathogenetisch wirksamen Bedürf-
nis- und Beziehungsstrukturen so verändert werden können, daß der identifizierte
Patient im System als Ganzes nicht mehr gebraucht wird.

Zusammenfassend ist die Arbeit mit den Eltern bei der Bedeutung familiendyna-
mischer Faktoren im Entstehungsprozeß psychischer Störungen bei Kindern eine
*conditio sine qua non*. Eigene katamnestische Untersuchungen nach stationärer
Psychotherapie ergaben, daß alle die Kinder und Jugendlichen signifikant bessere
Therapieerfolge zeigten, deren Eltern regelmäßig an Elterngesprächen teilgenommen
hatten (KLEEBERG, WENZEL, 1979). Mit anderen Worten, die größte Rückfall-
quote war trotz gleicher Erfolge nach Abschluß der stationären Behandlung bei den
Kindern zu beobachten, deren Eltern während der stationären Behandlung der Kinder nicht intensiv betreut wurden oder die sich den Elterngesprächen entzogen
hatten. Die alleinige Behandlung des Kindes unter Ausschluß der Eltern ist nur dann
zu vertreten, wenn von den Eltern keine wirksame Hilfe zu erwarten ist, wenn sie
selbst schwer behindert sind oder ihre Ablehnung gegenüber dem Kind unkorrigier-
bar ist.

Die folgenden Ausführungen werden sich mit dem Vorgehen der Einbeziehung der
Familie in den therapeutischen Prozeß beschäftigen.

## 2. Voraussetzungen zur familienzentrierten Therapie

### 2.1. Handlungsmodell für partnerschaftliches Verhalten als therapeutisches Basis-verhalten in der Arbeit mit den Eltern

Der partnerschaftliche Umgang mit allen Betroffenen erscheint mir der wichtigste
therapeutische Grundsatz in der Kinder- und Jugendpsychiatrie zu sein. In relativ
kurzer Zeit hat sich das von MANN entwickelte Handlungsmodell zum partnerschaftlichen Verhalten an der Leipziger Klinik für Kinderneuropsychiatrie zum Aus-
bildungsstandard entwickelt. Neben der methodischen Optimierung des Therapeuten-
Patientenverhältnisses überhaupt, schließt es selbstverständlich die Gestaltung der
Interaktion Therapeut−Eltern mit ein. Abgesehen von dem Vorteil einer didaktisch
guten Strukturierung in klare Lernschritte und einer günstigen Orientierungsgrundlage bei Supervisionen ist letztlich nach MANN das partnerschaftliche Verhalten
„weniger Methode als Einstellung". Möglicherweise könnte man darauf erwidern,
daß der partnerschaftliche Umgang ohnehin seit altersher Grundsatz jeder therapeutischen Beziehung in der Kinderpsychiatrie und in der Psychiatrie überhaupt ist.
Eigene Erfahrungen, die sich auch auf Trainertätigkeit in den Grundkursen zum
partnerschaftlichen Verhalten beziehen, zeigen, daß die partnerschaftliche Einstellung
nicht nur vermittelt, sondern transparent gemacht und damit differenziert wird.
Jeder, der sich mit dem Handlungsmodell intensiv beschäftigt, hat erlebt, wie eigene
therapeutische Grundeinstellungen durchsichtig gemacht werden und überdacht
werden müssen. Dieser Anspruch, weniger Methode als mehr Einstellung zu sein,
wird in der Ausbildung immer wieder berücksichtigt. Ich sehe allerdings den Vorteil auch darin, daß partnerschaftliches Verhalten hier gerade *mit* Methode zum
Wohle des Patienten vermittelt wird. Da das Handlungsmodell neben der Vermittlung
der akzeptierenden Haltung, der Echtheit und Selbstkongruenz, des emotionalen
Engagements und der sozialen Empathie auch den Sachaspekt des therapeutischen

Handelns berücksichtigt, ist es im Hinblick auf das doppelte Arbeitsbündnis zum Kind und zu den Eltern (DÜHRSSEN, 1977) und die im Umgang mit Kindern stets notwendige erzieherische Führung nach unserer Meinung ein effektives therapeutisches Basisverhalten in der Kinderpsychiatrie. Es soll deshalb hier einleitend dargestellt werden.

Die Grundlagen des Handlungsmodells liegen in der klientzentrierten Gesprächstherapie nach ROGERS (1973) und der Konfliktlösungsmethodik, die GORDON (1974) als niederlagelose Methode beschrieben hat. Der theoretische Hintergrund ist das materialistische Tätigkeitskonzept der sowjetischen Psychologie und die daraus erwachsenen Handlungstheorien von LEONTJEW und HACKER (1973).

Da die Begegnung des Therapeuten mit der Familie oder des Therapeuten mit dem Patienten im Rahmen des Handlungsmodells als Problemsituation aufzufassen ist, sind zwei grundlegende Aspekte zu berücksichtigen: Der *sozial-emotionale* Aspekt (Empfindungen wie Ängste, Scham, Erwartungen wie Hoffnung, Skepsis sowie die Angst vor der Offenbarung des Problems überhaupt) und der *Sachaspekt* (die Sachgegebenheiten, Hilfen, Ratschläge, Hinweise, Lösung). Entsprechend diesen beiden Betrachtungen bewegt sich das Handeln des Therapeuten situations- und verlaufsabhängig in einem dreidimensionalen Feld, das aus folgenden Eckpunkten besteht: Soziale Empathie — Echtheit und Selbstkongruenz — Sachklärung und Sachlösung. Dabei entspricht die *soziale Empathie* in Form des aktiven Zuhörens etwa der Verbalisierung emotionaler Erlebnisinhalte der Gesprächspsychotherapie von ROGERS, TAUSCH und HELM (1978). In den Gruppentherapien wird das auf den Einzelnen bezogene aktive Zuhören durch das gefilterte aktive Zuhören und das selektive aktive Zuhören erweitert. Damit werden für den Gruppenprozeß wesentliche Therapieziele verbalisiert und akzentuiert. Soziale Empathie drückt also einfühlendes akzeptierendes Verstehen, Zuhören mit Rückmeldung aus.

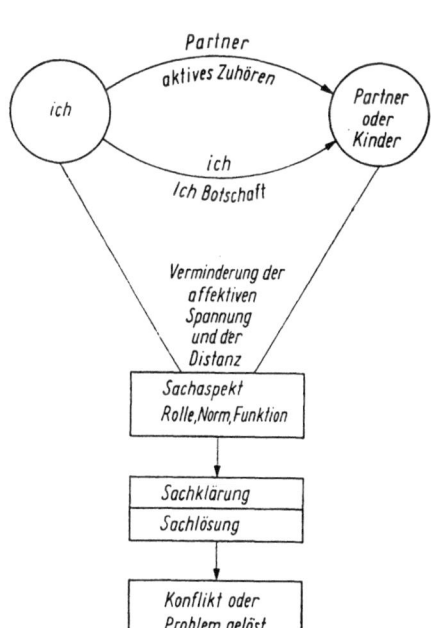

Bild 2. Handlungsmodell zum partnerschaftlichen Verhalten mit dem Prinzip der Problemeigentümerschaft

Die *handlungsorientierte Selbstkongruenz* findet ihren Ausdruck in den Ich-Botschaften und umfaßt Offenheit und Echtheit. Sie drückt im therapeutischen Prozeß die innere Befindlichkeit des Therapeuten aus und soll zur Hilfe des Patienten eingesetzt werden. Der Therapeut wird damit dem Patienten offener und erscheint ihm selbstverständlicher, wodurch das übliche asymmetrische Therapeut-Patientenverhältnis zu einer ausgewogeneren Beziehung gestaltet werden kann. Durch Ich-Botschaften löst sich der Therapeut aus seinem professionellen Rollenverhalten und versucht, keinerlei Widersprüche zwischen eigenem Erleben und Verhalten aufkommen zu lassen. Er teilt sich dem Partner offen in seinen Gefühlen mit, wird spontan und gibt freien Einblick in sein Erleben. Gerade um diese Selbsteinbringung hat es immer wieder Diskussionen gegeben, weshalb hier eine Ergänzung bei der Arbeit mit Eltern und Kindern notwendig erscheint. Einsicht in eigenes Erleben und Spontaneität in der Interaktion ist nur dann sinnvoll, wenn es dem Partner, d. h. den Eltern oder dem Kind weiterhilft. Keinesfalls sind Ich-Botschaften als Mittel zu verstehen, eigene Konflikthaftigkeit, Unreife oder ungesteuertes Verhalten am Patienten zu lösen oder auszuagieren. Ich-Botschaften in diesem Sinne können einem übertriebenen realitätsfremden „Helfer"-Bewußtsein vorbeugen. Sie können damit eine angebrachte Reflexion über eigenes Engagement in der Therapie fördern. ROGERS selbst hat in der Echtheit und Selbstkongruenz die entscheidene Mitte jeder Psychotherapie gesehen (zitiert nach PFEIFFER, 1977). In der Arbeit mit den Eltern sind gerade Ich-Botschaften von modellhaftem Charakter, und sie können erleben, wie der Therapeut als Partner und gleichzeitig als gesunde Autorität dem Kind begegnet und wie sich das Kind dadurch öffnet und angenommen fühlt. Am Rande sei erwähnt, daß Echtheit und Selbstkongruenz bei aller Macht des Wortes viel intensiver und überzeugender gerade im Umgang mit Kindern auch über nonverbale Signale vermittelt werden können (siehe Kapitel: Analyse der nonverbalen Kommunikation).

Neben der konkretisierten Selbstkongruenz durch die Ich-Botschaften ist der *Sachaspekt* die wesentliche Erweiterung, die die Gesprächstherapie im MANNschen Handlungsmodell erfahren hat. Über die Klärung des Beziehungsaspektes durch soziale Empathie und Selbstkongruenz werden Sachlösungen und Sachklärungen in den therapeutischen Prozeß integriert.

Didaktisch werden neben sozialer Empathie und Selbstkongruenz auf der sozialemotionalen Ebene noch das *emotionale Engagement* unterschieden, also die gefühlsmäßige Beteiligung des Therapeuten, das nicht an Bedingungen gebundene Akzeptieren. Das emotionale Engagement des Therapeuten steht eigentlich über dem gesamten Handlungsmodell, erscheint aber in dem Dreieck aktives Zuhören – Ich-Botschaften und Sachaspekt selbst nicht. Aktives Zuhören, Ich-Botschaften und emotionales Engagement sind selbstverständlich in der konkreten Arzt-Patientbeziehung keine getrennten Variablen, sondern nur drei Aspekte von einem Verhalten, die auf der Grundstufe therapeutischer Wirksamkeit auf den von PFEIFFER bearbeiteten Skalen nach CARKUFF, GENDLIN und TAUSCH ineinander verschmelzen. (PFEIFFER, 1977).

Über die Dimensionen aktives Zuhören und Ich-Botschaften wird zwischen Eltern, Kind und Therapeuten ein Klima des Vertrauens und der Offenheit geschaffen, in dem sich die Familie angenommen fühlt, wo jedem einzelnen seine Ängste, Erwartungen und Befürchtungen sowie die Gefühle, die ihm noch gar nicht deutlich geworden sind, sichtbar werden können. Damit entsteht eine grundlegende Basis zur Kooperation und zu diesem in der Kinderpsychiatrie notwendigen doppelten Arbeitsbündnis mit Eltern und dem Kind. Das Modell Ich-Botschaft — aktives Zuhören — Sachaspekt ist in der konkreten Situation ein dynamisches Dreieck, das je nach

Verlauf und therapeutischem Ziel selbst in einem Gespräch sich häufig mehrmals zu einem der drei Eckpfeiler verschieben kann. Ich-Botschaften und aktives Zuhören schaffen dabei stets die Grundlage, um Sachklärungen herbeizuführen.

Die Entscheidung, ob ich als Therapeut aktiv zuhöre oder Ich-Botschaften sende, hängt davon ab, wer konkret das Problem hat (Prinzip der Problemeigentümerschaft nach GORDON, 1974). Steht das Problem oder der Konflikt des Patienten im Vordergrund, oder stehe ich am Anfang einer therapeutischen Beziehung, werde ich aktiv zuhören. Habe aber ich als Therapeut ein Problem mit dem Patienten (z. B. Verantwortung, Grenzen setzen, Enttäuschung, Unbehagen über unerwartetes Verhalten usw.), dann sende ich Ich-Botschaften. Hier sei nochmals betont, daß Ich-Botschaften keine Therapie für den Therapeuten sind. Durch Ich-Botschaften und aktives Zuhören werden dem Patienten auch noch nicht bewußte Gefühle der Gedanken und Erwartungen deutlich. Sie mindern letztlich den affektiven Druck des Patienten, die Spannungen zwischen Therapeuten und Patienten, so daß auf der Sachebene schließlich Problemlösungen weiter bearbeitet werden können (MANN, 1979).

In der Arbeit mit der Familie ist der Aufbau einer therapeutischen Bindung die Grundlage jeder Therapie überhaupt. Familientherapie bedeutet mehr als einseitige Bindung des Kindes. Sie bedeutet Beziehung zur Gesamtfamilie, vor allem auch zu den Eltern, die ja häufig nicht selber krank sind oder sich zumindest nicht als gestört oder krank erleben. Jede Veränderung ist aber bedrohlich, weil sie zur Änderung einer eingespielten Homöostase führt. Deshalb stehen besonders Eltern Behandlungsversuchen, die die Gesamtfamilie und damit auch sie einschließen, zunächst immer sehr skeptisch gegenüber. Obwohl sie Hilfe für ihr Kind erwarten, geraten sie dadurch in einen Zwiespalt zwischen Vertrauen und Mißtrauen zum Therapeuten, der sich in Abwehrmechanismen der Eltern gegenüber dem Therapeuten ausdrückt (Vorsicht, Zurückhaltung, Skepsis, Angst, Ablehnung, Opposition und offener Abbruch der Behandlung). Das Drängen der Eltern nach einer medikamentösen Behandlung des Kindes („denn das Kind ist ja krank, nicht wir!") ist sicher ebenfalls Ausdruck der Abwehr. Ihnen wird leider von vielen Kinderpsychiatern aus Unkenntnis familiärer Hintergründe der Symptombildung und oft auch aus Bequemlichkeit viel zu schnell nachgegeben. Wegen der immer auftretenden Abwehrmechanismen der Eltern gegen eine eigene aktive Einbeziehung in die Therapie ist es wichtig, „bewußt und mit Methode" (WEBER, 1977) eine Vertrauensbrücke zu ihnen aufzubauen. Diese Methode ist für uns das partnerschaftliche Verhalten nach MANN. Erst wenn die Vertrauensbrücke vorhanden ist, können sich Eltern und Kind frei entfalten, erst dann ist eine lebendige und tiefgreifende Kommunikation zwischen Therapeut und Familie möglich. Andererseits darf partnerschaftliches Verhalten nicht zu einer ständigen Abhängigkeit der Familie vom Therapeuten führen. Partnerschaftliches Verhalten schließt eben auch ein gesundes Selbstverständnis des Familientherapeuten und die Wahrung seiner Rolle ein und ermöglicht uns bei allem emotionalen Engagement über Ich-Botschaften ein Stück sinnvolle kritische Distanz beizubehalten (WEBER, 1977).

## 2.2. Das Rollenspiel in der familienzentrierten Therapie

In der Arbeit mit der Familie ist das Rollenspiel eine außerordentlich wichtige und effektive Methode. Da viele Kinder- und Erwachsenenpsychiater dem Rollenspiel aus mangelnder Erfahrung oder aus methodischen Gründen skeptisch gegenüberstehen und reine gesprächspsychotherapeutische Techniken bevorzugen, möchte ich vor den praktischen Hinweisen, die im Kapitel Elterngruppentherapie ausgeführt werden, auf seine Vorteile bereits hier eingehen.

Das Rollenspiel dient zur Sensibilisierung für interpersonelle Beziehungen, zum Training partnerschaftlichen Verhaltens und zum Aufarbeiten von Partner- und Familienkonflikten. Sein großer Vorteil liegt in der einzigartigen Möglichkeit, neues Verhalten risikoarm zu festigen, damit es für die Übertragung in die familiäre Realsituation verfügbar ist. Elterngruppen allein auf der Gesprächsebene haben viel mehr Schwierigkeiten, neue Einstellungen in konkretes Handeln umzusetzen. Wie wichtig es ist, ein Problem nicht nur logisch begrifflich zu lösen, sondern neues Verhalten praktisch-handelnd einzuüben, betonen zunehmend auch Vertreter der cognitiven Verhaltenstherapie (MEICHENBAUM und JAEGGI, 1979).

Es werden immer wieder Meinungen laut, daß das Rollenspiel in sich die Gefahr trage, nur auf der instrumentellen Ebene, also an der Oberfläche bei der Bearbeitung von interpersonellen Konflikten und internalen Inhalten zu bleiben. Erfahrungen mit Elterngruppen und Grundkursen zum therapeutischen Basisverhalten nach MANN zeigen aber, daß zwar das Klima problemzentrierter wird, aber keinesfalls wird, wie SCHWÄBISCH und SIEMS (1974) meinen, der emotionale Aspekt weniger wichtig. Wie ich mich im Spiel in meiner Rolle als Vater, in der Rolle meiner Frau oder meines Kindes erlebe, welche Erfahrungen ich mache, wenn ich mich beim Videorückspiel sehe, macht mir bei guten Rückmeldungen meine Hintergrundsmotivation viel deutlicher als die rein sprachliche Beziehungsklärung es schafft. Da das Rollenspiel zunächst konfliktzentriert beginnt, werden wichtige Fragen des Beziehungsaspektes weniger frontal und aufgesetzt bearbeitet als in Gesprächsgruppen, sondern fließen eigentlich zunächst nebenbei mit ein, brauchen nicht vom Gesprächsleiter krampfhaft gesucht werden. Ihre Analyse und Behandlung wirkt über das Vehikel Rollenspiel viel natürlicher und selbstverständlicher, so daß weit weniger Abwehrmechanismen von den Teilnehmern aufgebaut werden, zumal die Atmosphäre in der Gruppe ohnehin von Beginn an akzeptierend und offen gestaltet wird. Ob das Rollenspiel eine nur sachlich problemzentrierte Atmosphäre schafft oder auch wesentliche Selbsterfahrungen den Teilnehmern vermittelt, kommt letztlich auf die Gestaltung und die Ziele an, die der Gruppenleiter verfolgt.

Mißverständnisse kommen auch durch den Terminus Rollenspiel selbst auf, weil allgemein darunter das Spielen in einer fremden Rolle in einer fremden vorgegebenen Situation verstanden wird. Diese Art des eigentlichen Rollenspiels benutze ich nur, um Eltern zu Beginn der Arbeitsphase in der Elterngruppe die Angst vor dem Agieren zu nehmen. Kern des familienzentrierten Rollenspieles in der Elterngruppentherapie ist jedoch die Darstellung der eigenen Probleme („ich stelle mich selbst dar und bringe meine eigenen Probleme ein"). Genauer wäre zur Bezeichnung sicher MORENOS Psychodrama (1974). Wir haben aber davon abgesehen, weil der Terminus „familienzentriertes Rollenspiel" den Spielcharakter und gleichzeitig die Ausrichtung auf das System Familie erfaßt und außerdem einfach griffiger und geläufiger ist.

Selbst im Einzelelterngespräch benutze ich manchmal das Rollenspiel, um den Eltern, die auf der kognitiven Ebene verhaftet sind, zu verdeutlichen, wie ihr Verhalten auf ihr Kind wirkt. Ich leite dann wie folgt ein: „Vielleicht wird uns die Situation klarer, wenn wir sie kurz spielen. Sie spielen Ihr Kind und ich versuche Sie zu spielen, so wie ich Sie jetzt verstanden habe". Eine kurze Spieleinblendung genügt, um dann auf die Metakommunikationsebene wieder überzuleiten. Gerade Eltern mit großer Distanz und geringem emotionalem Engagement kann die Auswirkung eigenen Verhaltens auf andere so deutlich gemacht werden.

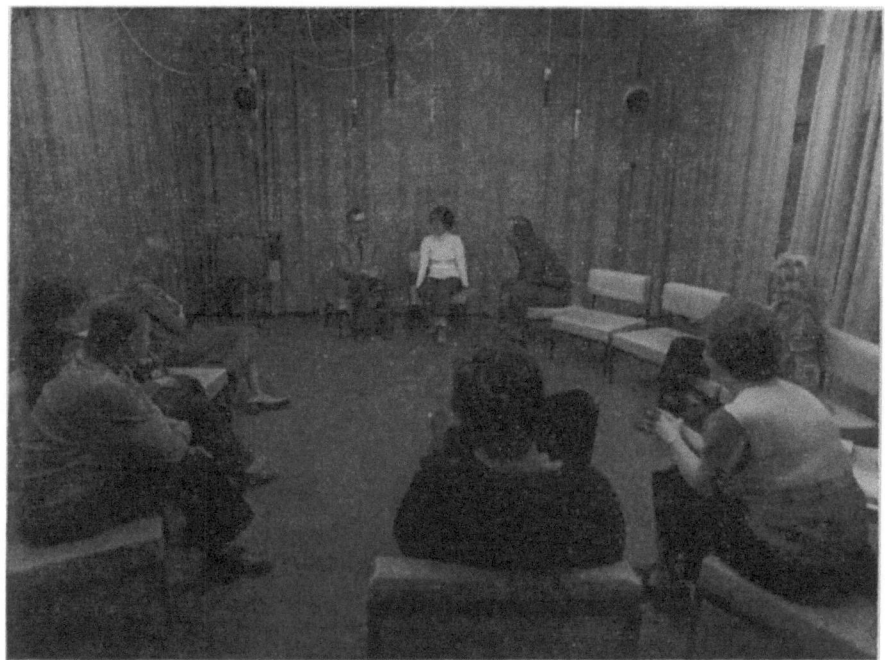

Bild 3a

Bild 3b

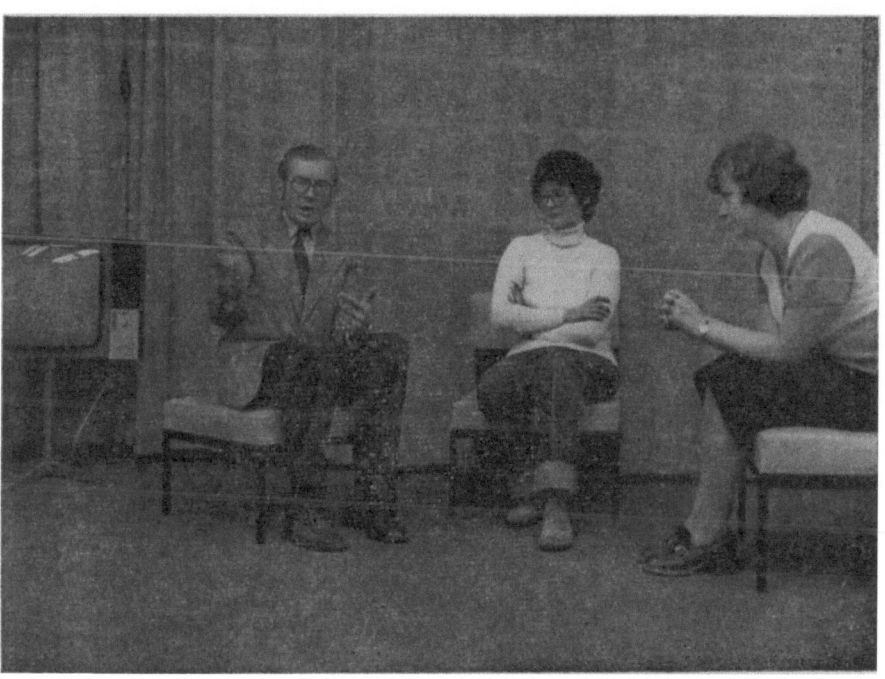

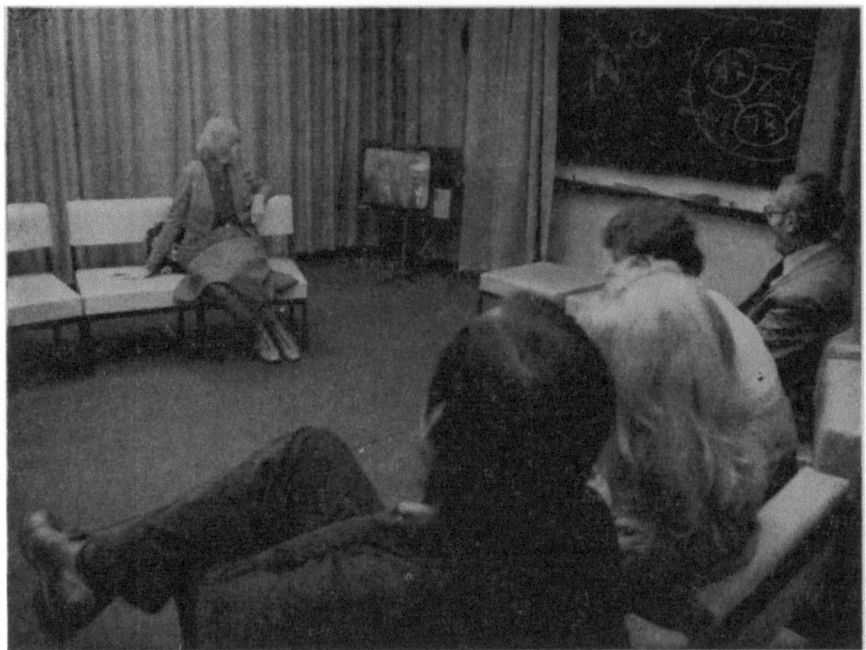

Bild 3 c

Bild 3. Familienzentriertes Rollenspiel
a) – b) Teilnehmer spielen selbsteingebrachte Konfliktsituationen mit Rollenwechsel
c) Videorückspiel (an der Wandtafel sind Erläuterungen zum Handlungsdreieck sichtbar)

Zusammengefaßt hat das Rollenspiel in der Familientherapie folgende Vorteile:
1. Partnerschaftliches Verhalten als Handlungsmodell bleibt nicht auf der Einstellungsebene, sondern kann in konkretes Verhalten umgesetzt werden.
2. Trotz anfänglicher Vorbehalte fällt das Rollenspiel weniger redegewandten Gruppenteilnehmern leichter als wortgewaltigen Intellektuellen, weil Eltern mit geringerer Schulbildung in der konkreten Handlung leichter und offener ihre Gefühle ausdrücken können als sozial höhergestellte.
3. Damit nivelliert das Rollenspiel den sozialen Vorsprung, den sprachgewandte Teilnehmer in reinen Gesprächsgruppen immer haben. (Seit Einführung des Rollenspieles nehmen wesentlich mehr Arbeiter an den Gruppen teil.)
4. Handlungsebene und Metakommunikationsebene können schnell wechseln, was neues Verhalten emotional und kognitiv besser verankert.
5. Durch Rollenwechsel werden die Teilnehmer für die Gefühle, Bedürfnisse und Interessen der anderen Familienmitglieder (Kind, Ehepartner) sensibilisiert, so daß der Sozialpartner über das emotionale Nachempfinden besser verstanden und akzeptiert werden kann.
6. Rollenspiel bereitet besser als das Gespräch die Übertragung neuer Einstellungen in die reale Familiensituation vor.
7. Nicht nur der Agierende hat einen Lerngewinn, sondern auch der Beobachter lernt am Modell.
8. Es kann, in Einzelelterngespräche eingeblendet, den Eltern die Wirkung ihres Verhaltens auf das eigene Kind verständlicher machen und beugt damit einem überzogenen Argumentieren und Rationalisieren vor.

## 2.3. Aufgaben, Ausbildung und Gefahren für den Familientherapeuten in der Kinder- und Jugendpsychiatrie

Die Rolle des Familientherapeuten und seine Aufgaben sind von BACH in dieser Monographie ausführlich dargestellt worden. Hier sei nur auf einige Besonderheiten eingegangen, die für den Kinderpsychiater wichtig sind, der familientherapeutisch arbeiten will.

Familientherapie und Elterngruppentherapie stellen gruppentherapeutische Verfahren dar, die eine gruppentherapeutische Ausbildung erfordern. Kein Chirurg würde wagen, eine Operation durchzuführen, ohne jemals dabei assistiert zu haben oder ohne dabei angeleitet zu werden. Vom Psychiater wird aber bis heute noch das Operieren mit Familien und Gruppen ohne ausreichendes Grundwissen und ohne entsprechend kontrolliertes Lernen erwartet. Von den vorhandenen Ausbildungsmöglichkeiten ist für den Kinder- und Jugendpsychiater die Teilnahme am Grund- und Aufbaukursus zum therapeutischen Basisverhalten nach MANN sowie anschließende Tonbandsupervisionen, die von der Leipziger Psychiatrischen Universitätsklinik durchgeführt werden, aus unserer Sicht zu empfehlen. Bei der notwendigen Selbstkongruenz und Transparenz des Therapeuten ist der Anteil der Selbsterfahrung in diesen Gruppen nicht ausreichend und sollte durch die Teilnahme an einer Selbsterfahrungskommunität nach HÖCK (1981) ergänzt werden. Hier werden Ängste, Ansprüche, Möglichkeiten, Grenzen, Widerstände und Projektionen im Spiegel der Gruppe über eigenes Erleben sichtbar und handhabbar. Außerdem werden gruppendynamische Prozesse und Beziehungsklärungen in der Gruppe intensiv erfahren und können in der Therapie mit Eltern und Familien genutzt werden. Auch Problemfallseminare bei erfahrenen Psychotherapeuten können helfen, z. B. bei Prof. NENDT, Uchtspringe. Selbst das Anhören von Gruppentonbandprotokollen mit interessierten Kollegen innerhalb der eigenen Klinik ist besser als ohne Fremdkontrolle und Anleitung zu arbeiten (dem Chirurgen stehen mindestens zwei Assistenten zur Seite, die ihm auch auf die Finger sehen).

Ich möchte noch einige mir wichtig erscheinende Aspekte und mögliche Gefahren in der familienzentrierten Therapie erwähnen. Das partnerschaftliche Verhalten des Therapeuten hat gerade in der Kinderpsychiatrie durch GORDONS Bezeichnung „niederlagelose Methode" (1974) zu einigen Mißverständnissen geführt, zumal sie dem partnerschaftlichen Umgang oft gleichgesetzt wird. Niederlagelos bedeutet ja letztlich das strikte Vermeiden jeder Frustration. Diese Verabsolutierung des partnerschaftlichen ist, so meine ich, eine gefährliche Illusion, die vor allem durch die totale Ausklammerung des sozialen Bezuges durch GORDON zustande kommt. Gerade im therapeutischen Prozeß mit der Familie, wo die Gefühle, Bedürfnisse und Interessen aller einfließen — nicht nur des Patienten —, wird die Vermeidung jeder Niederlage unmöglich und ist eher Ausdruck entweder eines zweifelhaften Omnipotenzanspruches des Therapeuten oder der eigenen Unsicherheit, die beide zu chaotischer Kommunikation in der Therapie führen müssen. Da Transparenz des Therapeuten mehr als nur Selbsteinbringung ist, agiert der Therapeut nicht nur als Person, sondern ganz explizit in seiner institutionellen Rolle (MANN, 1979). Partnerschaftlich bedeutet also stets den akzeptierenden Bezug zur ganzen Familie. Partnerschaftlich bedeutet zunächst gleichwertige Einfühlung, Aufmerksamkeit und gleiches emotionales Engagement. Partnerschaftlicher Umgang mit der Familie muß aber den Rahmen unveränderlicher Gegebenheiten, den ganz konkreten Realitätsbezug mit einbeziehen. Somit ist die Therapie nicht niederlagelos, sondern muß auch die Frustration durch den Therapeuten notwendigerweise mit einschließen. Entscheidend ist jedoch stets die Art, wie ich mit der Familie umgehe und wie ich ihr verständlich mache, daß der Freiheitsraum durch partnerschaftlichen Umgang nicht grenzenlos wird, sondern durch soziale Normen und durch die Verantwortlichkeit des Therapeuten bestimmt ist. Das hat meiner Meinung nach nichts mit Manipulation zu tun. Nur wenn der Therapeut die Einbindung in seine soziale Rolle vergißt, wird die Transparenz reduziert, werden Ich-Botschaften zu Pseudo-Ich-Botschaften, die dem Patienten das Gefühl der Manipulation verschaffen. Partnerschaftlichkeit ohne Rollenbewußtsein wird realitätsfremd und schadet der Familie, weil sie in einer Glashausatmosphäre gewiegt wird, die regressive und aggressive Tendenzen fördern muß und die Familie in unangemessener Weise an den Therapeuten bindet, wodurch letztlich vor allem der identifizierte Patient in der realen Welt scheitert.

Es könnte jetzt vielleicht der Eindruck entstanden sein, daß Rollenbewußtsein und Realitätsbezug empathischem Verhalten unvereinbar gegenüber stehen. Sie schließen sich in Wirklichkeit aber nicht aus. Sie sind in ihrem Verhältnis je nach therapeutischer Situation veränderlich. Ausschließliche Empathie dagegen wäre gleichbedeutend mit dem Nichteinhalten einer sinnvollen Distanz. Nur in Ausnahmefällen, wenn die Klärung der elterlichen Konflikthaftigkeit als Voraussetzung der Beziehungsklärung zum Kind nötig ist, sollte der Therapeut so viel Empathie zeigen, daß er die Gefühle den Eltern verdeutlicht, die sie selbst noch nicht ausdrücklich nennen oder die ihnen selbst noch nicht bewußt sind. In der Regel reicht es aber aus, wenn der Therapeut in der Familientherapie Empathie auf der Stufe 3 der PFEIFFERschen Skalen (1977) realisiert. Das beugt der Gefahr einer Koalitionsbildung zu einem Mitglied vor.

WEBER (1974) hat das gleiche Problem über den flexiblen Umgang des Therapeuten mit Nähe und Distanz erklärt. Da wir dem nichtsprachlichen Verhalten besondere Aufmerksamkeit widmen, seien seine Ausführungen hier kurz referiert (siehe Kapitel: Analyse nonverbalen Verhaltens). „Nähe und Distanz werden verwirklicht, wenn ich am Partner teilhabe, ohne ein Teil von ihm zu werden, ohne ihn zu einem Teil von mir zu machen, wenn ich gleichzeitig in der Welt des Partners stehe und sie doch von außen sehe und daneben meine eigene Welt habe." Distanz ist nach WEBER nötig, weil ich als Therapeut ein anderer Mensch bin, weil ich aus der Distanz heraus zu einem gewissen Überblick, zu einer relativen Objektivität kommen kann. Außerdem darf ich meine Erfahrungen nicht mit denen des Patienten vermischen. Es gehört auch zur Realität des Patienten, daß er sich nicht nur mit der eigenen subjektiven Brille sieht, sondern auch erlebt, wie er von anderen Menschen gesehen wird.

Die Nähe ist nötig, weil ich den Patienten in seinem rationalen und emotionalen Erleben zu verstehen suche, weil der Patient ein aktives Bemühen und spürbares Engagement des Therapeuten benötigt und weil der Patient und damit auch die Familie in der lebendignahen Begegnung mit dem Therapeuten lernen kann, das Verhalten zueinander zu erleben und zu ordnen.

Das erwähnte gleichwertige Engagement ist sicher ein Idealziel und sollte insofern relativiert werden, weil Familientherapie nicht statisch ist, sondern einem dynamischen Prozeß gleicht. Der Therapeut wendet sich wechselnd der Familie als Ganzes und auch den einzelnen Mitgliedern zu. Gerichtete Aufmerksamkeit und selektives Zuhören, wie es partnerschaftliches Verhalten in Gruppen verlangt, gilt namentlich auch für die Arbeit mit der Familie. Dem Kinderpsychiater sollte bewußt sein, daß wir zur Parteinahme für das erkrankte Kind, für den identifizierten Patienten neigen, weil dies ein integraler Bestandteil unserer Berufsrolle ist (de CLERCK-SACHSE, 1978). Auf die Gefahr der Koalitionsbildung mit dem Patienten wird später noch eingegangen. SELVINI-PALAZZOLI (1977) hält deshalb alle offenen Gefühlsreaktionen des Therapeuten für einzelne Familienmitglieder für schädlich.

BOSZORMENYI-NAGY (1978) und STIERLIN (1977) fordern sogar vom Therapeuten ein klares Kalkül, um Familienstrategien zu durchschauen. Der Therapeut soll „ohne innere Bewegtheit messerscharf die eigenen Interventionen einsetzen, wozu auch Mimik und Tonfall vorher genauestens einstudiert werden". Vom Therapeuten wird verlangt, daß er mit „wachem Verstand, aber gefühllos wie ein Chirurg sein Geschäft" betreibe. Mit den Ausführungen soll deutlich werden, daß wir nicht mit dieser Distanz im Sinne der analytischen Abstinenz arbeiten. Auch mit der erweiterten Gesprächspsychotherapie nach MANN kann der Therapeut aufkommende Koalitionswünsche oder Macht- und Rivalitätskonflikte empathisch, selbstkongruent und engagiert bearbeiten, wenn er vorher verstanden hat, eine tragfähige Beziehung zur Gesamtfamilie aufzubauen.

## 2.4. Ziele der Familientherapie

Entsprechend dem theoretischen Ausgang der Betrachtung der Familie als System als in sich verwobenes Beziehungsknäuel mit eigener Struktur und eigenen Normen und mit der besonderen Stellung des identifizierten Patienten, sind die Ziele der Familientherapie auf eine Korrektur eben dieser Beziehungsmuster gerichtet, damit der identifizierte Patient in der Außenseiterrolle durch die Therapie eine Stellung erhält, in der er in genügendem Maße angenommen wird und die Familie ihn nicht mehr als Patienten braucht. Bevor auf diese Ziele genauer eingegangen wird, möchte ich betonen, daß bei aller familienzentrierter Betrachtung dieser Monographie die Beratung in der Kinderpsychiatrie auch in der Familientherapie ihren Platz hat. Es begegnen uns immer wieder Eltern, die über die reale Leistungsfähigkeit ihres Kindes nicht ausreichend informiert sind (z. B. 14jähriger Junge mit einem Intelligenzquotienten von 62 im HAWIK besucht die 6. Klasse und wird seit dem 3. Schuljahr stets auf pädagogischen Rat versetzt). So sind u. a. Gespräche über Taschengeld, Durchführung von Schularbeiten, Erledigung von häuslichen Pflichten, zumal sie immer einen emotionalen Aspekt beinhalten — nämlich wie Eltern mit ihren Kindern über solche Dinge Abmachungen treffen —, notwendig, um stete Konfliktherde innerhalb der Familie zu beseitigen. Ich erwähne die Bedeutung einer sinnvollen Beratung deshalb, weil Familientherapie ohne Einbeziehung von beratender aufklärender Tätigkeit einseitig „familistisch" wäre, genauso wie ausschließliche Beratungstätigkeit als Wissensvermittlung bei einem Großteil aller Problemkinder langfristig scheitern müßte. Ich glaube allerdings, daß die kinderpsychiatrische Tätigkeit derzeit noch mehr aus diagnostischer und beratender Arbeit besteht, so daß bei aller notwendigen Relativierung der Akzent in der weiteren Darstellung hauptsächlich auf der Familientherapie bleiben wird.

Die wichtigsten Ziele der Familientherapie in der Kinderpsychiatrie können in folgenden Punkten zusammengefaßt werden:

1. Zunächst scheint mir für die erfolgreiche Arbeit mit den Eltern das Wecken eines Problembewußtseins für soziale, speziell familiäre Beziehungen wichtig, d. h. eine Sensibilisierung für Gefühle, Empfindungen, Bedürfnisse und Erwartungen aller Familienmitglieder, speziell für das gestörte Kind. Das unterstreicht eine Untersuchung von NERAAL (1976), der Eltern befragte, welche Ursachen sie annehmen, wenn in der Familie ein Kind erkrankt. An einem durch Faktorenanalyse von 36 Items gewonnenen Faktorenbündel rangierte die Erklärung „Probleme in der Familie selber" auf dem letzten Platz, und nur wenige Eltern haben das als Verursachungsgrad angesehen. Die meisten glaubten, es läge an der mangelnden

Selbstkontrolle des Kindes, an mangelnder Zeit der Eltern oder an verborgenen körperlichen Störungen. WENDT äußerte 1977, während einer Tonbandsupervision, daß Eltern, die eine Werbung des Kindes nach Liebe nicht wahrnehmen, das Kind auch nicht annehmen können.

2. Aus dem Gesagten ergibt sich, wie wichtig es ist, die Eltern für die Mitarbeit zu motivieren.

3. Das Dreieck der elterlichen Beziehung zum Kind mit den Eckpfeilern Annahme — Führung — Protektion ist in einem gestörten Familiensystem immer verschoben und muß durch die Therapie der Eltern wieder eingepegelt werden.

4. Das geschieht über den Abbau konfliktgeladener Rollen und Rollenerwartungen, das Erlernen von sinnvollen Problemlösungsstrategien und familienspezifischen Kommunikations- und Kooperationsregeln.

5. Eltern sollten ihre eigenen Beziehungen und die zum Kind weniger konfliktprovozierend gestalten und das Kind eher, eventuell nach Aufarbeitung eigener Probleme, als gleichwertiges Familienmitglied akzeptieren können.

Um Mißverständnissen betreffs des partnerschaftlichen Verhaltens vorzubeugen, verstehe ich unter gleichberechtigt wie EGERT (1979) nicht gleichbefugt, sondern gleiches Recht auf eigene Gefühle, Interessen und Bedürfnisse. Das Erlernen des partnerschaftlichen Konfliktlösungsverhaltens ermöglicht den Eltern auch zu erleben, wie sie miteinander umgehen. Über die Förderung der Selbstreflexion können ihnen Wege gezeigt werden zum tieferen Verständnis ihrer eigenen Beziehungen, zur Klärung der Beziehungen zum Kind und für die Hintergründe zu seinen Verhaltensauffälligkeiten.

6. Damit wird das wesentlichste und vordringlichste Ziel jeder Arbeit mit den Eltern angesprochen: Die Umstimmung der elterlichen Gefühlslage (DÜHRSSEN, 1977). WENDT äußerte dazu, daß das Kind, wenn es wieder nach Hause kommt, einen anderen emotionalen Empfangsraum vorfinden muß (1977). Ich halte die gefühlsmäßige Annahme des Kindes durch die Eltern als die entscheidende Zielstellung jeder Familientherapie. Dabei ist Annahme nicht zu verwechseln mit Liebe, die in Eigenliebe mündet, die aus eigener neurotischer Konflikthaftigkeit zu einengender Liebe, zu Überbehütung führt. Annahme bedeutet Liebe und gefühlsmäßiges Engagement und schließt die Gewährung eines dem Kind dienlichen angemessenen Freiheitsraumes ein.

## 3. Familienzentrierte Methoden in der Kinder- und Jugendpsychiatrie

### 3.1. Das Gespräch mit den Eltern

Die Arbeit mit den Eltern fängt schon im ersten Gespräch an, wenn uns die Sorgen Nöte und Schwierigkeiten mit den Kindern geschildert werden. Selbst die sogenannte objektive Anamnese ist in der Kinderpsychiatrie nicht objektiv, weil eben die Beziehung zwischen Kind und Eltern selbst als pathogenetischer Faktor gewertet werden muß. Das Erleben von affektiven, motivationalen und interpersonalen Komponenten in der Eltern-Kind-Beziehung ist für das Verständnis des Familiengefüges viel wichtiger als sachlich getragene Informationen. So wird bereits bei der Anamnesenerhebung der Grundstein für das spätere therapeutische Arbeitsbündnis mit den Eltern gelegt, wenn nicht sogar das erste Gespräch als Therapiebeginn angesehen werden muß. Hier werden die Weichen gestellt, ob sich Eltern vom Therapeuten angenommen und verstanden fühlen, ob er eine ihnen verständliche Sprache findet oder nicht. Der erste Kontakt entscheidet häufig über die Bereitschaft der Eltern zur späteren Mitarbeit, weil er neben der diagnostischen Bedeutung vor allem motivationale Funktionen hat (FIEDLER, 1974). Die Möglichkeiten einer Eltern- und Familientherapie hängen wesentlich von der Gestaltung des ersten Gesprächs ab. Zunächst müssen wir uns die gefühlsmäßige Gestimmtheit der Eltern vorstellen, in der sie mit dem Kind zu uns kommen. Ihr Selbstwertgefühl ist gerade vor der ersten Vorstellung schwer beeinträchtigt, weil sie es nicht geschafft haben, mit ihrem problematischen Kind zurechtzukommen. Eltern sollte gerade im ersten Gespräch aufmerksam zuhörend Mut gemacht werden, sich zu äußern. Zusatzfragen sollten zunächst sparsam und vorsichtig sein, unser Interesse zeigen, aber nicht neugierig, ungeduldig hastig oder sogar besserwisserisch überlegen wirken.

Jegliche Kritik, die von den Eltern erwartet und befürchtet wird, verbaut in der störanfälligen ersten Kontaktaufnahme die emotionale Basis und führt zu Abwehrhaltungen, wodurch wir für die Eltern in ihrer Angst und Schuld unannehmbar werden.

Wenn Eltern nach der ersten Vorstellung nicht wieder erscheinen, liegt das oft nicht an ihrem Desinteresse, sondern ihre Erwartungen und Hoffnungen waren mit unserem Verhalten unvereinbar, so daß sie dem negativ affektiven Druck ausgewichen sind und es vorziehen, lieber mit ihrem schwierigen Kind allein zu bleiben.

Ein entscheidendes Merkmal zu Beginn der Arbeit mit den Eltern ist die Kunst, zuhören zu können, damit sie sich mit ihren Ängsten und Sorgen uns gegenüber öffnen können und sich verstanden fühlen. Das Erstgespräch muß für die Eltern entlastend sein und ihr Gefühl, versagt zu haben, mindern.

SPECHT (1977) ist sogar für einen Vorschuß für das erschütterte Selbstgefühl. Dabei sollte man gerade die nonverbalen Formen der Anerkennung wie Aufmerksamkeit, Haltung und entgegenkommende Umgangsformen nicht unterschätzen (s. Kapitel Analyse der nonverbalen Kommunikation). Wer lässig, müde und gelangweilt hinter seinem Schreibtisch sitzt und noch dazu klug daherredet, wird leider dafür noch sozial belohnt, weil er immer eine leere Sprechstunde hat und mit Hilfe der heute üblichen Indolenz und der Autoritätshörigkeit zeitig nach Hause gehen kann.

Das zweite Merkmal eines guten Gesprächs ist das Finden einer verständlichen Sprache. Jeder weitschweifig wissenschaftliche Monolog überfordert die Aufnahmekapazität von Eltern. Diese Art des psychologisch medizinischen Vorbeiredens ist oft ein Zeichen von Unsicherheit des Unerfahrenen und wird als Überheblichkeit mißverstanden. Es schafft eine zu große Distanz, und wichtige Informationen gehen dabei unter. (Zum Beispiel: „Was meint er eigentlich mit Overprotection?") Nur ein kurzphasiger Redewechsel kann mit seinen beiderseitigen Rückmeldungen zeigen, ob das, was wir meinen, von den Eltern auch tatsächlich verstanden wird und bewirkt außerdem eine positive emotionale Verankerung der Informationen.

Diese gemeinsame, verständliche Sprache wird auch dann wichtig, wenn nach dem ersten Anhören, das die jeweiligen aktuellen Erwartungen, Befürchtungen und Bedürfnisse der Eltern geklärt hat, unsere Fragen, Meinungen und auch Ratschläge eingebracht werden. Wir erteilen allerdings oft viel zu früh oder allzu leicht einen Rat, manchmal, um aus Zeitgründen die Eltern schneller los zu werden, und weil die Verführung so groß ist, da sie ja die Beratung von uns erwarten. Andererseits müssen auch therapeutische Elterngespräche eine Beratung mit einschließen. Günstig ist dabei, wenn die angezeigten Maßnahmen möglichst von den Eltern selbst gefunden werden. Ich bediene mich gern beim Veranschaulichen eines Problems der Beispiele, die die Eltern selbst gebracht haben. Das beugt der Gefahr abstrakter Redewendungen vor und erlaubt ein Fokussieren auf das Wesentliche. Das Konfrontieren mit Widersprüchen, mit Meinungen eines anderen Elternteiles oder mit den Interessen des Kindes ist wohl die härteste Technik und kann erst dann angewandt werden, wenn eine tragfähige Beziehung zwischen allen Teilnehmern hergestellt ist und wir die Gefühlsbeziehungen der Familie untereinander genau kennen.

Die Interessen des Kindes zu vertreten bedeutet, daß die Eltern lernen, das Symptom des Kindes als eine Werbung nach elterlicher Annahme zu erkennen. Wenn Eltern eine Werbung nicht wahrnehmen, können sie das Kind auch nicht annehmen. In diesem Zusammenhang möchte ich auf eine Gefahr hinweisen, die uns im Umgang mit den Eltern immer wieder bedroht: Die Identifikation des Therapeuten mit dem Kind gegen die Eltern (s. Kapitel: Aufgaben des Familientherapeuten). Wir vergessen allzu leicht, daß auch die Eltern auf Grund ihrer Persönlichkeiten, der fixierten Verhaltensstörungen des Kindes und der festgefahrenen Kommunikationsstile gar nicht anders können, als sich so zu verhalten und oft erst nach erfolgter Dekompensation den Mut finden, ihre Angst vor dem Eingestehen des Versagens überwinden und zu uns kommen.

DÜHRSSEN (1977) hat mit Recht im Umgang mit den Eltern an erster Stelle die Berücksichtigung des noch vorhandenen Kräftereservoires gestellt. Eine Überidentifikation mit dem Kind bedeutet immer eine voreilige, oft auf eigenen infantilen Bedürfnissen beruhende Symbiosebildung und versperrt die eine Seite des doppelseitigen Arbeitsbündnisses, das der Therapeut immer mit Kind *und* Eltern eingehen muß.

INNERHOFER (1977) hat unter verhaltenstherapeutischer Sicht belohnendes und bestrafendes Verhalten des Therapeuten und die darauf zu erwartenden Reaktionen der Eltern zusammengestellt, die zur Selbstreflexion über eigene Gesprächsführung und als Richtlinien für Supervisionen dienen können. Da sowohl eine akzeptierende partnerschaftliche Grundhaltung als auch deren nonverbale Ausdrücke in sinnvoller Synthese mit verhaltenstherapeutischen Erfahrungen sichtbar werden, sollen sie hier kurz dargestellt werden.

Bestraft werden Eltern, wenn der Therapeut nicht richtig zuhört, den Kopf wegwendet oder den Kontakt meidet, durch Gähnen sein Desinteresse oder seine Müdigkeit ausdrückt und sich mit anderen Dingen während des Gesprächs beschäftigt. Ungünstig wirkt sich auf die Eltern aus, wenn der Therapeut sie unterbricht, sie nicht ausreden läßt oder plötzlich Fragen zu einem anderen Thema stellt, sie drängt oder Ungeduld zeigt. Schwingt er auf eine spaßige oder ernste Äußerung nicht emotional mit, wirkt er humorlos und abständig ernst, erleben ihn die Eltern distanziert. Trommeln mit den Fingern, Hin- und Herrutschen, häufiges Blättern in den Akten, zeigt Unruhe und stört das Gespräch. Werden direkte Fragen gestellt, bei denen die Eltern schlecht dastehen, wie z. B. „Schlagen Sie das Kind?“, werden sich Eltern weniger äußern.

Eltern reagieren auf bestrafendes Verhalten durch vorsichtigeres Sprechen, die Schilderungen werden sparsamer. Sie können sich schlechter konzentrieren. Um dem negativen Druck, der vom Therapeuten ausgeht, auszuweichen, sind ihre Informationen zurückhaltend und manchmal sogar irreführend. Fehlt im Gespräch mit den Eltern die emotionale tragfähige Beziehung, dann können sie auch aggressiv mit Anschuldigungen, gehäuften Mißverständnissen, Zweifeln und Entrüstung reagieren. Andere Eltern werden eher depressiv, weinen, ergehen sich in Selbstvorwürfen und zeigen Verzweiflung.

Belohnendes Verhalten kann im wesentlichen durch das partnerschaftliche Verhalten nach MANN charakterisiert werden. Die Aufmerksamkeit, die ich Eltern entgegenbringe, kann auch durch Zunicken, Zulächeln und Zustimmen ausgedrückt werden, oder wenn ich mir über Leistungen der Eltern berichten lasse und ihnen meine Anerkennung zeige über erreichte Erfolge im Umgang mit dem Kind.

Auf belohnendes Verhalten sprechen Eltern meist konzentrierter und flüssiger, sie sind offener und mitteilsamer. Sie gestehen leichter Fehler ein und sind bereiter, über intime Angelegenheiten zu sprechen. Durch aktives Zuhören und Ich-Botschaften fühlen sich Eltern verstanden, und der Therapeut wird nicht „Datensammler", dessen Hauptaufgabe darin besteht, die Eltern möglichst geschickt auszufragen (INNERHOFER, 1977).

Methodisch kann beim Elterngespräch folgendermaßen vorgegangen werden:

Gespräche mit den Eltern werden z. T. allein mit der Mutter oder mit dem Vater geführt, oder beide Eltern erscheinen gemeinsam. Therapeutische Einzelgespräche mit einem Elternteil sind dann sinnvoll, wenn der andere zur Mitarbeit nicht bereit oder verfügbar ist. Andererseits sind sie angebracht, wenn auf Grund des Schweregrades der Beziehungsstörungen gemeinsame Gespräche noch nicht möglich sind. Ein Einzelgespräch kann auch dann helfen, wenn die Erziehungsperson selbst psychisch krank ist. In solchen Fällen sollte der Kinderpsychiater stets gemeinsam mit dem Erwachsenenpsychiater arbeiten. Da ein Großteil der psychotherapiebedürftigen Patienten im Kindes- und Jugendalter aus Familien stammt, in denen oft eine Bezugsperson selbst klinisch krank und behandlungsbedürftig ist, ist bei synchroner bifokaler Therapie die Zusammenarbeit mit einem Erwachsenenpsychiater sinnvoll. Einzelgespräche mit dem kranken Elternteil sollten sich auf den konkreten Beziehungsaspekt Elternteil−Kind beziehen. Es besteht die Gefahr, daß der Kindertherapeut dann zum Therapeuten des erkrankten Elternteils wird. Hier kann er nicht nur zeitlich überfordert werden. Auch wenn der Kinderpsychiater über die notwendige psychotherapeutische und psychiatrische Qualifikation zur Behandlung von Erwachsenen verfügen sollte, ist für ihn die emotionale Belastung bei gleichzeitiger Behandlung des Kindes und des erkrankten Elternteiles sehr hoch. Durch die notwendigen extremen Rollenwechsel und die dabei auftretenden komplizierten Übertragungssituationen wird der Therapeut von den Betroffenen oft nicht mehr als echt erlebt, wodurch sie sich zurückziehen, weniger zur Selbstexploration bereit sind und manchmal sogar paranoid gekränkt reagieren können. Der Kinderpsychiater kann sich bei gleichzeitiger laufender Therapie der kranken Eltern auf beratende Gespräche beschränken. Dabei sollte jedoch der Beziehungsaspekt in der Familie nicht unberücksichtigt bleiben. Günstig ist die gemeinsame Analyse von mit Tonband protokollierten Gesprächen zwischen Elternteil und Kind, wobei der partnerschaftliche Aspekt im Umgang mit dem Kind anhand von konkreten Beispielen mit den Eltern erarbeitet werden kann.

Das therapeutische Elterngespräch ist indiziert bei aktuellen Familien- und Ehekonflikten, zur Krisenintervention, bei denen eine sofortige Teilnahme an einer Elterntherapie oft organisatorisch nicht möglich ist und die Gruppe auch überfordert werden kann. Sehr günstig ist das Elterngespräch als flankierende Maßnahme in der Elterngruppentherapie, wenn durch die Gruppe schwelende Partnerprobleme exacerbieren. Sie können natürlich auch in der Gruppe selbst behandelt werden. Erfahrungsgemäß kostet es aber sehr viel Zeit, zumal sich dann ein solcher Konflikt über mehrere Wochen hinziehen kann und bei der Neigung der Gruppe, sich immer mit dem kränksten Mitglied zu beschäftigen, werden die „kleineren" Probleme anderer Eltern nicht genügend bearbeitet. Manchmal werden gespaltene Ehen oder emotionale Scheidungen erst während der Elterngruppentherapie sichtbar. Hier können parallel zur Gruppe laufende Einzelgespräche oder Einzelelterngespräche den Abbruch der Gruppentherapie verhindern. Zum anderen mindern solche Gespräche den emotionalen Druck, der auf den übrigen Gruppenmitgliedern liegt, da sie sich zur Lösung solcher Probleme verpflichtet fühlen, aber dazu meist im Rahmen der Ziele von Elterngruppen in der Kinderpsychiatrie überfordert sind.

Zusammenfassend läßt sich im Gespräch mit einem Elternteil oder mit beiden Eltern sagen, daß es unter Realisierung partnerschaftlichen Verhaltens zwischen Motivationsbildung, Exploration, Information, Beratung, Stützung, Aufdecken von soziodynamischen Zusammenhängen und maßvollem Konfrontieren wechseln kann und über eine allmähliche gefühlsmäßige Umstimmung der Partner zueinander und zum Kind später zur Annahme des Kindes führen sollte.

Die Grenze des Einzelgespräches ist dort gegeben, wo Veränderungen für Eltern auf Grund der familienneurotischen Entwicklung mit unüberwindlich scheinenden Ängsten und Risiken verbunden sind, die eher im Prozeß der Solidarisierung in einer Gruppe relativiert werden können.

## 3.2. Kinder-Mütter-Gruppen

Im Vorschul- und frühen Schulalter, in dem sehr häufig die Mutter die entscheidende Kontaktperson ist, oder wenn der Vater nicht bereit oder verfügbar ist, sind Gruppen, in denen die Mütter mit ihren Kindern teilnehmen, eine sehr günstige Methode der familienzentrierten Gruppenarbeit. Solche Gruppen haben sich bewährt bei retardierten, sozial gehemmten oder Kindern mit motorischen Störungen und körperlichen Erkrankungen, bei denen die Beziehung der Mutter zum Kind wesentlichen Anteil daran hat, daß die Behandlung des Kindes allein nicht vorwärts schreitet. Als Vehikel können Spielsituationen, Beschäftigungen oder auch psychomotorische Gruppenelemente verwendet werden.

An unserer Klinik wurden mit gutem Erfolg psychomotorische Gruppen, an denen die Mütter mit ihren Kindern gemeinsam teilnahmen, durchgeführt. Das gemeinsame Agieren macht einerseits die Beziehungen zwischen Mutter und Kind deutlich, zeigt aber auch das konkrete Erziehungsverhalten und das Erziehungsengagement der Mutter (Dominanzen, Überbehütung, Unsicherheit). Mütter erfahren außerdem durch die Beobachtung und das Gespräch mit den anderen teilnehmenden Müttern, wie diese mit ihren Kindern umgehen. Dadurch können zu enge symbiotische Beziehungen, die sehr häufig bei alleinstehenden Müttern mit einem Einzelkind auftreten, durch die Gruppenerfahrung und das Gruppenerleben gelockert und korrigiert werden. Sehr hilfreich sind dazu Übungen (Spiel, Malen oder gymnastische Beschäftigung mit dem Kind), in denen die Mütter mit einem anderen Kind, also nicht mit ihrem eigenen, etwas zusammen tun sollen. Hier zeigt sich sehr deutlich, wer ausschließlich auf sein eigenes Kind gerichtet ist, kann sich wenig oder manchmal gar nicht auf das Kind einer anderen Mutter konzentrieren. Immer wieder ist sie dann mit den Augen bei der Beschäftigung, die ihr eigenes Kind mit einer anderen Mutter macht. Hieraus wird verständlich, daß solche gemeinsamen Kinder-Mütter-Gruppen immer von einem Therapeuten und einem Co-Therapeuten geführt werden müssen, weil solche Beobachtungen sonst untergehen würden. Die Physiotherapeutin oder die Beschäftigungstherapeutin sollte dabei von einem Kinderpsychiater oder einem Kinderpsychologen, der hier die Rolle des Co-Therapeuten hat, unterstützt werden. Im Anschluß an solche gemeinsamen Gruppen ist ein Gruppengespräch mit den Müttern sehr sinnvoll, um mit ihnen über die gemachten Erfahrungen und deren gefühlsmäßigen Hintergründe auf der Metakommunikationsebene zu sprechen und andererseits die Beziehung zwischen ihrem eigenen Kind zu klären und korrigieren zu können.

### 3.3. Familienspiele und Familienbeschäftigungen

Aufbauend auf den Erfahrungen der gemeinsamen Kinder-Mütter-Gruppen sind auch im Kindergarten- und frühen Schulalter Gruppen möglich, an denen auch der Vater, oder andere Kinder des Familienverbandes teilnehmen. Solche Spiele sind allerdings häufig dann aus Raumkapazitätsgründen für eine oder zwei bis maximal drei Familien sinnvoll. Anliegen ist hier, über den konkreten gemeinsamen, in der Technik oft unterschiedlichen Handlungsbezug zur Reflexion und zur Verbesserung der intrafamiliären Aktion zu kommen. Das bringt immer das Kind den Eltern näher und fördert ein gegenseitiges Verstehen, wenn die Interaktionen therapeutisch gelenkt und mit den erwachsenen Teilnehmern gesondert aufgearbeitet werden können. Gemeinsame Familienspiele oder Familienbeschäftigungen sind die Domäne der familienzentrierten Behandlung im frühen Kindesalter. Leider werden sie bei uns noch zu wenig genutzt. Familienspiele mit nur einer Familie haben andererseits einen oft verblüffenden diagnostischen Effekt. Läßt man z. B. die Familie mit einem Kleinkind am Sandkasten spielen, dann wird viel deutlicher als in der Exploration, wie die Eltern mit ihrem Kind im Spiel umgehen. Kriterien der Beurteilung sind etwa folgende: Wer bestimmt das Spielgeschehen? Wer entscheidet, was überhaupt gespielt wird? Welche Vorschläge werden von wem unterstützt oder abgelehnt? Wer ist in der Spielsituation Außenseiter? Ergeben sich Diskrepanzen aus dem, was die Eltern über eigenes Erziehungsverhalten berichtet haben und dem, was sie jetzt in der konkreten Spielsituation zeigen? Sind die Eltern überhaupt fähig, auf die sprachlichen und nichtsprachlichen Signale ihres Kindes adäquat zu reagieren? Können sie nichtsprachliche Signale wahrnehmen?

Familienspiele decken wie kein anderes Verfahren bei Patienten im frühen Kindesalter Pseudoharmonien und Verdeckungsmechanismen der Eltern auf. Werden sie sichtbar, sollten sie im anschließenden Gespräch bearbeitet werden.

### 3.4. Familiengespräch — Einzelfamilientherapie

Bei familienzentrierter Behandlung ist das gemeinsame Gespräch mit der gesamten Familie eine Vorgehensweise, die zunächst von den Betroffenen nicht erwartet wird. Um mangelndem Interesse oder möglichen Abwehrmechanismen vorzubeugen, ist es notwendig, alle Familienmitglieder dazu zu motivieren. Ich versuche, ihnen klarzumachen, wie wichtig es für mich ist zu erleben, wie sie gemeinsam miteinander umgehen, um sie bei der Suche nach neuen Lösungen und Hilfen für das gestörte Kind zu unterstützen. Dabei darf das Interesse des Therapeuten an der Familie nicht als Neugierde mißverstanden werden. In verständlichen Worten sollte der Therapeut auch seine familienzentrierte Betrachtung erläutern. Trotz anfänglicher Bedenken und gelegentlicher Schwierigkeiten haben wir die Erfahrung gemacht, daß die Familien meist wesentlich bereiter sind, sich familiendiagnostischen Untersuchungen zu unterziehen als wir früher erwartet hatten. Die Ergebnisse aus den ersten familiendiagnostischen Untersuchungen sollen hier nur am Rande erwähnt werden, weil sie in einer größeren Darstellung ausführlich behandelt werden. Schon allein die Einladung der Familie zu einer gemeinsamen Sitzung zu diagnostischen Zwecken setzt für die Mitglieder Akzente, die die Bedeutung aller beim Abbau der Störungen des identifizierten Patienten unterstreichen. Mit Hilfe eines variierten Familien-Rorschach nach WILLI, dem Gruppenbewertungsverfahren nach ESSER mit dem Polaritätsprofil von FELDES und Tonbandkontrollen von den diagnostischen Sitzungen können familienspezifische Kommunikationsregeln und typische Interaktionsmuster deutlicher und vergleichbar gemacht werden. Wichtige Variablen wie Familienatmosphäre, Dominanzprobleme, affektive Dynamik und Gruppenfunktionsfähigkeit sowie die Stellung des Patienten lassen sich dabei beurteilen. Auch die Bedeutung des Symptoms für das Familiengefüge wird sichtbar, und therapeutische Ansätze für eine mögliche Veränderung der pathogenen Beziehungen können gefunden werden.

Unter therapeutischem Gesichtspunkt sind Einzelfamiliengespräche angezeigt bei chaotischen Familienbeziehungen oder bei Elternpersönlichkeiten, die selbst gestört oder auffällig sind. Mit den Mitteln des Gespräches lassen sich vor allem schwerwiegende Konflikte in Familien mit Jugendlichen in prognostisch ungünstigen Situationen behandeln. Der große Aufwand ist durch die häufig völlig gestörten Familienbeziehungen bei Jugendlichen mit schizophrenen Syndromen oder mit Verwahrlosungssyndromen gerechtfertigt (s. diesbezügliche Ausführungen von BACH). Auch hier gilt, was schon bei dem Elterneinzelgespräch betont wurde, daß Elterngruppen im Aufnehmen und Erfassen von solchen Verhaltensweisen überfordert werden. Häufig reichen hier schon wenige gemeinsame Gespräche aus, um die Funktionsfähigkeit der Familie und die Integration des Patienten in der Familie wieder zu erreichen. In Einzelfamiliengesprächen können emotionale Barrieren abgebaut werden, ein erträgliches familiäres Klima geschaffen werden, und die Familienmitglieder lernen, sich in gegenseitiger partnerschaftlicher Annahme wieder zu nähern.

Ein weites Feld der Einzelfamilientherapie stellt die Endphase der bifokalen synchronen Gruppentherapie dar. Da das Transfer von in der Gruppe praktizierten neuen Verhaltensweisen in die Realsituation das entscheidende Kriterium für die Beurteilung der Effektivität der Elterngruppentherapie ist, haben sich uns am Ende der Elterngruppentherapie Gespräche mit den Einzelfamilien bewährt. Hier wird besonders deutlich, wie Eltern partnerschaftliches Verhalten in der Realsituation anwenden können. Hier können über Tonbandprotokolle Gespräche mit anschließender Auswertung vor allen Mitgliedern geführt werden („Wie hast du mich erlebt, wie habe ich dich erlebt? Gehen wir wirklich partnerschaftlich miteinander um? Was könnten wir noch verbessern?") Einzelfamilientherapie kann den Eltern den Erfolg eines Kindes nach stationärer Psychotherapie verdeutlichen und ihm die Integration in das durch Elterngruppentherapie geänderte und vorbereitete Feld erleichtern. Sie überwindet auch die durch die stationäre Aufnahme manchmal verstärkte Außenseiterposition des Kindes.

### 3.5. Eltern-Gruppentherapie

### 3.5.1. Methodische Probleme und Richtungen in der Gruppentherapie

Mit dem allgemeinen Aufschwung, den die Gruppenpsychotherapie seit den 60er Jahren bei uns erlebt hat, nahm auch das Interesse der Kinderpsychiater an einer gruppenmäßigen Betreuung der Eltern psychotherapiebedürftiger Kinder zu. Über die ersten Erfahrungen mit Elterngruppen berichteten ISRAEL und BEHRENDS (1969).

Es waren im wesentlichen Informationsgruppen, die mit themenzentrierten Gesprächen über die psychologische Entwicklung des Kindes, bestimmte psychopathologische Störsyndrome und die Bedeutung der Eltern-Kind-Beziehung versuchten, über kognitive Erfahrungen der Eltern die Störungen des Kindes abzubauen. Nach unserem derzeitigen Erkenntnisstand reichen reine Informationsgruppen, die über die Wissensvermittlung Verständnis für das Kind erreichen wollen, nicht aus, um emotional verankerte Beziehungsstörungen zum Wohle des Kindes zu bessern. Durch die von HÖCK inaugurierte intendierte dynamische Gruppenpsychotherapie in der DDR Anfang der 70er Jahre waren auch viele gruppentherapeutisch ineressierte Kinderpsychiater versucht, Gruppen mit Eltern in ähnlicher Weise zu gestalten. 1974 und 1975 bildete sich in Leipzig eine Gruppe interessierter Kinderpsychiater, die, angeregt durch die Selbsterfahrungsgruppen der HÖCKschen Schule, mehr oder weniger erfolgreiche Versuche unternahmen, in ausschließlich dynamischen Gruppen mit den Eltern zu arbeiten. Meines Erachtens nach stellen rein intendiert dynamisch geführte Gesprächspsychotherapiegruppen eine zu große Belastung für Eltern unter ambulanten Bedingungen dar. Vornehmliches Ziel ist bei diesen Gruppen, daß Regression und Übertragung auf den Therapeuten tief und intensiv durchlebt werden müssen, um in den wechselseitigen Beziehungsklärungen im Spiegel der Gruppe sich selbst zu erfahren. Das erfordert anfänglich eine abstinente Haltung des Therapeuten, die Eltern unverständlich erscheinen und übermäßig frustrieren kann. Um diese Frustration zu überstehen, haben Eltern aber nicht den dafür notwendigen Leidensdruck und die Behandlungsmotivation wie Patienten mit primären Fehlentwicklungen. Eltern leiden eher unter dem Kind oder höchstens unter den Beziehungsstörungen zwischen den Partnern, was sie anfangs ebenfalls leugnen. Beides wird nicht so ich-nah erlebt wie eine eigene Störung und wirkt deshalb nicht so motivierend. Zum anderen verlangen Angst und Unsicherheit der Eltern ein verändertes methodisches Vorgehen, zumindest in der Anfangsphase einer Elterngruppe.

Bei der individuellen Bedeutsamkeit psychisch bedingter Störungen für den Einzelnen ist verständlich, daß Eltern immer belastet werden, wenn ihnen vermittelt wird, daß ihr Kind an einer seelisch bedingten Störung leidet. Eltern fühlen sich meist noch schuldbeladener, wenn sie erfahren, daß die meisten Störungen des Kindes durch ihre Erziehungsfehler, ihre Einstellung zum Kind oder durch ihre eigenen Probleme bedingt sein sollen. Schon allein diese Erkenntnis muß vom Therapeuten außerordentlich behutsam und partnerzentriert vermittelt werden, um die Eltern nicht in die Defensive zu bringen, sondern zur Mitarbeit zu bewegen. Auf die Beachtung des vorhandenen Kräftereservoires von Eltern, die DÜHRSSEN immer wieder betont hat, ist bereits eingegangen worden. Sämtliche unangemessene Schuldbelastung in der Anfangsphase in der Elternbehandlung provoziert entweder eine resignierende oder oppositionelle Haltung und verhindert die notwendige Offenheit und die Bereitschaft zur Kooperation. Das ständige Ausweichen von Eltern in der ersten Phase einer dynamischen Gesprächsführung auf ich-entlastende Randprobleme (z. B. Schule, Wohnung usw.) ist meines Erachtens Ausdruck der Überforderung und stellt einen Abwehrvorgang dar, der bei den in der Regel ambulant geführten Elterngruppen mit wöchentlichen Abständen schwer zu bearbeiten sein dürfte. Die anfänglichen Versuche mit dynamisch-orientierter Gesprächsführung blieben oft unbefriedigend, weil die Eltern über eine Sensibilisierung nicht hinauskamen, obwohl starke Rivalitäts- und Autoritätsprobleme – wie von der dynamischen Gesprächspsychotherapie gefordert –, die gegen den Leiter oder gegen die Institution gerichtet waren, aufkamen und bearbeitet wurden. Von solchen Gruppen sprangen viele gerade ich-schwache oder gering motivierte Eltern ab. Intendierte dynamische Gruppenpsychotherapie mit Eltern würde ein behutsames Durcharbeiten der Abhängigkeits- und Aktivierungsphase bedeuten, bevor die Gruppe in die eigentliche Arbeitsphase kommt. Die notwendige Zeit ist im allgemeinen bei einer Dauer von einem halben bis dreiviertel Jahr meist nicht gegeben. Verbleibt aber die Gruppe in der Abhängigkeits- und Aktivierungsphase, besteht die Gefahr, daß die Eltern die konkrete familiäre Situation und die Konfliktlösung mit dem identifizierten Patienten nicht bewältigen, weil den Eltern auch die notwendigen Handlungsvoraussetzungen und -fertigkeiten fehlen würden. Bisher sind allerdings von Kinderpsychiatern, die dynamisch orientierte Gesprächsgruppen durchführen, keine Erfahrungsberichte veröffentlicht worden.

In den letzten Jahren zeichnet sich in der Elterngruppentherapie eine Tendenz zu vorstrukturierten Trainingsprogrammen ab. Das erklärt sich aus den unbefriedigenden Erfahrungen, die viele mit der dynamischen Gesprächsführung in Elterngruppen gemacht haben. Auch ist die allgemeine Tendenz in der übrigen Gruppenpsychotherapie zu einem aktiveren Vorgehen zu erkennen (MANN, WEISE, MICHALAK, FELDES, GRÜSS u. a., 1979). Unsere eigenen Versuche in dieser Richtung begannen 1976. Wir verwendeten in dem damaligen Elterntrainingsprogramm in der ersten Phase das Selbsterfahrungstraining nach SCHWÄBISCH und SIEMS als Vehikel. In der zweiten Phase, der sogenannten Arbeitsphase, wurde versucht, über Übungen zu optimalem Feedback konkrete erziehungsrelevante Situationen im Rollenspiel nachzuspielen, nach Problemlösungen zu suchen und über das Rollenspiel neue Erfahrungen zu üben. Aus der heutigen Sicht haben wir uns durch dieses Programm in der Selbsterfahrungsphase bei vielen für den einzelnen oft bedeutsamen Encounterübungen verzettelt. Das Selbsterfahrungsprogramm von SCHWÄBISCH/SIEMS bietet ja eine Vielzahl von Übungen, die zwar die Eltern immer „interessant fanden", aber die zu wenig internale Inhalte und Beziehungsaspekte zum Kind berücksichtigten. Mit den Übungen wurde zwar vieles angerissen, aber doch aus der heutigen Sicht nur oberflächlich behandelt. Beim konkreten Problemlösungsverhalten in den Rollenspielen war auch nachteilig, daß im Programm das Erlernen von empathischem Verhalten nicht genügend berücksichtigt wurde.

Trainingsprogramme zur Optimierung erzieherischen Verhaltens in Anlehnung an GORDON in der Beratertätigkeit werden neuerdings auch von psychologischer Seite (KÖHLE, 1979) vorgestellt. Ihr Wert für die Verbesserung der Beratungstätigkeit bei Eltern, die wegen Erziehungsproblemen Kinder in Beratungsstellen vorstellen, ist unbestritten. Ob sie aber aus familiensystemorientierter Sicht gestörte Familienbeziehungen aufarbeiten und verändern könnten, ist noch nicht erwiesen.

Das Münchner Trainingsmodell von INNERHOFER (1977) zeigt eine starke verhaltenstherapeutische Orientierung. Es ist ebenfalls für Eltern ausgearbeitet, die wegen Erziehungsproblemen mit ihren Kindern zur Beratung kommen. Trotz Berücksichtigung der Erfahrungen der Gesprächspsychotherapie bleibt es insgesamt einseitig verhaltenstherapeutisch ausgerichtet und birgt damit die Gefahr in sich, zu wenig die Beziehungsebene in der Interaktion Eltern — Kind oder der Partner selbst zu berücksichtigen. Das Training ist als Kompaktlehrgang konzipiert und fordert letztlich von den Eltern entsprechend den verhaltenstherapeutischen Richtlinien möglichst eine Konsequenz über den ganzen Tag im Hinblick auf belohnendes und bestrafendes Verhalten. Ob Eltern im Alltag immer und ausschließlich konsequent bleiben können, erscheint mir fraglich. Da in dem Modell systemtheoretische Überlegungen fehlen, entsteht der Eindruck, daß Fehlverhaltensweisen durch die Eltern mit Perfektion eines Verhaltenstherapeuten wegtrainiert werden sollen, die Bedeutung des Symptoms für die Familie wird aber außer acht gelassen.

### 3.5.2. Zur Praxis der eigenen Gruppentherapie mit Eltern psychisch gestörter Kinder und Jugendlicher

Als Ergebnis dieser eben aufgezeigten Entwicklung ist eine Elterngruppentherapie entstanden, bei der das Handlungsmodell für partnerschaftliches Konflikt- und Problemlösungsverhalten nach MANN und das familienzentrierte Rollenspiel im

Vordergrund stehen. Bei der folgenden Darstellung habe ich bewußt möglichst viele und manchem vielleicht banal erscheinende praktische Hinweise mit einfließen lassen. Mir haben sie selbst (bei Hospitanturen und Supervisionen) immer weit mehr geholfen als Grundsatzreferate und langatmige theoretische Kommentare.

Die Elterngruppentherapie umfaßt etwa 20 bis 25 Sitzungen. Eine Gruppensitzung läuft über 2 bis $2^1/_2$ Stunden pro Woche. In der Anwärmphase können die Sitzungen zu einem Kompaktkurs zusammengefaßt werden. Werden nach der ersten oder zweiten Sitzung vier Sitzungen an zwei aufeinanderfolgenden Tagen abgehalten, strukturiert sich die Gruppe sehr schnell und der Lerneffekt ist wesentlich größer. Auch in der Arbeitsphase können mehrere Sitzungen hintereinander durchgeführt werden. Die Abschlußphase sollte dagegen aus den bereits erwähnten Gründen eher prolongiert ablaufen (verteiltes Lernen nach INNERHOFER, 1977). Dabei können flankierende Familieneinzelgespräche sehr sinnvoll sein. Die Sitzungen in der Abschlußphase finden in einem Abstand von zwei bis vier Wochen statt. Es hat sich gezeigt, daß in der Ferien- und Urlaubszeit meist so viele Gruppenteilnehmer fehlen, daß die Gruppe nicht mehr funktionsfähig ist. Wir legen deshalb meist eine Sommerpause von zwei Monaten ein, in der aber Einzelelterngespräche oder Einzelfamilientherapien als Überbrückung stattfinden.

Die Gruppentherapie verfolgt zunächst das Ziel, die Eltern für interpersonelle Beziehungen zu sensibilisieren. Der Teilnahme an der Elterngruppentherapie gehen Einzelgespräche mit den Eltern voraus, die neben der Indikationsstellung das Bekanntwerden mit dem Gruppenleiter und die Motivierung der Eltern zur Gruppentherapie beinhalten. Auf die mangelnde Motivation von Eltern zu Beginn der Therapie wurde bereits hingewiesen. *Indiziert* ist Elterngruppentherapie vor allem bei ätiologisch bedeutsamen Familienbeziehungsstörungen und bei sekundär durch die Störung des Kindes veränderter Familienbeziehung. Die Indikation ist in der Regel unabhängig von Art und Ausmaß des psychopathologischen Syndroms. Ungeeignet erscheinen uns Eltern, bei denen chaotische Familienbeziehungen gefunden werden oder Elternpersönlichkeiten, die so gestört und krank sind, daß sie durch eine Gruppentherapie überfordert wären. Andererseits kann die Gruppe selbst durch abnorme Persönlichkeiten oder akut psychotische Eltern überfordert sein. Ist der Patient durch das Ausmaß oder die Art der Störung (schwere Verwahrlosungserscheinungen) emotional nicht mehr in die Familie integriert, wird er von der Restfamilie völlig abgelehnt oder sogar verstoßen, fehlt den Eltern jegliche Bereitschaft zur Mitarbeit, dann ist die Teilnahme an der Elterngruppentherapie nicht erfolgversprechend.

Die Gruppe ist in der *Anwärmphase* klar strukturiert. Über ein anfängliches Bekanntmachen (gegenseitiges Vorstellen, Name, Beruf, Alter, wieviele Kinder und evtl. Hobbys) wird den Teilnehmern auf der kognitiven Ebene das Handlungsmodell nach MANN vermittelt. Sie erhalten als Orientierungsgrundlage für partnerschaftliches Verhalten eine vereinfachte und zu diesem Zweck veränderte Form der didaktischen Skalen der Gesprächstherapie nach CARKHUFF und GENDLIN in der Bearbeitung von PFEIFFER (1977). Den Eltern werden damit die Richtlinien partnerschaftlichen Verhaltens auf den Ebenen aktives Zuhören, Ich-Botschaft und emotionales Engagement selbst in die Hand gegeben (siehe Anhang). Diese Richtlinien werden schrittweise anhand von Beispielen besprochen, vor allem werden die unterschiedlichen Auswirkungen auf den Partner des in der Orientierungsgrundlage gekennzeichneten psychologisch unwirksamen und psychologisch wirksamen Verhaltens deutlich gemacht. Schon in der ersten Sitzung wird mit einem schriftlichen Training zum aktiven Zuhören begonnen (Übungsblatt im Anhang). Die Orientierungsgrundlage als Handlungskonzept und die schriftlichen Übungen nehmen den Teilnehmern überraschend schnell Erwartungsspannung und Angst, die eigentlich alle vor Beginn einer Elterngruppentherapie erleben. Partnerschaftliches Verhalten wird den Eltern auch ganz bewußt nicht so vermittelt, daß es in ihnen Schuldgefühle über bisheriges Versagen weckt, sondern es wird ihnen als Hilfe zur Lösung von alltäglichen Konflikten in der Familie angeboten. Mit dieser Strukturierung kann bereits in der ersten Stunde eine relativ angstfreie Arbeitsatmosphäre geschaffen werden, zumal sich jeder mit den Zielen der Gruppentherapie identifizieren kann. Es erweist sich auch als günstig, wenn der Gruppenleiter oder der Co-Therapeut vor den Eltern selbst offen in Form von Ich-Botschaften über die eigenen Erfahrungen mit dem Training zum partnerschaftlichen Verhalten berichtet. Der Gruppenleiter sollte dabei nicht im Rationalen stehen bleiben, sondern eigene Empfindungen, Befürchtungen und Ängste und auch über eigene Schwierigkeiten und Erfolge berichten. Man kann zu Beginn von den Eltern kein partnerschaftliches Verhalten im Sinne des Handlungsmodelles erwarten. Untersuchungen von MLADEK (1979) an 448 Eltern, die sich zu Erziehungssituationen schriftlich äußerten, haben gezeigt, daß Eltern auch von unauffälligen Kindern nicht in der Lage sind, aktiv zuzuhören. Einschränkend muß allerdings gesagt werden, daß die Bewertung nach den sogenannten zwölf falschen elterlichen Reaktionen nach GORDON erfolgte, der ja sogar Lob für schädlich hält und Empathie und Selbstkongruenz sich eben nicht nur in der Verbalisierungsfähigkeit ausdrücken. Die schriftlichen Übungen beziehen sich zunächst deshalb erst auf die Wahrnehmung und Verbalisierung der dahinterstehenden Empfindung. Hier ist es für den Gruppenleiter wichtig, die ganze Gruppe miteinzubeziehen, das lockert die Atmosphäre auf und mindert die Angst der Teilnehmer. Erst dann wird mit den schriftlichen Übungen zum eigentlichen Zuhören begonnen. Die Teilnehmer werden aufgefordert, entsprechend der Skalierung der Orientierungsgrundlage die laut vorgelesenen Äußerungen gegenseitig einzustufen. Hier beginnt ein wichtiger Differenzierungsprozeß, in dem die Eltern lernen zu unterscheiden zwischen dem, was ein Kind sagt und was es eigentlich meint. Die Übungsblätter sind so angelegt, daß sie zu Hause von den Eltern gemeinsam weiter ausgefüllt werden können. Keinesfalls ist es Sinn der Sitzungen, ein Beispiel nach dem anderen innerhalb der Gruppe abzuarbeiten. Die Eltern werden auch ermuntert, möglichst mehrere Antworten aufzuschreiben, um dann nach eigenem Ermessen die besten auszuwählen. In gleicher Weise wird bei der Erarbeitung und beim Üben von Ich-Botschaften vorgegangen (Beispielübungsblatt siehe Anhang). Damit sich die Teilnehmer von den schriftlichen Übungen allmählich lösen, werden die Antworten laut vorgelesen und auf Band aufgenommen. Diese Tonbandprotokolle werden der Gruppe vorgespielt und von den Teilnehmern auch nach ihrem nichtsprachlichen Ausdrucksgehalt analysiert. Bei den Übungen zum aktiven Zuhören und zu Ich-Botschaften ist darauf zu achten, daß die Äußerungen so kurz wie möglich formuliert werden und nicht so blaß sind, daß sie kein Gefühl ausdrücken. Wenn die Atmosphäre zu trocken werden sollte, kann sie durch Zwischenfragen, die nicht nur den emotionalen, sondern auch den Inhaltsaspekt berücksichtigen, aufgelockert werden (z. B.: Was denke ich über dieses Beispiel?). Solche Zwischenfragen strukturieren einerseits die Gruppe und lockern andererseits die Anfangsphase merklich auf. Die Übungen sollten auch nicht zu perfektionistisch betrieben werden. Es reicht in den ersten beiden Sitzungen, wenn die Hälfte der Teilnehmer sich im Sinne des Handlungsmodelles richtig geäußert hat. In der zweiten Sitzung kann schon mit Rollenspielen nach vorgegebenen Themen begonnen werden (Beispiele siehe Anhang). Um den Eltern die Angst vor dem Agieren im Rollenspiel zu nehmen, ist es günstig, daß der Therapeut oder der Co-Therapeut zu Beginn selbst mitspielt. Das Rollenspiel wird auf Band aufgenommen und im Anschluß der Gruppe vorgespielt. Das Band soll zunächst in kleinen Sequenzen analysiert werden. Die Teilnehmer werden gebeten herauszufinden, wann aktiv zugehört wurde oder Ich-Botschaften gesendet wurden. Gleichzeitig werden sie aufgefordert, spontan bessere Lösungen bzw. Antworten zu äußern. Rollenspiele, bei denen der Teilnehmer Schwierigkeiten hat, sich entsprechend der Orientierungs- grundlage zu verhalten, sollten möglichst schnell unterbrochen werden. Schnelle Unterbrechungen sind zeitsparende Orientierungshilfen und erleichtern den Teil- nehmern, sich nach dem erwünschten Verhalten zu richten. Fragen des Gruppen- leiters an die Gruppe wie: „Wie ist das Gespräch bisher gelaufen?" oder: „Warum ist das Gespräch jetzt schief gelaufen?" helfen der Gruppe sich zu äußern und be- ziehen die Teilnehmer sofort wieder aktiv ein. Wichtig ist bei der Tonbandanalyse, daß die Teilnehmer lernen zu unterscheiden, was der Betreffende fühlt und was er wirklich sagt (Kodierungs- und Dekodierungsprobleme emotionaler internaler Inhalte). In den anfänglichen Rollenspielübungen kommt es vor allem auf die Analyse des Verhaltens der Eltern an und darauf, welches sprachliche Verhalten der Eltern welche Reaktion beim Kind auslöst.

Werden Ich-Botschaften im Rollenspiel geübt, wird gerade in der Arbeit mit Eltern deutlich, daß sie nicht nur der Übermittlung der eigenen Befindlichkeit dienen, sondern auch immer die sozialen und familiären Verpflichtungen der Er- ziehungspersonen, also die Verantwortlichkeit der Eltern für die Kinder beinhalten müssen. Bei aller Notwendigkeit, daß Eltern empathisches Verhalten lernen und üben, kann an den Beispielen auch die Gefahr der alles verstehenden, alles tolerieren- den Haltung deutlich werden. Sie führt unweigerlich zu einer zu starken permissiven Atmosphäre. Die Einsprüche der Eltern in dieser Übungsphase beziehen sich dann auch meist auf diesen Umstand. Sie befürchten, aktives Zuhören allein in der realen Situation nicht anwenden zu können. Da aber Eltern erfahrungsgemäß die meisten Schwierigkeiten haben im Erlernen empathischen Verhaltens, sollte vor ihnen der Übungs- und Trainingscharakter unterstrichen werden. Die meisten Schwierigkeiten bei Ich-Botschaften bestehen dagegen darin, daß die Eltern gewöhnt sind, in der Regel Erziehungsnormen und Erziehungsziele zu verallgemeinern und zu generali- sieren („Man macht so etwas nicht"). Hier sollten die Teilnehmer erleben, wie Eltern sich über Ich-Botschaften selbst einbringen können in ihrer Verantwortlichkeit und ihrem Engagement für das Kind. Eltern, die in der Rolle eines Kindes im Rollenspiel agiert haben, berichten nach dem Spiel überzeugend, wie gute Ich-Botschaften erlebt werden, z. B. wie viel leichter es fällt, auch Grenzsetzungen zu verkraften, wenn sie nicht anonym, abständig und autoritär gefordert werden.

Die *Arbeitsphase* wird durch die aktive Strukturierung der ersten Sitzungen im Gegensatz zu früherem Vorgehen sehr schnell erreicht. Sie wird in der zweiten oder dritten Sitzung durch die bereits erwähnten Rollenspiele nach vorgegebenen Themen eingeleitet. Den Teilnehmern wird damit die Umstellung von schriftlichen Übungen zum Agieren erleichtert. Sie werden vorbereitet auf emotional belastendere Rollen- spiele nach selbst eingebrachten Themen aus der realen Erziehungs- und Familien- situation. Rollenspiele nach vorgegebenem Thema haben aber immer den Anstrich des Künstlichen und Aufgesetzten, einen Hauch von Laientheater. Das Spiel eines Problems aus dem eigenen familiären Lebensbereich ist immer echter. Die Gruppe gewinnt an Dynamik, wenn sofort mit eigenen Problemen begonnen wird. Günstig ist es, die Eltern zu bitten, für die nächste Sitzung einige für sie wesentliche Probleme zu notieren und dann in der Gruppe vorzustellen. Das regt sie an, zu Hause gemein- sam über Konfliktsituationen nachzudenken. Außerdem spart es in der Gruppe Zeit. Werden die Probleme in der Gruppe vorgestellt, lasse ich sie mir von allen Teil- nehmern reihum schildern (Vorgehen ähnlich wie bei Ideenkonferenzen). Ist eine Wandtafel vorhanden, können sie stichpunktartig für alle sichtbar festgehalten werden. Keinesfalls sollte man sich als Gruppenleiter aus Angst, es könnte nichts weiter kommen, gleich auf das erste angebotene Problem stürzen; das hemmt unweigerlich die Aktivität der übrigen Teilnehmer. Aufgeworfene Konflikte dürfen auch nicht in der Phase des Sammelns beurteilt und gewertet werden. Durch aufmunternde Fragen wie „Ist das Ihr einziges Problem? Warum bringen Sie es ein?" können zurückhaltende Teilnehmer aktiviert werden.

Bei der Suche nach einer spielbaren Situation sollte der Gruppenleiter nach der Schilderung der Hauptperson bei der Auswahl der anderen Spieler helfen und ihnen Mut machen. Ist die Situation deutlich genug beschrieben worden, die charakteristischen Verhaltensweisen der realen Sozialpartner für die Spieler klar und die Hauptperson hat eine Vorstellung, wie sie sich entsprechend dem Handlungsmodell verhalten will, braucht die Realsituation nicht zeitraubend wiederholt zu werden, sondern das Spiel kann so laufen, wie es in Zukunft erfolgen sollte. Die Hauptperson wird aufgefordert, kurz vor Spielbeginn nochmals ihre Ziele zu formulieren. Hat die Gruppe vor dem Spiel eine Alternative erarbeitet, wird es realistischer und bleibt nicht eine allgemeine Lernsituation. Damit wird gleichzeitig den Beobachtern deutlich, worauf sie im folgenden Spiel achten müssen. Es fällt ihnen leichter, das Spiel zu unterbrechen, wenn es nicht so läuft, wie es sich die Hauptperson vorgenommen hatte.

Der *kontrollierte Dialog* kann die Vorwegnahme noch weiter verstärken. Dazu faßt ein Teilnehmer (als Modell anfangs der Leiter) mit seinen Worten nochmals zusammen, was der Spieler anders machen will oder sollte. Der Spieler wiederholt das, was er selbst noch nicht oder nicht deutlich genug gesagt hatte.

Zu Beginn der familienzentrierten Rollenspiele sind nur dyadische Beziehungen zu spielen und möglichst Situationen auszuwählen, in denen nur eine neue Verhaltensdimension geübt werden soll. Am geeignetsten sind Situationen, in denen vornehmlich das Kind das Problem hat, weil dann der Spieler betont aktiv zuhören muß. Aktives Zuhören ist der Lernschritt, der Eltern immer wieder schwerfällt. Erst später sind Situationen geeignet, in denen die ganze Familie beteiligt ist.

Das Spiel muß am Anfang kurz sein. Zu viel Spiel lenkt nur ab und verwässert. Wenn es viel Mühe gemacht hat, die Teilnehmer zum Spiel zu bewegen, sollte sich der Gruppenleiter nicht am gut laufenden Spiel berauschen und eine notwendige Unterbrechung verpassen. Anfangs ist immer der Leiter verantwortlich, daß auf die Metakommunikationsebene übergegangen wird. Durch einen Stop wird dem Spieler immer rückgemeldet, was ihm sonst nicht von der Gruppe gesagt würde, weil ohne Hilfe des Leiters während des Rollenspiels immer geschwiegen würde. Die unbeteiligten Teilnehmer sind ja auch froh, wenn andere gerade spielen. Immer müssen Fehler optisch und akustisch noch erinnerlich sein. Bei guter Absicht kann man mit folgenden Fragen zur Reflexion über das Handlungsdreieck überleiten: „Ihre Ziele sind gut, aber sind Ihre Mittel richtig?" Oder: „Was hat gefehlt?"

Die Unterbrechung des Spiels muß immer für alle deutlich sein. Mit dem Ausruf: „Halt!" oder „Stop!", evtl. mit unterstützender, nach unten schneidender Handbewegung setzt der Leiter eine straffe Struktur, um auf die Metaebene zu kommen (Wir wollen ja das Spielgeschehen durchsichtig machen). Unsicherheit führt zu zeitraubenden Mißverständnissen und verwirrt die Gruppe, die nicht weiß, ob gespielt oder diskutiert werden soll. Da die Teilnehmer erst lernen müssen, zu beobachten, sollten die Fragen scharf fokussieren und klar zur Reflexion anregen (z. B.: Wie ist es bisher gelaufen? Hat er das gemacht, was er sich vorgenommen hatte? Was ist jetzt schief gelaufen?). Bei zu großer Diskrepanz zwischen Spiel und Vorwegnahme kann ohne weiteres nochmals nach dem kontrollierten Dialog verfahren werden.

Teilnehmer mit mangelnder Echtheit oder unzureichendem emotionalem Engagement können in späteren Sitzungen durch folgende Fragen Rückmeldungen aus

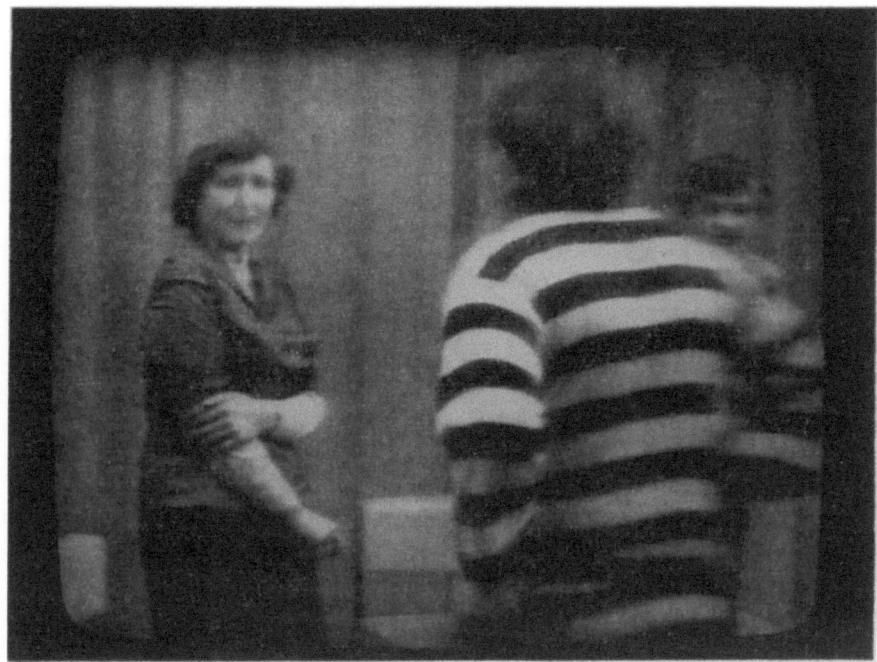

Bild 4a

Bild 4b

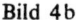

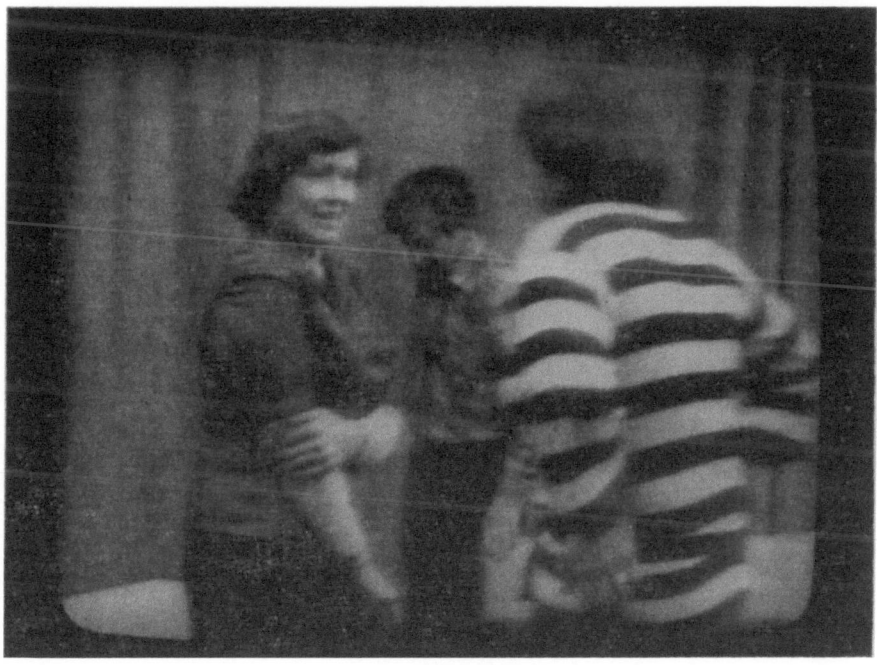

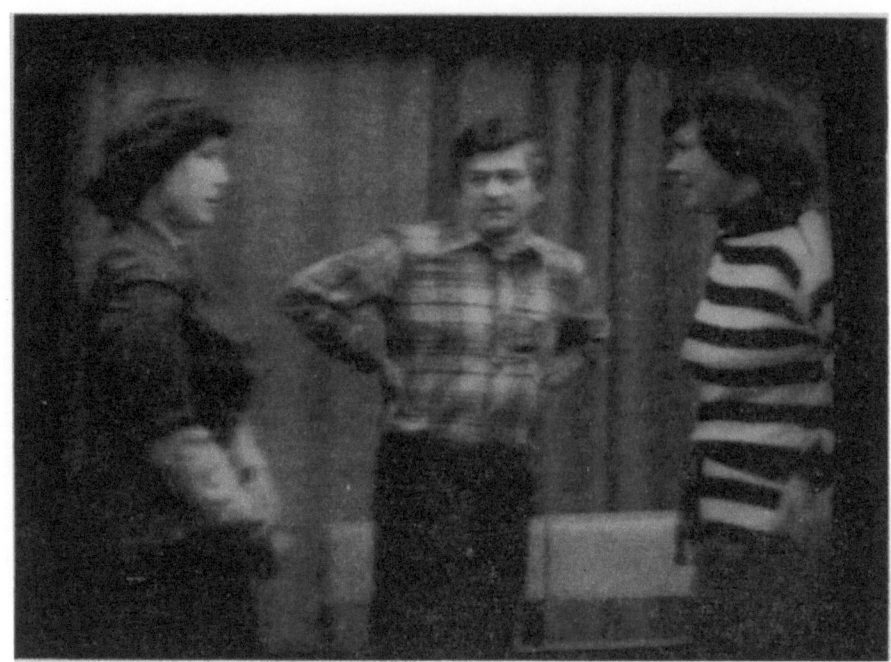

Bild 4c

Bild 4d

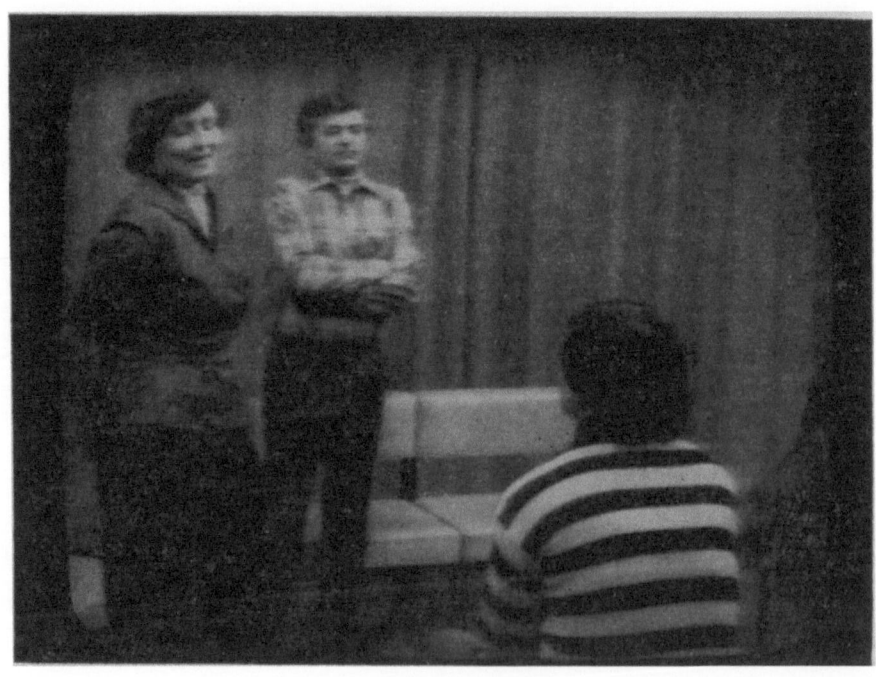

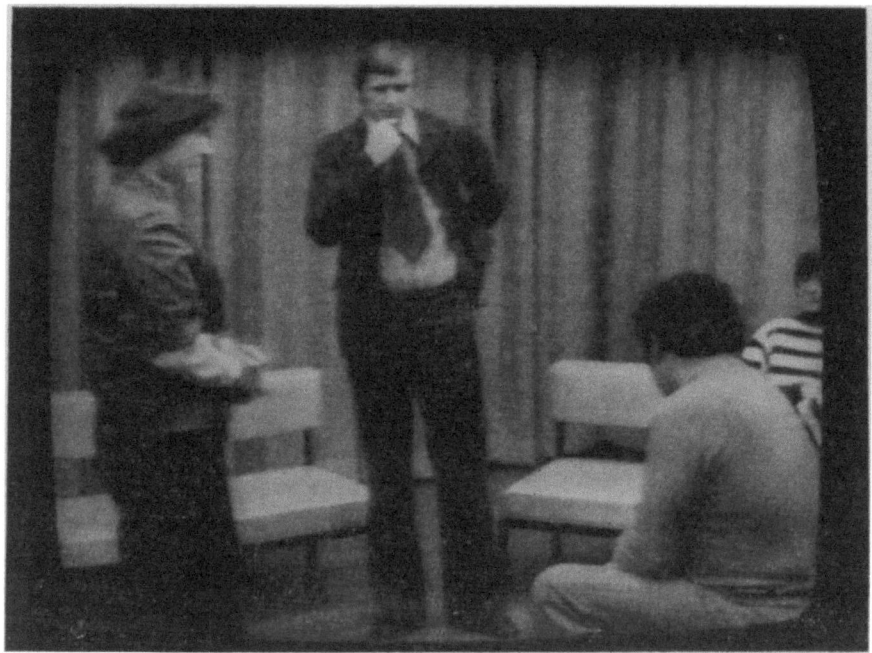

Bild 4e

Bild 4. Familienzentriertes Rollenspiel

a) Konflikt zwischen Mutter (links) und Tochter (rechts). Vater ist wie in der Familie typisch unbeteiligt randständig
b) Selbst im Spiel wird die drohend aggressive Haltung zwischen Mutter und Tochter sichtbar
c) – d) Wenn der Vater in Aktion tritt, unterstützt er die Mutter, die dadurch etwas entkrampfter wird.
e) Rollentausch von Vater (Mitte) und Tochter (sitzend).
Der Teilnehmer in der Rolle des Vaters versucht partnerschaftlich zu vermitteln. Die Haltung der Mutter drückt Kooperationsbereitschaft aus. Mutter und Tochter wirken nachdenklicher

der Gruppe erhalten: Wie gehe ich mit meinem Partner bzw. Kind um? Wie gehe ich auf ihn ein? (Frage nach Empathie) Wie ist mir zumute in der Rolle des anderen?

Abschließend seien noch einige Übungsvarianten des Rollenspiels erwähnt:

Beim *Rollenwechsel* spielen andere Teilnehmer die Rolle der Hauptperson, die die Rolle des Ehepartners oder des Kindes übernimmt. Manchmal fördert das Betrachten einer Spielwiederholung durch die Hauptperson die Distanz, die zur Reflexion anregen kann. Übernimmt ein anderer Teilnehmer die gleiche Rolle und antwortet hinter ihm stehend, wenn der Sprecher keine Antwort weiß, so spricht man von *doppelter Rollenbesetzung*.

Beim *Rollenwechsel am laufenden Band* spielt ein Teilnehmer, z. B. ein Kind, alle anderen spielen reihum die Eltern. Sobald einer eine Antwort gegeben hat, ist der Nächste dran.

Am Ende einer angespannten Sitzung kann zur Abwechslung und Entspannung *„aus Fehlern lernen"* gespielt werden (WEBER, 1974). Eltern erhalten dabei die Aufgabe, möglichst falsch zu reagieren. Sie sollen z. B. statt Ich-Botschaften Du-Botschaften anwenden oder einfach so antworten, wie sie es früher taten. (Wie ist das, wenn man sich so verhält?).

WEBER empfiehlt als Höchstdauer für das Rollenspiel 50 Minuten. Nach unseren Erfahrungen sind kürzere Sequenzen von 10- bis 15minütiger Dauer, manchmal Spieleinblendungen von nur wenigen Minuten viel effektiver als lange Spiele.

Das Rollenspiel ist insgesamt eine vielseitige und fruchtbare therapeutische Methode, die nicht nur in der Elterngruppentherapie, viel häufiger praktiziert werden sollte. Über dem Rollenspiel darf keinesfalls aber das Gespräch über Beziehungsstörungen auch zwischen den Eltern vergessen werden. Denn erst über Beziehungsklärungen werden die Eltern fähig, eigene Behinderungen zwischen sich und deren Auswirkungen auf das Kind zu erkennen. Sie erlangen damit ein Selbstverständnis, das nötig ist, um in einem geklärten familiären Beziehungsraum zu adäquatem Handeln zu kommen. Schwierigkeiten in konfliktzentrierten Rollenspiel sind häufig der Anlaß, um die hinter den Interaktionsstörungen liegenden Beziehungsprobleme zu bearbeiten.

In der *Abschlußphase*, die etwa um die 15. Gruppensitzung beginnt, finden die Gruppen in Abständen von 14 Tagen bis zu einem Monat statt. Es ist wie in der Arbeitsphase wichtig, daß geübtes Verhalten immer wieder zwischen den Sitzungen zu Hause angewandt wird, womit die Übertragung am sichersten gelingt. Hatte in der Arbeitsphase die Selbsterfahrung der Eltern in der Reflexion über die Spiele noch breiteren Raum eingenommen, muß jetzt die soziale Einbindung deutlicher werden. Die Eltern sollten immer flexibler mit Ich-Botschaften, aktivem Zuhören und dem Übergang auf Sachlösungen umgehen können. Anregungen zur Arbeit werden jetzt etwa so gegeben: „Wo bin ich? Wo habe ich noch Schwächen und Schwierigkeiten?" Werden Mängel gefunden, sollten frühere Übungselemente wieder aufgegriffen werden. Immer wieder sollten Eltern gefragt werden, wie sie neues Verhalten anwenden, damit sie es ganz bewußt im Umgang mit den Kindern einsetzen.

In der Abschlußphase sind die stationär behandelten Kinder meist schon entlassen. Läuft darüber hinaus die Elterngruppe weiter, kann durch diese prolongierte Nachbetreuung die Gefahr der Dekompensation des Kindes verringert werden, zumal häufig noch der Therapeut des Kindes wechselt. Eine gut funktionierende Gruppe beweist sich auch dadurch, daß die Eltern bei Entlassung des Kindes nicht abspringen, sondern dann besonders regelmäßig kommen. Bei schlechten Gruppen fällt die Motivation der Teilnehmer nach Entlassung der Kinder ab.

In der Gruppe können jetzt auch Tonbänder vorgestellt werden, die die Eltern von Familiendiskussionen zu Hause aufgenommen haben. Das konzentriert wesentlich auf die Bewältigung der täglichen Probleme, auf die Verhaltensänderung in der normalen Umgebung. Jetzt müßten auch die Teilnehmer so weit sein, daß sie selbst Fehler konsequent analysieren und sich nicht mehr vor Konfrontationen scheuen.

Zwischen den Gruppensitzungen haben sich Einzelfamiliengespräche in der Klinik oder bei einem Hausbesuch bewährt, weil die Übertragung der gemachten Erfahrungen durch die Anwesenheit des Leiters noch weiter verbessert werden kann (*Überwachte Praxis*). Die dabei auftauchenden Probleme können wieder in der Gruppe bearbeitet werden. Hier beginnt eigentlich nach der Elterngruppentherapie die Familientherapie im engeren Sinne. Das Idealziel einer Elterngruppe ist, das erlernte partnerschaftliche Verhalten zu Hause unreflektiert verfügbar zu haben. Konnte aber die Umstimmung der elterlichen Gefühlslage zum Kind erreicht werden, ist eigentlich das Wesentliche geschafft. Eine Elterngruppe sollte frühestens

Drei Merkmale partnerschaftlichen Verhaltens

| I. Aktives Zuhören | II. Ich-Botschaft | III. Emotionales Engagement |
|---|---|---|
| Präzises einfühlendes Verstehen (Ich zeige dem anderen, daß ich ihn und seine Situation verstanden habe) | Echtheit, Offenheit (Ich selbst teile mich dem anderen mit) | Zuwendung und Wärme (Ich akzeptiere dich so, daß du mit allem zu mir kommen kannst) |
| **psychologisch unwirksam** | | |
| 1. Hört nicht hin, hat eine vorgefaßte Meinung. Geht über die Gefühle und Meinungen des anderen hinweg | Erleben und Verhalten stimmen nicht überein; bleibt als Person ungreifbar, wirkt nicht echt und ist nicht er selbst | Kühle Distanz, Feindseligkeit, rechthaberisch, überlegen, abwertend |
| 2. Verzerrt und verringert die Gefühls- und Gedankenäußerungen. Urteilt nur aus seiner Sicht | Keine offensichtlichen Widersprüche im Erleben und Verhalten. Er wirkt eher professionell. Über sich selbst und seine Situation gibt er nur auf Fragen höchstens kurze Sachinformationen | Er wendet sich dem anderen nur zu, wenn der andere auf seine Wertungen und Anschauungen eingeht (bedingte Zuwendung) |
| **psychologisch wirksam** | | |
| 3. Die deutlich ausgesprochenen Gefühle und Gedanken des anderen werden eben erfaßt. (Die Äußerungen sind austauschbar) | Sein Verhalten entspricht seiner persönlichen Besonderheit. Er macht vorsichtige Mitteilungen über sich selbst und seine Situation | Er ist gleichbleibend freundlich und neutral, auch wenn es ihm schwerfällt |
| 4. Auch solche Gefühle und Gedanken werden ausgesprochen, die der andere nicht ausdrücklich nennt. Sie werden verstehbar formuliert | Teilt seine eigenen Gefühle mit, die für den anderen aktuell von Bedeutung sind | Achtet den anderen als eigenständige Persönlichkeit, ist deutlich gefühlsmäßig beteiligt |
| 5. Ist völlig auf den anderen und seine Situation eingestimmt und verdeutlicht Gefühle und Gedanken, die diesem noch nicht ganz faßbar sind | Ist spontan und gibt freien Einblick in sein Erleben und Denken, wenn es dem anderen weiterhilft | Ist emotional ernsthaft engagiert und kann auf der Basis einer tiefen Achtung die Meinung und das Verhalten des anderen in Frage stellen |

sechs Monate nach Entlassung des Kindes aus der Therapie etwa zwischen der 20. und 25. Sitzung beendet werden. Mir schwebt immer als Ideal vor, daß Elterngruppen sich nach dieser Zeit ähnlich wie Gruppen von Alkoholkranken selber tragen, daß der Leiter nicht mehr gebraucht wird. Leider ist mir das bisher noch nicht gelungen. Dagegen haben einzelne Familien aus den Gruppen noch jahrelang guten Kontakt und unterstützen sich ohne institutionelle Hilfe selbständig bei der Lösung von Problemen mit den Kindern. Die meist über Jahre bestehende Bindung an den Therapeuten drückt sich in gelegentlichen Anrufen, spontanen Vorstellungen und übermittelten Kartengrüßen aus.

### Übung für aktives Zuhören

(Versuchen Sie, herauszufinden, welche Empfindungen hinter den folgenden Äußerungen stehen und formulieren Sie eine Antwort, die diese Empfindung wiedergibt!)

| Äußerung | Empfindung des Kindes | Ihre Antwort (aktives Zuhören) |
|---|---|---|
| *Beispiel:* Vati, heute habe ich ganz alleine meinen kaputten Fahrradschlauch geflickt. | Freude, Stolz | Du freust Dich sehr, daß Dir das gelungen ist. |
| 1. Warum muß ich immer jeden Tag Staub wischen? Einmal in der Woche richtig aufräumen reicht doch! | | |
| 2. Jens darf wieder den Film heute nach der Aktuellen Kamera sehen, und ich muß ins Bett. | | |
| 3. (Äußerung über eine Lehrerin) Die Frau X ist immer so gemein zu uns. Am liebsten würden wir alle bei ihr schwänzen! | | |
| 4. (Ein Junge, der von seinen Klassenkameraden gehänselt wird.) Es ist mir ganz egal was die machen. Ich haue sowieso ab! | | |
| 5. Ich bin ja so froh, daß Sie so gut zu mir sind. Meine Eltern sind nicht so, die schimpfen nur. Am liebsten möchte ich bei Ihnen bleiben. | | |
| 6. Fußball? Nee, da gucke ich lieber zu, die holzen ja bloß, und einen Ball kriege ich sowieso nicht. | | |
| 7. (Nach einer Äußerung, die Sie deutlich schockiert hat.) Sie sehen ja ganz schön geschafft aus. Das hätten Sie wohl nicht gedacht, daß ich Ihnen mal so die Meinung sage. | | |

Die familienzentrierte Kinderpsychiatrie mag manchem Praktiker zu aufwendig erscheinen. Wenn wir aber die Beziehungsstörung in der Familie als Wurzel für die Krankheit des Kindes bejahen, dann kommt, wie van KREVELEN (1977) betont, nur eine Familientherapie mit ihren vielfältigen Komplikationen infrage. Es kann nicht die Aufgabe des Kinderpsychiaters sein, mit den Eltern eine langfristige Psychotherapie zu führen, nach der sie ihr Leben grundverschieden von dem bisher geführten gestalten (van KREVELEN). Der therapeutische Anspruch des Kinderpsychiaters sollte aber soweit gehen, daß er über cognitiv und emotional verankerte Einstellungsänderungen den Eltern im konkreten Handeln mit dem Kind hilft.

## Übung: Ich-Botschaften senden I

Stellen Sie sich vor, welche Empfindungen folgende Situationen bei Ihnen als Vater bzw. Mutter auslösen und versuchen Sie, diese Empfindungen in Form einer Ich-Botschaft auszudrücken!

| Situation | eigene Empfindung | Ich-Botschaft |
|---|---|---|
| *Beispiel:* 14jähriges Mädchen hat, ohne Sie zu fragen, Ihren neuesten Pulli in der Schule angehabt. | Ärger, Zorn | Ich ärgere mich sehr über Dich, weil Du, ohne mich zu fragen, meinen neuesten Pulli angezogen hast. |
| 1. 12jähriges Kind bettelt immer wieder, abends noch einen Film im Fernsehen sehen zu können. Sie möchten aber, daß es ins Bett geht, weil Sie Gäste erwarten und weil es auch schon für das Kind zu spät ist. | | |
| 2. Kind ist mit seinen Freunden so laut in seinem Zimmer, daß Sie sich mit dem Besuch nicht ungestört unterhalten können. | | |
| 3. Kind hatte versprochen, Ihnen bei der Vorbereitung seiner Geburtstagsfeier zu helfen. Nun war es verschwunden und kommt offenbar von Freunden wieder, und Sie hatten die Arbeit allein. | | |
| 4. 14jährige Tochter kommt statt 1/2 8, wie vereinbart, 1/2 10 abends von der Disko. | | |
| 5. Kind (7. Klasse) kommt 1/2 7 vom Spielen und hat noch keine Schularbeiten, obwohl vereinbart ist, daß es selbständig nach der Schule die Hausaufgaben erledigt. | | |
| 6. Kind war allein mit Freunden in der Wohnung und hat die Schubfächer mit Ihren privaten Sachen durchwühlt. | | |

8*

## Übung: Ich-Botschaften senden II

Stellen Sie sich vor, welche Empfindungen folgende Situationen bei Ihnen als Vater bzw. Mutter auslösen und versuchen Sie, diese Empfindungen in Form einer Ich-Botschaft auszudrücken!

|  | eigene Empfindung | Ich-Botschaft |
|---|---|---|
| 1. Ihr Kind bringt in einem Fach, daß ihm schwer fällt eine 2 nach Hause. |  |  |
| 2. Aus Ihrem Portemonnaie sind 5,— M gestohlen worden. Sie wissen aber nicht, wer es von Ihren Kindern gewesen ist. |  |  |
| 3. Ihr Kind schenkt Ihnen zum Frauentag einen sehr teuren Strauß Blumen. |  |  |
| 4. Ihr Kind ist Bettnässer, war 14 Tage trocken und hat heute wieder ganz stark eingenäßt. |  |  |
| 5. Ihr Kind bringt einen Eintrag nach Hause, weil eine Arbeit nicht unterschrieben war. Sie hatten es vergessen. |  |  |
| 6. Ihr 12jähriges Kind sitzt wochentags noch um 21.00 Uhr vor dem Fernseher und will einfach nicht ins Bett. |  |  |
| 7. Ihr Kind hat Angst vor den Mitschülern und hat heute die Schule geschwänzt. Sie sind eben davon benachrichtigt worden. |  |  |

## Übung: Wer hat das Problem?

In den nachfolgenden Situationen hat entweder das Kind oder Sie ein Problem (oder beide). Kreuzen Sie das in der entsprechenden Spalte an. Versuchen Sie, die dahinterstehende Empfindung als aktives Zuhören oder Ich-Botschaft zu formulieren!

|  | Problem ich | Kind | AZ oder IB |
|---|---|---|---|
| 1. Vati, wann hast Du endlich Zeit, mein Fahrrad wieder ganz zu machen? Du hast es mir doch versprochen. |  |  |  |
| 2. (Nach einer Auseinandersetzung der Eltern.) Warum hat Dich der Vati so angeschrien? |  |  |  |
| 3. 13jähriger: Warum darf ich denn nicht rauchen, in der Klasse rauchen doch alle? |  |  |  |
| 4. Alexander ist blöd, immer streitet er sich rum und Du gibst ihm noch Recht. |  |  |  |
| 5. Mein Taschengeld ist alle. Mutti, gib mir Geld für ein Eis. |  |  |  |
| 6. Immer streichelst Du Marcus (3 Jahre), wenn er nicht ins Bett gemacht hat. Ich (6 Jahre) mache nie ins Bett. |  |  |  |
| 7. Franziska hat meine Schokolade weggenommen und aufgegessen. |  |  |  |

## Themenbeispiele für Rollenspiele:

### 1. Ärger mit den Klassenkameraden

*Karsten (13 Jahre):*

Du kommst ganz bedrückt aus der Schule. Dir fällt es sehr schwer mit anderen Kindern auszukommen. Du weißt auch nicht, wieso das so ist, irgendwie bist du immer allein und findest keine Freunde. Heute haben deine Klassenkameraden wieder etwas unternommen, aber dich wollten sie nicht dabei haben. Du ärgerst dich darüber und hast jetzt auch ein bißchen Wut.

*Mutter (Vater):*

Ihr 13jähriger Junge Karsten ist aus der Schule gekommen, hat Sie kaum gegrüßt und ist sofort in sein Zimmer gegangen.
Sie möchten gern den Grund seines Verhaltens wissen und ihm auch helfen.
(Ihr Junge ist gegenüber Gleichaltrigen sehr zurückhaltend und findet schwer Kontakt.)

### 2. Erledigung der Pflichten

*Mutter (Vater):*

Ihr 12jähriger Junge Olaf kommt spät nach Hause und hat wieder den Mülleimer nicht runtergeschafft, was zu seinen Pflichten gehört. Er hat auch nicht die Besorgung erledigt (Brot und Butter holen), um die Sie ihn heute noch vor der Schule gebeten hatten.

*Olaf (12 Jahre):*

Du bist aus der Schule gekommen und hast kaum Zeit für die Hausaufgaben gehabt, weil du sofort mit deinen Freunden Fußball spielen wolltest. Brot und Butter zu holen, worum dich deine Mutter heute vor der Schule noch gebeten hatte, hast du völlig vergessen. Den Mülleimer runterschaffen — deine tägliche Pflicht — wolltest du abends noch machen.
Du kommst jetzt zu spät nach Hause. Das Fußballspielen hat dir großen Spaß gemacht.

## Literatur

*Anochin, P. K.:* Das funktionelle System als Grundlage der physiologischen Architektur des Verhaltensaktes. Jena: 1967.
*Behrends, L.:* Indirekte Psychotherapie bei kindlichen Neurosen mit Hilfe von Elterngruppen. Vortrag auf der 5. Jahrestagung der Gesellschaft für Ärztliche Psychotherapie. Bad Elster, 1969.
*Boszormenyi-Nagy, I.:* Zit. nach De Clerck-Sachse, R.,
*Brunner, E. J., Th. Rauschenbach und H. Steinhilber:* Gestörte Kommunikation in der Schule. München: Juventa Verlag 1978.
*Christossoff, Chr.:* Detska psichiatria. Medizina i Fiskultura. Sofia: 1975.
*De Clerck-Sachse, R.:* Einige Probleme von Familienberatung und Therapie im Kontext institutioneller Zielsetzungen. Prax. Kinderpsych. u. Kinderpsychiatrie. 27 (1978) 309–319.
*Dörner, K., und U. Plog:* Irren ist menschlich. Wunstorf: Psychiatrie-Verlag 1978.
*Dührssen, A.:* Möglichkeiten und Formen der Elternberatung. Prax. Kinderpsychol., Kinderpsychiatrie 26 (1977) 1–5.
*Feldes, D., und U. Michalak:* Erfahrungen mit partnerschaftlich orientierter Gruppengesprächsführung. Vortrag, IX. Jahreskongreß der Ges. f. ärztl. Psychoth. der DDR. Leipzig: 1979.
*Fengler, J.:* Feedback-Technik in der Ehe- und Familientherapie. Prax. der Psychotherapie. XX (1975) 34–48.
*Egert, W. und S.:* Elterntraining bei einer ambulanten Erziehungshilfe. Prax. Kinderpsychol., Kinderpsychiatrie 28 (1979) 62–65.
*Fiedler, P. A.:* Gesprächsführung bei verhaltenstherapeutischen Explorationen. In: *Schulte, D.* (Hrsg.): Diagnostik in der Verhaltenstherapie. München, Wien: Urban & Schwarzenberg 1974. 128–151.
*Gebelt, H.:* Psychische und soziale Prognose der Epilepsie im Kindes- und Jugendalter. Leipzig: J. Ambrosius Barth Verlag 1971.

*Göllnitz, G.:* Neuropsychiatrie des Kindes- und Jugendalters. Jena: Gustav Fischer Verlag 1975.

*Gordon, Th.:* Familienkonferenz. Hamburg: Hoffmann & Campe 1972.

*Grüß, U., O. Bach und M. Brehme:* Ehepaargruppentherapie mit Alkoholpatienten. Vortrag, IX. Jahreskongreß der Ges. f. ärztl. Psychotherapie der DDR. Leipzig: 1979.

*Grüß, U., und K. P. Weißmann:* Partnerzentrierte Arbeit mit Ehepaargruppen. Vortrag, IX. Jahreskongreß der Ges. f. ärztl. Psychoth. der DDR. Leipzig, 1979.

*Hacker, W.:* Allgemeine Arbeits- und Ingenieurs-Psychologie. Berlin, 1973.

*Helm, J.:* Gesprächspsychotherapie. Berlin 1978.

*Höck, K.:* Gruppenpsychotherapie. Berlin: Dtsch. Verlag der Wissenschaften 1976.

*Höck, K.:* Theoretische Probleme der Gruppenpsychotherapie. In: *Höck, K., J. Ott, M. Vorweg:* Psychotherapie und Grenzgebiete. Band 1. Leipzig: J. A. Barth 1981.

*Hoffmeyer, O.:* Familientherapie als Alternative in der Kinder- und Jugendpsychotherapie. Vortrag, IX. Jahreskongreß der Ges. f. ärztl. Psychoth. der DDR. Leipzig: 1979.

*Innerhofer, P.:* Das Münchener Trainingsmodell. Berlin, Heidelberg, New York: Springer-Verlag 1977.

*Israel, G.:* Elternberatung als notwendige Voraussetzung für die Psychotherapie verhaltensgestörter Kinder. Vortrag, V. Jahrestagung der Ges. f. ärztl. Psychoth. der DDR. Bad Elster 1969.

*Jaeggi, E.:* Kognitive Verhaltenstherapie. Weinheim, Basel: Beltz Verlag 1979.

*Kleeberg, E., und B. Wenzel:* Katamnestische Untersuchungen von Kindern und Jugendlichen nach stationärer Psychotherapie. Unveröff. Dipl. Arbeit Leipzig KMU, Bereich Medizin 1979.

*Köhle, P.:* Erste Erfahrungen mit einem Elternkurs zur Befähigung psychoprophylaktischer Interventionen. Vortrag, XIII. Tagung der AG „Erziehungsberatung" der Sektion Päd. Psychol. der Ges. f. Psychologie. Eisenach 1979.

*van ‾ Krevelen, D. A.:* Erziehungstypen-Persönlichkeitstypen. Vortrag: Symposion „Biologische und soziale Ursachen von Verhaltensstörungen im Kindesalter". Rostock: 1977.

*Leontjew, A. M.:* Probleme der Entwicklung des Psychischen. Berlin: Volk und Wissen 1973.

*Mann, F.:* Psychiatrie ohne Mauern. Frankfurt, New York: Campus Verlag 1979.

*Mann, F., und K. Weise:* Ein Handlungsmodell für partnerschaftliches Verhalten in der Einzel- und Gruppenarbeit. Vortrag, IX. Jahreskongreß der Ges. f. ärztl. Psychoth. der DDR. Leipzig: 1979.

*Meichenbaum, D.:* Zit. nach *E. Jaeggi:* 1979.

*Mladek, G.:* Elterliches Reaktionsverhalten in fiktiven Eltern-Kind-Konfliktsituationen. Manuskript, zur Veröffentl. vorgesehen 1979.

*Moreno, J. L.:* Gruppenpsychotherapie und Psychodrama. Stuttgart: Thieme Verlag 1973.

*Neraal, T.:* Welche Ursachen nehmen die Eltern an, wenn in der Familie ein Kind psychisch erkrankt. In: *Richter, H.-E., H. Strotzka, J. Willi:* Familie und seelische Krankheit. Reinbek: Rowohlt Verlag 1976.

*Pfeiffer, W. M.:* Aspekte des Verhaltens in der klientzentrierten Gesprächsführung. In: GwG-Info. 1977.

*Richter, H.-E.:* Patient–Familie. Reinbek: Rowohlt Verlag 1972.

*Rogers, C. R.:* Die Klient-bezogene Gesprächstherapie. München, Kindler 1973.

*Selvini-Palazzoli, M. u. a.:* Paradoxon und Gegenparadoxon. Ein neues Therapiemodell für die Familie mit schizophrener Transaktion. Stuttgart: Klett Verlag 1977.

*Scholz, M., und D. Völker:* Elterntherapie. Vortrag, Symposion: „Biologische und soziale Ursachen von Verhaltensstörungen im Kindes- und Jugendalter". Rostock 1977.

*Scholz, M., und D. Völker:* Zur Methodik der Elterngruppentherapie. Vortrag, Jahreskongreß der Ges. f. ärztl. Psychoth. Dresden 1977.

*Schwäbisch, L., und M. Siems:* Anleitung zum sozialen Lernen für Paare, Gruppen und Erzieher. Reinbek: Rowohlt Verlag 1977.

*Specht, F.:* Elternberatung als Lernvorgang. Prax. der Kinderpsychol. und Kinderpsychiatrie **26** (1977) 154–158.

*Volpert, W.:* Handlungsstrukturanalyse als Beitrag zur Qualifikationsforschung. Köln 1974.

*Weber, W.:* Wege zum helfenden Gespräch. München, Basel: Reinhardt Verlag 1974.

*Wendt, H.:* Mündliche Mitteilungen während eines Problemfallseminars. Uchtspringe 1977.

*Werner, R.:* Problemfamilien – Familienprobleme. Berlin: Dtsch. Verlag der Wissenschaften 1978.

# Videotechnik in der familienorientierten Therapie

Michael Scholz

## 1. Einleitung

Die Behandlung von psychischen Störungen ist über den Weg einer zuverlässigen, vertrauensvollen und tragfähigen Beziehung zum Therapeuten oder zur Gruppe immer ein sozialer Lernprozeß, der über stete Rückmeldungen zum Erleben und Verhalten des Patienten allmählich vorwärts schreitet. Rückmeldungen erreichen den Patienten in den bisher üblichen therapeutischen Arrangements mittelbar durch den Therapeuten oder die Gruppe und sind somit gefiltert und subjektiv verändert. Sie sind je nach Art der Beziehung Patient – Therapeut oder Patient – Gruppe für ihn annehmbar oder werden abgewiesen. Das eigene Selbst wird dem Patienten als Fremdbild wiedergegeben. Der Vorteil dieses Filters liegt in der Möglichkeit, das Feedback so zu bringen, daß es für den Betroffenen annehmbar wird. Der Nachteil liegt in der Mittelbarkeit mit allen Gefahren, die im Subjektiven stecken. Verfälscht oder verzerrt kann das Fremdbild durch eine zu weiche, abgeschwächte meist wohlwollende Art des Feedbacks, die dem Betreffenden, um der Auseinandersetzung aus dem Wege zu gehen, eine Scheinharmonie zwischen eigenem Selbst- und Fremdbild vorspiegeln kann. Andererseits kann der Rückmeldende überziehen, überhöhen, um etwas deutlich zu machen. Das Videofeedback hebt zunächst dieses subjektive Filter, das Erleben aus einer fremden Sicht total auf und zeigt das Selbstbild dem Betreffenden unmittelbar, ohne Abstriche und direkt. Es meldet eigentlich gar nicht zurück, es widerspiegelt nur, bei guter Technik mit einzigartiger Objektivität.

Diese direkten Widerspiegelungs- und Rückmeldungsprozesse werden nicht erst seit dem Vorhandensein von Videostudios versucht. C. ROGERS hat schon 1942 die Aufzeichnung von Patientenäußerungen auf Wachsschallplatten und Abspielen vor dem Patienten als eine Verbesserung psychotherapeutischer Techniken beschrieben. Als Weiterentwicklung dieser Idee sind die Tonbandprotokolle von psychotherapeutischen Sitzungen zu betrachten, die aber mehr zur Supervision der Arzt-Patientbeziehung, zur Verbesserung des Therapeutenverhaltens verwendet werden. Gute Tonbandaufzeichnungen können neben der Sachinformation nonverbale Signale der Sprache wiedergeben. Die Schwierigkeit der Analyse von Tonbändern auf ihren nichtsprachlichen Gehalt liegt aber darin, daß die Menschen mit der Sprache auf ganz unterschiedliche Weise ihre Emotionen ausdrücken. Sprechen manche z. B. sehr schnell, wenn sie ängstlich sind, gibt es auch viele, die unter Angst eher langsam sprechen (ARGYLE, 1977). DAVIDS fand sogar, daß der Ausdruck von Gefühlen über die Sprache bei ein und demselben Menschen zwischen 25 bis 50% variieren kann (zitiert nach ARGYLE). Damit wird die Interpretation des nonverbalen Gehaltes der Sprache allein von Tonbandaufzeichnungen problematisch, weil sie losgelöst vom Kontext der sonstigen Körperkommunikation betrachtet wird. Diese Erfahrung haben viele gemacht, die an Tonbandsupervisionen teilgenommen haben. Eine weitere Untersuchung von DAVIDS unterstreicht diesen Sachverhalt. Er fand, daß emotionale Inhalte allein aus der Sprache nur in 30 bis 35% dekodiert werden können. Dagegen konnte EKMAN (zitiert nach ARGYLE) nachweisen, daß Emotionen beim Darbieten von Fotografien aus dem Gesichtsausdruck bis 70% erkannt werden. Verständlicherweise können nonverbale Beziehungssignale vom die Bewegung erfassenden Videoband noch eindeutiger entschlüsselt werden. Damit ist die Videotechnik beim Abbau von Beziehungsstörungen über die Sensibilisierung gegenüber der nonverbalen Kommunikation als intimste und ursprünglichste Form der

Übermittlung von Emotionen Tonbandaufzeichnungen weit überlegen. Wenn in der Gruppentherapie Videotechnik zu Feedbackprozessen mit hoher Qualität verwendet werden kann, sind wir der Auffassung, daß nonverbale Signale insgesamt auch eindeutig und wichtig genug sind, um sie neben der Sprache bei der Behandlung von Kommunikationsstörungen, im speziellen Fall des Systems Familie, sinnvoll einzusetzen.

Möglicherweise ist die Überbetonung der rein sprachlichen Kommunikation durch die Gesprächspsychotherapie auch artefiziell bedingt, weil sie mit technischen Mitteln wie die Tonbandaufzeichnung bisher wissenschaftlichen Untersuchungen zugänglicher war und damit eindeutiger erschien als die nonverbale Kommunikation. Vielleicht kann zukünftig die Videotechnik diese verschobenen Relationen zwischen sprachlichem und nichtsprachlichem Bereich der Kommunikation bei der Gestaltung der therapeutischen Beziehungen unter dem Aspekt höherer Wirksamkeit ändern.

Es ist nicht verwunderlich, daß das Bedürfnis vieler klinisch und theoretisch tätiger Psychiater und Psychologen nach dieser imponierenden objektiven „Videofeedbackmaschine" in den letzten Jahren sprunghaft angestiegen ist.

Der folgende Beitrag soll unsere seit 1976 gemachten Erfahrungen im Umgang mit der Videotechnik als Feedbackhilfe und Mittel im sozialen Lernprozeß anhand der Elterngruppentherapie wiedergeben.

## 2. Anwendungsmöglichkeiten des Fernsehens in der Psychiatrie

Bevor der Einsatz des Fernsehens in der Gruppentherapie erörtert wird, soll zunächst informierend auf die sonstigen Möglichkeiten dieses technischen Hilfsmittels in der Psychiatrie eingegangen werden.

Auf die Vorteile der objektiven psychiatrischen Befunderhebung und Verlaufsbeobachtung zum Zwecke der Ausbildung und klinisch-psychopharmakologischer Forschung haben RENFORDT (1974) und KÜHNE (1978) hingewiesen. PENIN und KÖHLER zeigten bereits 1970 die Möglichkeiten für den psychiatrischen Hochschulunterricht auf. So können wesentliche Details von psychischen Verhaltensweisen eines Patienten für alle in einem großen Hörsaal erkennbar gemacht werden. Auch flüchtige Krankheitserscheinungen sind beliebig reproduzierbar. Dem Patienten selbst kann durch die Aufnahme das peinliche Zur-Schau-Stellen vor einem überfüllten Hörsaal genommen werden. Die ersten erfolgversprechenden Versuche von Explorationen psychiatrischer Patienten außerhalb des Hörsaals zum Einspiel in die Hauptvorlesung wurden seit 1979 auch von der Psychiatrischen Klinik der Karl-Marx-Universität in Leipzig unternommen.

Mit Hilfe des Fernsehens können Studenten Einblicke in diffizile psychiatrische Behandlungsformen gewährt werden, die sonst Patienten und Therapeuten nicht zugemutet werden könnten. Ich halte diese Möglichkeit der sachkundigen Information über psychiatrische Erkrankungen und deren Behandlung zum Abbau der immer noch vorhandenen Voreingenommenheit der Bevölkerung und zur Motivation von Studenten für das Fach Psychiatrie in der medizinischen Grundausbildung für besonders wichtig.

Videoaufzeichnungen von gruppentherapeutischen Methoden sind so lebens- und realitätsnah, daß ihre Demonstration auf die Diskussion bei Weiterbildungs- und wissenschaftlichen Veranstaltungen außerordentlich befruchtend wirken kann (SCHOLZ, 1977). Dagegen erscheinen die sonst üblichen Falldarstellungen und Beschreibungen von Gruppenprozessen weitschweifig und blaß. Videoaufnahmen können Hospitanten und Kollegen zeitlich gerafft und konzentriert einzel- und gruppentherapeutische Verläufe beispielhaft vermitteln. Wesentliche Sequenzen über entscheidende therapeutische Interventionen oder auch über verpaßte Eingriffe lassen sich beliebig oft technisch unkompliziert wiederholen.

Seit 1978 setzen wir das hochschulinterne Fernsehen der Karl-Marx-Universität Leipzig mit gutem Erfolg in der Ausbildung von Gruppentherapeuten ein. Hier kann das sofort abrufbare Videofeedback den Lernprozeß bei der Vermittlung des therapeutischen partnerschaftlichen Basisverhaltens auf der Ebene der Einstellungsbildung und des Handlungsvollzuges durch Widerspiegelung des eigenen verbalen und nonverbalen Verhaltens mit seinen Auswirkungen auf die Gruppe außerordentlich beschleunigen.

BECK (1973) betont als analytisch orientierter Psychotherapeut, daß das Videotape mit der Selbstbeobachtung des Therapeuten das partnerschaftliche Verhältnis in der Arzt-Patient-Beziehung fördere. Die traditionelle Asymmetrie zwischen beiden könne abgebaut werden, weil auch der Patient die Möglichkeit habe, den Therapeuten auf sein aktuelles Verhalten über ein Videofeedback aufmerksam zu machen. Auch HEIM und STEINER (1979) distanzieren sich als Analytiker unter dem Eindruck der Vidorückmeldungen von der sonst üblichen „neutralen" freischwebenden Aufmerksamkeit und stimmen einer mehr egalitären demokratischen therapeutischen Beziehung unter dem Zwang der Selbstkontrolle und Selbstkonfrontation des Therapeuten zu. Offenbar macht das Fernsehen selbst Analytikern die anonyme und abstinente Haltung so deutlich, daß sie sich sozialpsychiatrischen und gesprächspsychotherapeutischen Prämissen in der Arzt-Patient-Beziehung nähern.

## 3. Fernsehen in der Gruppenpsychotherapie

Trotz vieler Gemeinsamkeiten richtet sich der Einsatz des Fernsehens in der Gruppenpsychotherapie nach dem jeweiligen therapeutischen Konzept und den unterschiedlichen Zielvorstellungen.

ARGYLE und Mitarbeiter (1974) verwendeten Tonbänder und Videobänder zur Einzel- und Gruppenbehandlung von Patienten mit Kommunikationsstörungen. Sie benutzten Rollenspiele von schwierigen sozialen Situationen und nonverbale Ausdrucksübungen für interpersonelles Verhalten. Über das Training der nonverbalen Kommunikation, unterstützt von Videorückmeldungen, konnten sie interpersonelle Störungen der Patienten schneller verbessern als es im Vergleich mit anderen Gruppenpsychotherapien möglich war.

E. HEIM und St. STEINER (1979) berichten über die Anwendung der Videotechnik in der analytischen Einzel- und Gruppentherapie. Das Videofeedback hilft ihnen bei der Selbstkonfrontation des Patienten. Bereits FREUD hatte versucht, durch einfaches Vorhalten eines Spiegels den Patienten mit seinem eigenen mimischen Ausdruck zu konfrontieren. Unter dem Einfluß der Videotechnik variieren die Autoren die analytischen Gruppengespräche. Außerhalb der eigentlichen Gruppensitzung werden aktuelle Themen vorbereitet, die dann in der Gruppe im Rollenspiel dargestellt werden. Damit würde die analytische Gruppenarbeit strukturierter und, wie mir scheint, auch konkreter und handlungsbezogener. Bei HEIM und STEINER hat sich eine Trennung von Rollenspielsitzung und Playbacksitzung bewährt. Interessant ist, daß die Videotechnik entgegen bisher üblichen analytischen Richtlinien ein partnerschaftliches Verhalten von Gruppenleiter zur Gruppe verlange, weil er bereit sein sollte, sich selbst ins Spiel miteinzubringen und eine Konfrontation der Gruppe mit seinem Verhalten anzunehmen. Sie berichten außerdem von einer deutlichen Dynamisierung des Gruppengeschehens, weil die Videotechnik mehr auf das Hier und Jetzt, auf die Aktualität des momentanen Geschehens orientiere.

Auf Grund der vorliegenden Literatur und eigener Erfahrung bestehen die Vor- und Nachteile der Videotechnik für die Gruppenpsychotherapie in folgendem:

1. Die Videotechnik ist schnell verfügbar.
2. Die Videotechnik erlaubt eine uneingeschränkte und unkomplizierte Reproduzierbarkeit des Gruppengeschehens (im Gegensatz zu Filmaufnahmen).
3. Die Videotechnik ermöglicht ein unmittelbares, weitestgehend objektives Feedback.
4. Die Unmittelbarkeit der Aufzeichnung beseitigt die Gefahr des Vergessens, Verdrängens oder der Fehldeutung, die sonst durch subjektives Erleben gegeben ist.
5. Videofeedback ist klar und akkurat und kann den Gruppenprozeß bahnbrechend aktivieren.
6. Richtig angewandt bedroht es nicht und ist akzeptabel und hat dann eine zwingende Wirkung.
7. Das Videofeedback erfaßt im sprachlichen und nichtsprachlichen Bereich emotionale Ausdrucksmöglichkeiten und ermöglicht damit den Zugang zu deren Wechselbeziehungen.
8. Es erfaßt somit den gesamten Bereich der nonverbalen Kommunikation als das Feld ursprünglichen und intimsten Ausdrucks menschlicher Gefühle sowie dessen Zusammenspiel mit der Sprache.
9. Es erleichtert die Verbesserung der sozialen Empathie, der Sensibilität für zwischenmenschliche Beziehungen und verdeutlicht Selbstbild- und Fremdbilddiskrepanzen.
10. Die Videotechnik erleichtert den Prozeß der Selbsterfahrung und das soziale Lernen in der Gruppe.
11. Zu lange Videofeedbacks, die nicht auf den therapeutischen Schwerpunkt gerichtet sind, lenken ab und hemmen den Lernprozeß.
12. Videofeedback allein planlos eingesetzt, ist ohne weiteres nicht ausreichend, Verhaltensänderungen einzuleiten. Videofeedback muß genau geplant, ausgewählt und anschließend von der Gruppe diskutiert werden, um spezifische endgültige Verhaltensmodifikationen zu erreichen.
13. Der Effekt ist nicht, daß aufgezeichnet wird, sondern wie aufgezeichnet und dargeboten wird.
14. Die Gefahr einer Überbetonung des Videofeedbacks besteht dann, wenn das Erlernen adäquater Rückmeldungen in der Gruppe vernachlässigt wird und der Mangel durch das Videofeedback versucht wird wettzumachen.

## 4. Videotechnische Ausstattung

Brauchbare Aufnahmen von Gruppenpsychotherapien zum Zwecke des Videofeedbacks, zu Gruppenverlaufsanalysen, zur Kontrolle des Leiterverhaltens unter besonderer Berücksichtigung der nonverbalen Kommunikation setzen ein Mindestmaß an audiovisueller Technik voraus, das meist unterschätzt wird. Beim Einsatz von einer Kamera und einem Recorder können nur unvollständige und ungenaue Aufzeichnungen gemacht werden, zumal eine mobile Kamera durch den dann notwendigen ständigen Rundumschwenk die Gruppe merklich stört. Ganz anders ist der technische Aufwand bei der Dokumentation von Einzelsituationen zu beurteilen, wobei wie KÜHNE (1978) berichtet, zwei Kameras und ein Recorder ausreichend sind. Das folgende Bild 3 soll demonstrieren, was eine einzige Kamera

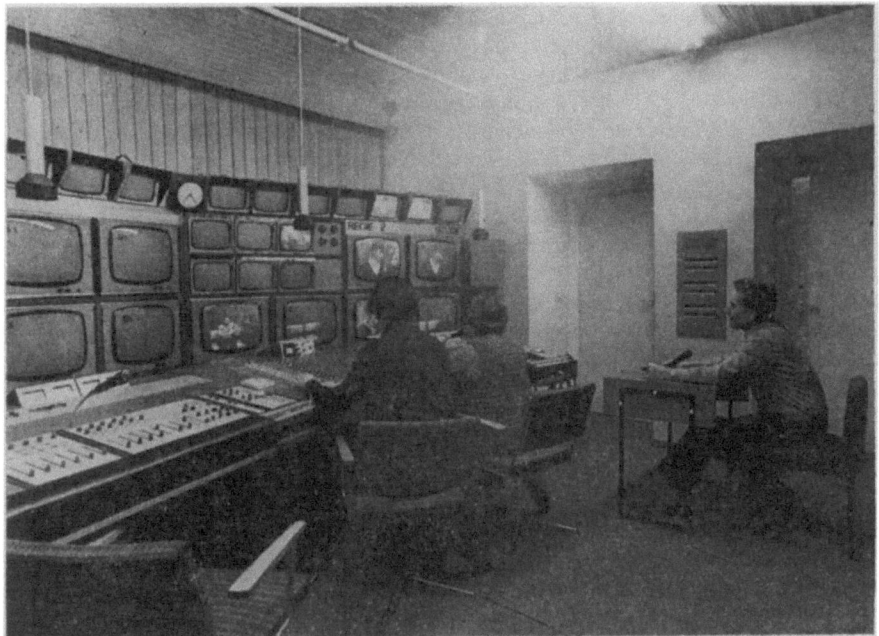

Bild 1. Blick in den Regieraum

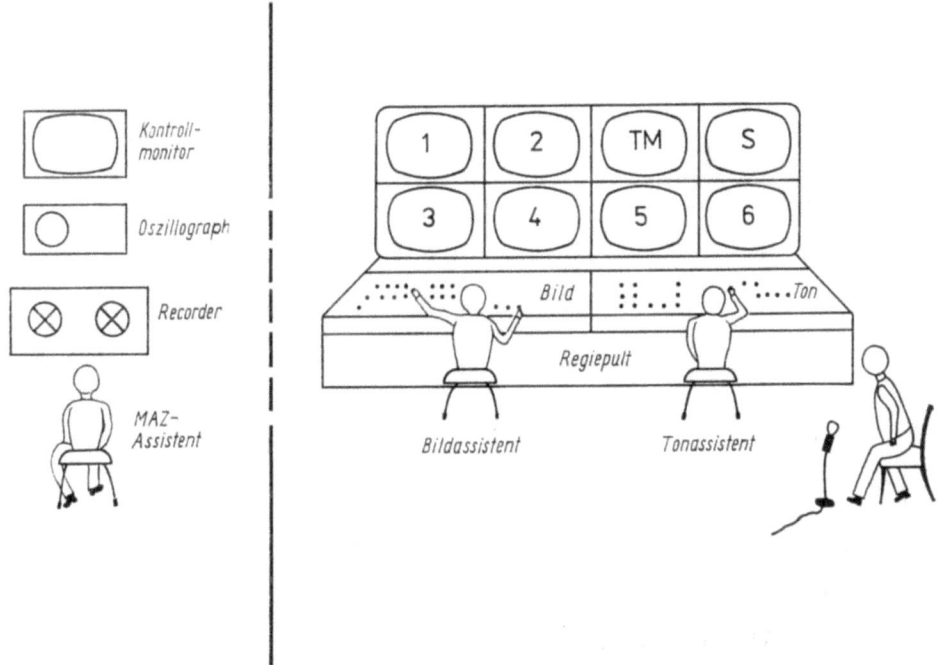

Bild 2. Schema zur technischen Ausstattung: Regieraum (rechts), magnettechnischer Aufzeichnungs-raum = MAZ-Raum (links); TM = Trickmischer, S = Sammelbild

bei einer kreisförmigen Sitzordnung erfassen kann. Um wenigstens einen Teil-
ausschnitt des Geschehens aufnehmen zu können, muß der Abstand vom Aufnahme-
objekt so groß sein, daß eine größere Anzahl von Teilnehmern erfaßt wird. Das
reduziert aber die Aussagefähigkeit der Aufnahmen im Hinblick auf eine brauchbare Differenzierung nonverbalen Verhaltens erheblich. Man führe sich an dieser
Stelle vor Augen, wie wenig das öffentliche Fernsehen von nonverbalen Signalen
übermitteln kann, wenn mehrere Personen gleichzeitig in voller Größe abgebildet
werden. Nicht umsonst operiert das öffentliche Fernsehen vor allem mit Großaufnahmen einzelner Personen selbst bei Interviews von Gruppen. Wir empfehlen
deshalb, lieber ein perfektes Tonstudio für die Aufzeichnung von Gruppenpsychotherapien einzurichten als unvollständige und dennoch kostspielige Videostudios
aufzubauen, mit deren Ausbeute keiner zufrieden sein wird und die immer eine
Art Spielerei bleiben müssen.

Für eine optimale Aufnahmequalität hat es sich bewährt, den Teilnehmerkreis
für die Kameras zu sektorisieren. Als Richtwert gilt, zwei Personen mit einer Kamera
zu erfassen; das sind bei 12 Teilnehmern 6 Kameras. Davon sollten zwei mobile
Kameras sein, die per Hand durch Kameraleute bedient werden. Die mobilen

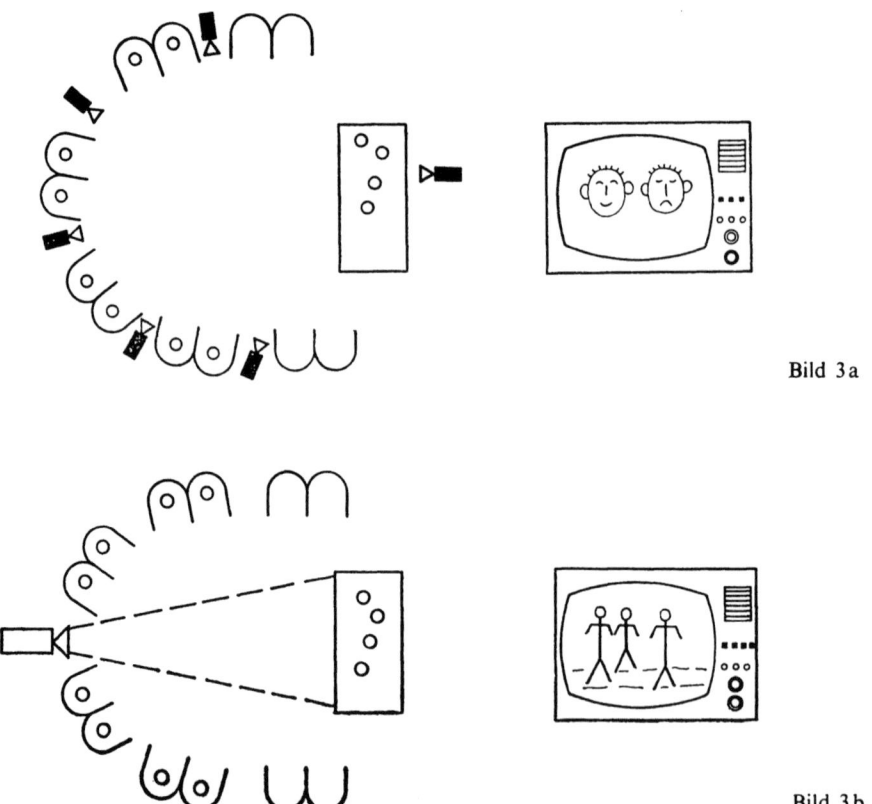

Bild 3a

Bild 3b

Bild 3. Die Skizze soll zeigen, daß nur bei ausreichender Technik wichtige nonverbale Signale
aufgenommen werden können

Kameras sind möglichst mit einer Variooptik auszustatten. Damit können zusätzlich zum Brustbild wesentliche Details wie der Kopf, die Mund- oder Augenpartie oder die Hände eingefangen werden. In Kombination mit den festen Kameras kann der fließende Interaktionsprozeß in aktiven und dynamischen Gruppensituationen mit häufig springenden Dialogen variabel genug erfaßt werden. Die Ausschnitte allein von festen Kameras sind auf die Dauer zu allgemein, weil bei dem Abbild von zwei Personen zuviele Informationen angeboten werden, die die entscheidenden Aussagen verwässern können. Außerdem ist mit ihnen eine Änderung des Blickpunktes während der laufenden Gruppe nicht möglich.

Wir verwenden Fernsehkameras vom VEB Studiotechnik Berlin. Zum Einspiel des Videofeedbacks sind zwei Sichtgeräte ausreichend. Der maximale Abstand bei einer 59er oder 61er Bildröhre soll drei Meter betragen. Wird er überschritten, sind die abgebildeten Objekte für das menschliche Auge zu klein und können nicht mehr ausreichend differenziert werden.

Für jede Kamera ist ein Vorschaumonitor notwendig; wird mit Bildmischung gearbeitet, ist für den Trickmischvorgang ein Monitor zusätzlich erforderlich (s. Bild 2). Für die Aufzeichnung braucht man ein Sichtgerät zur Kontrolle als abgebender Summenmonitor. Für eine Aufzeichnung reicht ein Videorecorder. Sind zwei vorhanden, kann die durch Bandwechsel bedingte Pause (Spieldauer bei 1 Zollbändern 1 Std.) vermieden werden oder im Bedarfsfall sogar Aufzeichnungen von zwei Kameras gespeichert werden. Um qualitativ hochwertige Aufzeichnungen zu machen, ist unbedingt die Kontrolle des Videosignals über einen Oszillographen und einen Monitor notwendig. Die entsprechende Regieeinheit, die Trickbild und Überblenden von Kamerabildern gewährleistet, wird vor den obengenannten Vorschaumonitoren plaziert.

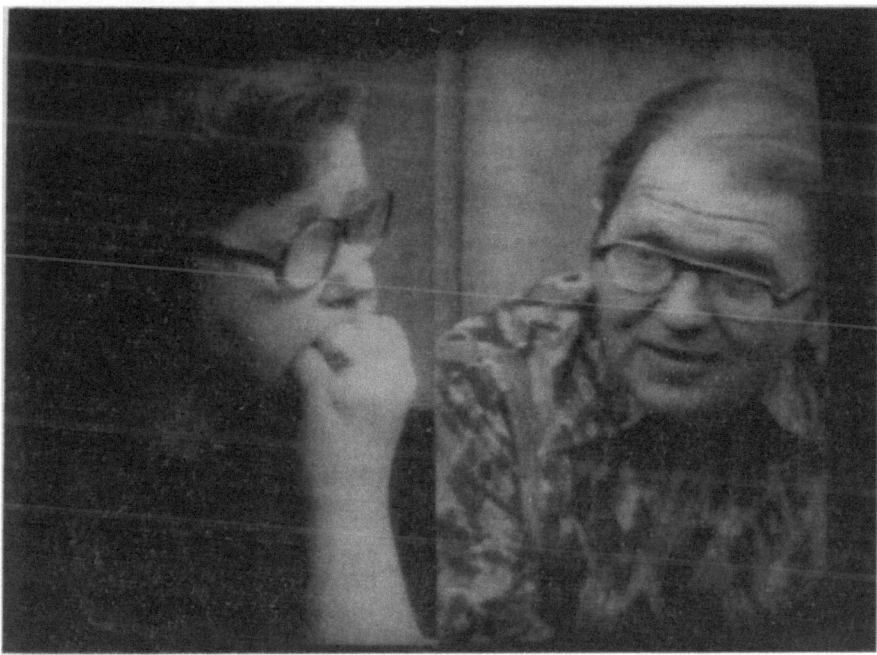

Bild 4a

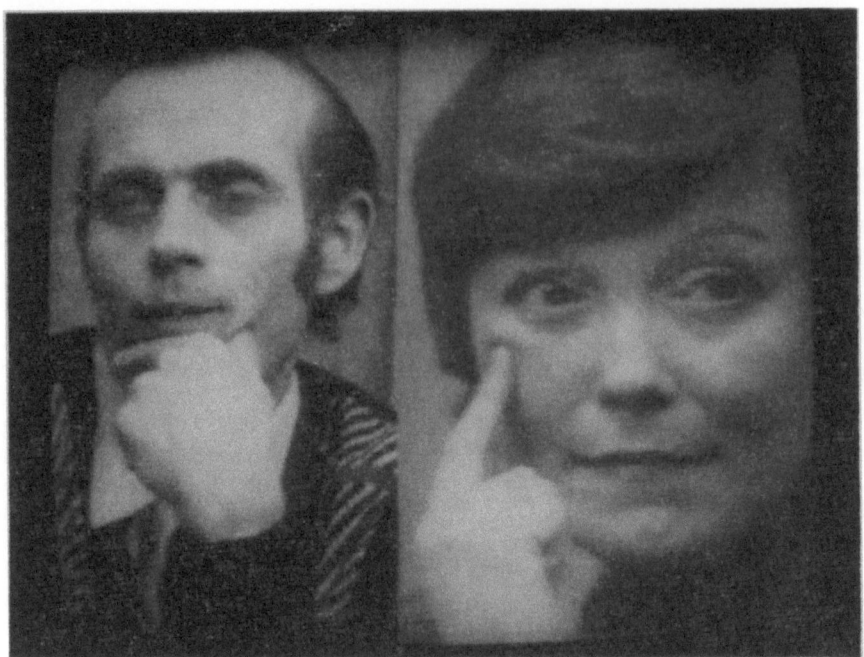

Bild 4 b

Bild 4. Beispiel für den Einsatz der Tricktechnik
a) Trotz räumlichen Abstandes können zwei Gesprächspartner auf ein Bild gebracht werden
b) Zwei Teilnehmer, die räumlich getrennt sitzen, hören einem Dritten zu

## 5. Kamerapositionen und Verhalten der Kameraleute in der Gruppe

Um eventuellen paranoiden Reaktionen vorzubeugen, sind die Kameras grundsätzlich offen im Gruppenraum aufzustellen. Durch breitere Sessel wird der Gruppenkreis
ausreichend aufgelockert, daß genügend Platz für den Einfallwinkel der Kameras
bleibt. Sie müssen immer außerhalb des Teilnehmerkreises stehen, damit sie nicht
aufdringlich nah erlebt werden oder den Gruppenablauf behindern. Der Aktions-
radius der mobilen Kameras sollte so sein, daß sie sich beim Rollenspiel im freien
Spielraum des offenen Hufeisens in der Mitte ausreichend überlappen. Bei den

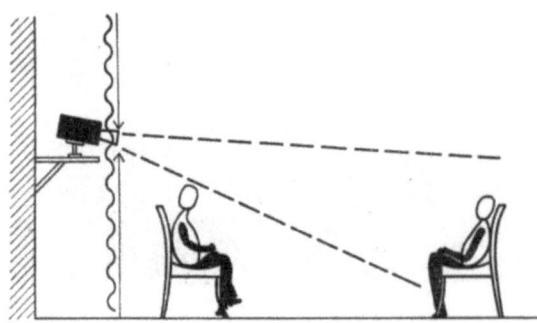

Bild 5
Position der starren Kameras

festen Kameras müssen sich die aufzunehmenden Objekte immer in den vorgegebenen Grenzen der Schärfentiefe der Kameras bewegen. Die notwendigen Hilfen bei Sitzänderungen, um die Ausgangsposition schnell wieder zu erreichen, sind im Kapitel Sitzanordnungen erwähnt.

Die Kameramänner verhalten sich bei den Aufnahmen zurückhaltend, wenig störend und selbstverständlich schweigend. Sie treten erst dann in den Gruppenraum ein, wenn die Aufnahmen erforderlich sind. Hier bewährt sich ein raumbegrenzender Vorhang, um störendes Türgeklapper zu vermeiden.

Kameras und Kameraleute sollten von der ganzen Gruppe als integrierte stille Helfer bei der Gruppenarbeit erlebt werden.

## 6. Tontechnische Ausstattung

Ähnlich wie bei der Videoausstattung ist eine differenzierte Auswertung von Tonaufzeichnungen im Hinblick auf die nonverbalen Signale der Sprache bei Aufnahmen mit nur einem Mikrophon unvollkommen. Der Hauptunterschied zwischen Video- und Tontechnik liegt darin, daß mit der Kamera analog dem menschlichen Auge nur ein bestimmter Ausschnitt aufgenommen wird, wogegen ein Mikrophon unausgewählt ohne die gerichtete Aufmerksamkeit, die das menschliche Ohr hat, sämtliche Geräusche des Raumes aufnimmt. Deshalb ist eine Zuordnung eines Mikrophones für maximal drei Teilnehmer zur akustischen Differenzierung notwendig.

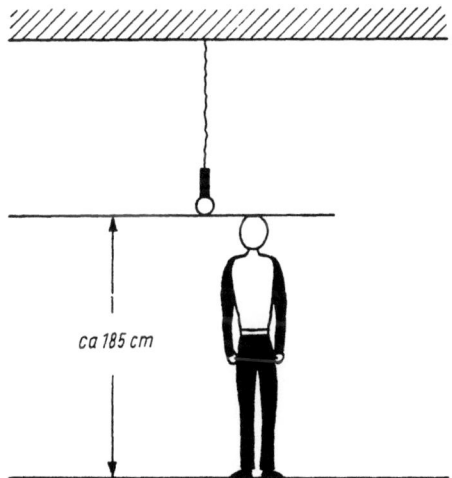

*ca 185 cm*

Bild 6. Die Höhe der Deckenmikrophone ist abhängig vom größten Gruppenteilnehmer

Ansteckmikrophone (Typ MV 740, mit Kapsel AM 740) haben sich bei unseren Gruppen nicht bewährt, in denen mit Rollenspielen gearbeitet wird. Günstiger sind sie sicher bei reinen Gesprächsgruppen. Wir verwenden Kondensatormikrophone (MV 691, Kapsel M 70 und Kapsel M 90) mit Nierencharakteristik, die nur einen keulenförmigen akustischen Ausschnitt auffangen. Sie werden an der Decke hängend angebracht. Dadurch sind die Teilnehmer in der Sprech- und Handlungsweise frei. Bei nichtwechselnder Sitzanordnung verwenden wir Bodenmikrophone, die

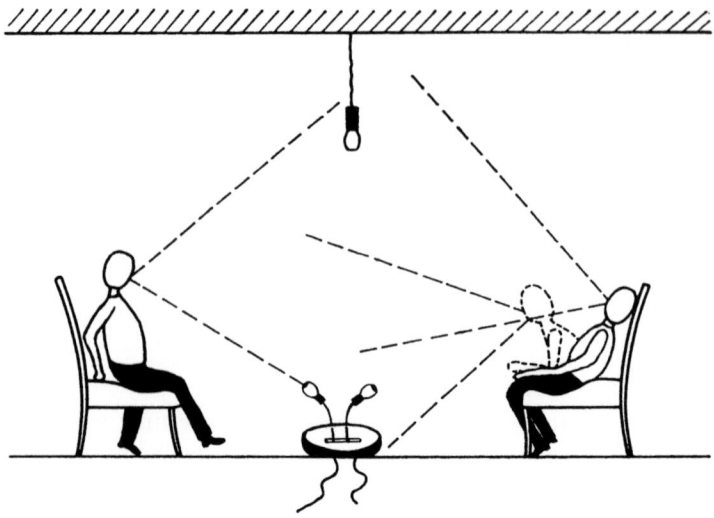

Bild 7. Möglichkeiten der Mikrophonaufstellungen

bessere Aufnahmen liefern, wenn sich die Teilnehmer im Gespräch nach vorn beugen (s. Bild 7). Hängende Mikrophone dürfen nicht ständig im Kamerabild sichtbar sein. Die Höhe ihrer Aufhängung richtet sich nach dem größten Gruppenteilnehmer. Je höher sie aber angebracht sind, desto unempfindlicher werden sie. (Regel: so hoch wie nötig, so niedrig wie möglich.) Bei uns werden 6 Mikrophone über ein Mischpult zusammengeschaltet, um die Mikrophoneingänge in Gruppen oder einzeln erfassen zu können. Damit können auch leise sprechende Personen und sich überschneidende Stimmen ausreichend differenziert werden.

Parallel zur synchronen Bild- und Tonaufzeichnung durch den Videorecorder, kann eine getrennte Tonaufzeichnung auf einem zusätzlichen Tonbandgerät zur Herstellung von schriftlichen Gruppensitzungsprotokollen ohne großen technischen Mehraufwand erfolgen.

## 7. Raumgestaltung

An die Raumgestaltung für Gruppenpsychotherapien mit ton- und videotechnischem Einsatz sind verschiedene Anforderungen zu stellen, die derzeit vielerorts noch nicht die gebührende Aufmerksamkeit und Sorgfalt erhalten. Nicht zuletzt entscheidet auch die Raumgestaltung über die Atmosphäre in einer Gruppe und über die Ton- und Bildqualität der Aufnahmen. Die hier geäußerten Überlegungen und Erfahrungen sollen vor allem bei der Neu- und Umgestaltung von gruppenpsychotherapeutischen Räumen als Anregung dienen.

Ein Gruppentherapieraum sollte eine ausgewogene behagliche Arbeitsatmosphäre ausstrahlen. Er darf einerseits weder zu nüchtern, kalt und technisch sein, noch eine zu wohlige gemütliche Kaffeekränzchenstimmung vermitteln.

Die wesentlichste Anforderung an einen Gruppentherapieraum im Hinblick auf gute Tonqualität ist eine weitestgehende Abschirmung von störenden Außengeräuschen. Hier ist bei der Neueinrichtung die Lage des Raumes unter Berücksichtigung

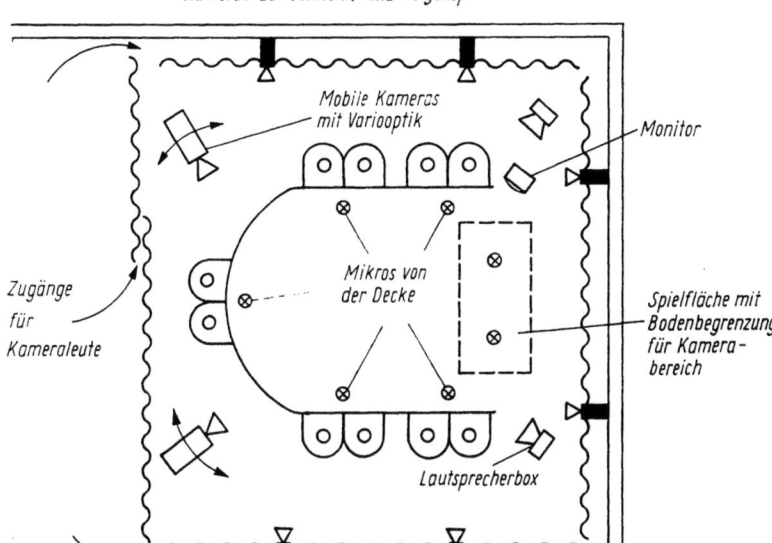

Bild 8. Schematische Darstellung des Gruppentherapieraumes

des übrigen Kliniksbetriebes und seiner eventuellen Nähe zur Straße zu beachten. Der Lärm von außen kann durch gut schließbare Doppelfenster und Doppeltüren verringert werden. Eine gepolsterte Tür hat meist nicht den Effekt, den man sich allgemein davon verspricht, weil der Schall vor allem durch unabgedichtete Tür-ritzen eintritt. Hier kann exakt angebrachtes Abdichtband die Geräuschkulisse besser mildern.

Bei der Beheizung ist von Umlaufheizkörpern abzuraten, die selbst wieder Ge-räusche erzeugen.

Der Raum sollte, wenn möglich, von zwei Stellen aus zu betreten sein: eine Tür für die Gruppenteilnehmer, die zweite für die Kameramänner. Die zweite Tür kann innen von einem großen Vorhang verdeckt sein. So können Kameraleute im Bedarfs-fall ohne zu stören den Gruppenraum betreten oder der Co-Therapeut für eventuelle zusätzliche Regieanweisungen in den Regieraum gelangen. An der Eingangstür für Gruppenteilnehmer hat sich ein Lichtsignal bewährt, durch das eine Inschrift mit etwa folgendem Inhalt bei laufender Gruppe aufleuchten kann: *Gruppe läuft. Bitte nicht stören!* Dieser Hinweis an einem Gruppentherapieraum innerhalb einer stark frequentierten klinischen Einrichtung ist besonders zu empfehlen.

Zur Schalldämpfung im Raum können schallschluckende im Handel erhältliche Bauelemente verwendet werden. Wir bevorzugen helle, in der Farbe unterschied-liche Vorhänge, die billiger sind und andere Vorteile zusätzlich bieten:

1. Zur Schalldämpfung, um dem Raum die Helligkeit zu nehmen und um akustische Reflexionen zu dämpfen (Samtvorhänge sind ungeeignet, weil sie die Sprache unangenehm ersticken können).
2. Zum Verdecken der Hintergrundstechnik (Kabel usw. — Änderungen sind bei der Verwendung von Vorhängen ohne Schwierigkeiten möglich).

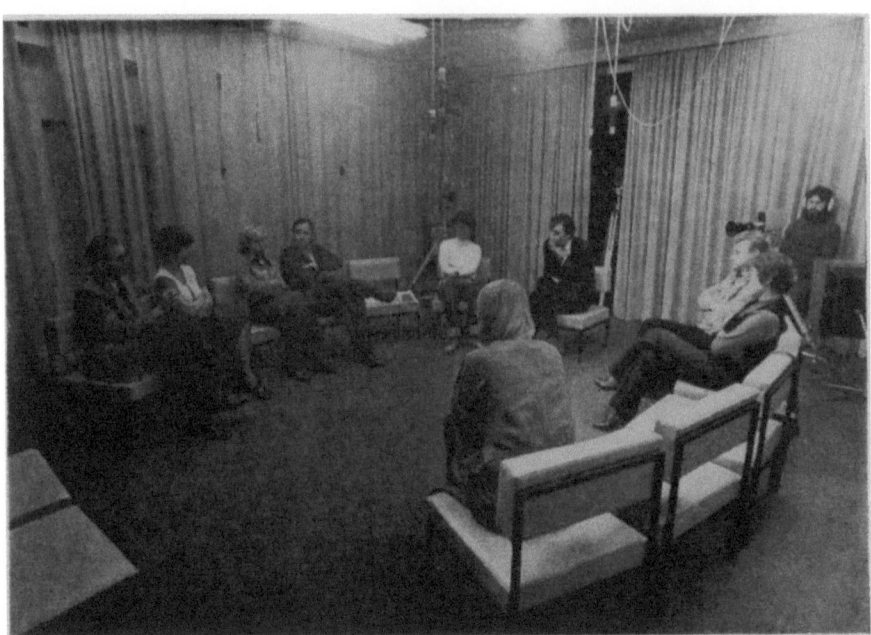

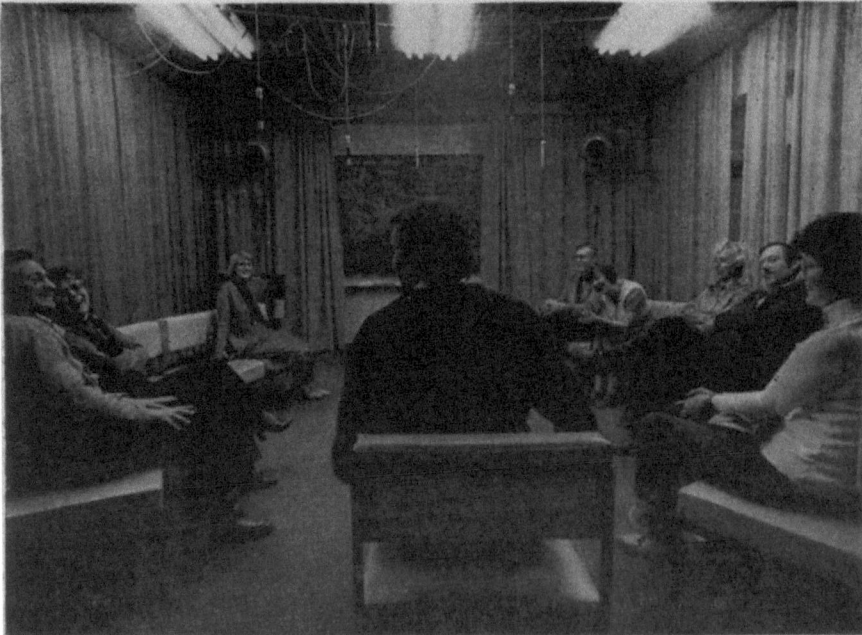

Bild 9. Ansicht des Gruppenraumes bei laufender Gruppe. Kameramann und Technik behindern das Gruppengespräch nicht. Oben ist der Blick auf den Zugang für die Kameramänner gerichtet. Das gelockerte Hufeisen als Sitzordnung für Rollenspiele ist zu erkennen. Links oben sieht man die in einzelnen Schals hängenden Vorhänge.

3. Zur Orientierung über die Seitenverhältnisse dienen sie für die Regie als helligkeitsunterschiedliche Bildhintergründe.
4. Zur Behaglichkeit (ein evtl. zu großer Raum läßt sich ohne große Mühe optisch verkleinern).

Die Vorhänge sollten nicht in geschlossener Form direkt an der Wand befestigt werden, sondern in beweglichen Einzelschals mit mindestens 10 bis optimal 30 cm Wandabstand lose hängen. So kann der Vorhang mit dem dahinterliegenden schalldämpfenden Luftpolster als geschlossene Membran arbeiten. Hinter einem Vorhang kann eine Wandtafel angebracht sein, die in der Elternarbeit oder in der Ausbildung von Gruppentherapeuten sehr hilfreich ist (s. Bild 9).

Eine Blumenbank könnte je nach Geschmack den Eindruck eines ausschließlich technischen Raumes abschwächen. Sie sollte aber nicht zum Verdecken der Kameras dienen. Sonst könnte schnell der Eindruck entstehen, den ein Vater zu Beginn unserer Arbeit wie folgt formulierte: „Die schießen hier aus dem grünen Hinterhalt heraus".

Der Fußboden darf nicht aus knarrenden Dielen oder schallreflektierendem Material (z. B. Steinholz) bestehen. Ideal ist ein Belag aus Filz oder wollhaltigen Stoffen, die am besten Schritt- und Scharrgeräusche sowie Schallreflexionen vermeiden. Kunstfaserauslegware ist wegen der möglichen elektrostatischen Aufladung und den dadurch verursachten elektrischen Überschlägen mit Knistergeräuschen ungeeignet.

Eine gute Beleuchtung, möglichst durch ausreichendes Deckenlicht, ist für die Bildqualität entscheidend. Wird schlecht beleuchtet, können harte Bildkontraste entstehen, die den Ausdruck grotesk und bizarr werden lassen. Ungünstig ist Seitenbeleuchtung, die störende Schatten bildet und die Teilnehmer blenden kann. Bei Neonbeleuchtung empfehlen wir, die Drosseln abgesetzt außerhalb des Raumes zu installieren, um das lästige Brummen zu vermeiden. Am angenehmsten bleibt wohl immer noch normales Lampenlicht. Um damit aber eine ausreichende Beleuchtung zu erhalten, besteht vor allem bei längeren Gruppensitzungen die Gefahr, daß der Raum überwärmt wird. Letztlich entscheidet die Größe und die Belüftung des Raumes, ob Lampenlicht angebracht werden kann.

Zur optimalen Lichtauslastung empfehlen wir den Teilnehmern, helle, aber nicht weiße Oberbekleidung zu tragen, weil dunkle zu viel Licht verschluckt und die Aufnahme insgesamt grau erscheinen läßt, was die optische Aufmerksamkeit beim Feedback unnötig belastet.

Als Sitzmöglichkeiten empfehlen sich bequeme Sessel mit breiter Sitzfläche, mit Rückenlehne, aber *ohne* Seitenlehnen. Harte, hohe Stühle schaffen einerseits eine starre Atmosphäre und sind bei Gruppensitzungen über eine Stunde Dauer wohl auch nicht zumutbar. Breite Sitzflächen und fehlende Armlehnen schaffen dem Einzelnen genügend natürliche Bewegungsmöglichkeiten, was für die Erfassung nonverbaler Signale sehr vorteilhaft ist. Fehlende Armlehnen fordern die Teilnehmer zusätzlich auf, mit ihren Händen irgend etwas zu machen oder auszudrücken. Außerdem geben sie der Kamera mehr Einblick für die Aufzeichnung der Gestik.

Ein Gruppentherapieraum für etwa 12 Teilnehmer mit audiovisueller Ausstattung, der neben reinen Gruppengesprächen auch Rollenspiele zuläßt, sollte mindestens eine Größe von 5 × 10 Metern haben.

## 8. Sitzanordnungen

Entsprechend gruppentherapeutischen Erfahrungen wird im allgemeinen die kreisförmige Sitzanordnung bevorzugt. Sitzen im Kreis fördert die Solidarität, das Zusammengehörigkeitsgefühl, macht aufgeschlossener, kooperativer und offener (man kann sich nicht hinter seinem Vordermann verstecken). Der Innenraum bleibt wie üblich frei, zumal ein Tisch das Kamerablickfeld einschränken würde. Der Kreis wird aber zur Aufstellung der mobilen Kameras etwas gelockert, ohne aber seine Geschlossenheit zu verlieren. Der Abstand darf auf keinen Fall zwischen den Teilnehmern 1,50 Meter, also die äußerste Grenze der persönlichen Zone, überschreiten. Sonst leidet das Zusammengehörigkeitsgefühl und die Gruppe verliert durch Distanz an Dynamik. Bei der Suche nach den günstigsten Kamerapositionen ist die geschlossene Kreisanordnung von uns gelegentlich nicht beachtet worden, sofort fühlt man sich unbehaglich und empfindet die Technik als störend. In der Regel sollte der Abstand zwischen den für den Kamerablick paarweise angeordneten Sitzgruppen 1 Meter nicht überschreiten.

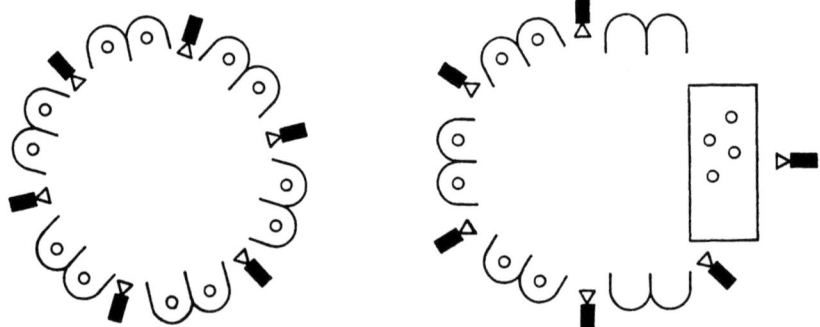

Bild 10. Schema zu den Sitzanordnungen: gelockerter Kreis und gelockertes Hufeisen mit Spielfläche

Die Bildschärfe hängt davon ab, wie die Sitzanordnung eingehalten wird (Problem der Schärfentiefe). Deshalb sind übermäßige Stuhlverschiebungen während der Gruppensitzung möglichst zu vermeiden. Kleine Kreidekreuze auf dem Teppich helfen rasch, die Stelle mit optimaler Schärfe wiederzufinden, wenn die Sitzordnung durch ein Rollenspiel verändert wurde.

Beim Rollenspiel wurden verschiedene Varianten ausprobiert. Nicht bewährt haben sich bei uns, wenn dazu der Kreis beim Spiel von mehr als zwei Teilnehmern nicht aufgebrochen wurde. Wenn man auf seinem Stuhl in seiner alten Position sitzen bleibt, fällt es viel schwerer, die Ebene vom Gespräch zur Aktion zu wechseln und sich mit seiner Rolle zu identifizieren. Steht der Teilnehmer aber auf und geht einige Schritte in den Raum an die Stelle, wo der Kreis jetzt zum Hufeisen geöffnet ist, fällt das Rollenspiel viel leichter. Die Bewegung, die geringe Raumveränderung und das Spiel außerhalb des Kreises helfen wesentlich, sich in die Rolle als Vater, Mutter oder Kind hineinzuversetzen. Mancher braucht zwar ein aufmunterndes Wort, um sich von seinem sicheren Stuhl zu erheben, aber der Positionswechsel erleichtert das Spiel deutlich. Die Aktion vom gleichen Platz erschwert es vielen,

Gesprächs- und Spielebene zu trennen. Es kommt dann häufiger vor, daß das Spiel vom Agierenden unterbrochen wird. Auch gleitet man schneller unbemerkt und zu unscharf abgesetzt auf die Metakommunikations- oder Sachdiskussionsebene ab. Schwierig gestaltet sich auch beim Spiel innerhalb des Kreises die Beobachterrolle der übrigen Teilnehmer, weil die hierzu notwendige Distanz nicht gegeben ist. Gerade bei der Darstellung von erlebten Realsituationen sind die Beobachter außerordentlich angeregt und selbst betroffen, weil vor ihren Augen oft die eigene Problematik abläuft. Deshalb ist hier das Einhalten eines Abstandes über die persönliche Zone von 1,50 Meter hinaus der Objektivität des Betrachters zuträglich. Die gleichen Schwierigkeiten können entstehen, wenn aus Raumnot in der Mitte des Kreises gespielt wird. Für die Spieler kann der sie umschließende Beobachterkreis beengend und hemmend wirken und das freie ungezwungene Spiel behindern. Ein erhöhtes Podest, wie es MORENO verwendet, schafft dagegen zuviel Abstand und wirkt auf die Agierenden eher hemmend und beängstigend. Das Rollenspiel bekommt dann einen Hauch von Theateratmosphäre, die vermieden werden sollte.

In Eltern- und Ehepaargruppen sitzen Ehepaare meist nebeneinander (s. Bild 9). Diese Sitzordnung ist allerdings bei Konfliktgesprächen zwischen beiden ungünstig. Entsprechend nonverbalen Kommunikationsregeln kann man dem neben sich Sitzenden kaum etwas Belastendes sagen. Der fehlende territoriale Abstand schafft trotz körperlicher Abwendung eine unbehagliche Nähe. Deshalb sprechen Ehepaare in dieser Sitzordnung gern in der dritten Person von ihrem Partner und wenden sich dabei an den Gruppenleiter oder an die Gruppe. Da Ehepaare sich in der Gruppe schlecht trennen lassen, sind breitere Sessel ohne beengende Armlehne günstig, die ohne demonstratives Stuhlrutschen einen größeren Abstand und ein Hinwenden zum Partner für ein akzeptables gegenseitiges Feedback ermöglichen (s. Bild 12). In solchen Fällen ist ein Konfliktgespräch auch in der Mitte gut, wo beide noch von der Gruppe umschlossen werden.

## 9. Zusammenarbeit mit den technischen Mitarbeitern

Der Einsatz der Videotechnik setzt eine hohe Qualifizierung der technischen Mitarbeiter voraus, die eine Bedienung der Geräte durch technische Laien, wie es medizinische Kollegen natürlich in der Regel sein werden, nach unserer Ansicht nicht zuläßt. Auf Grund der Einbindung des uns zur Verfügung stehenden audiovisuellen Studios in eine selbständige, der Medizin nicht unterstellte Abteilung, waren wir von Beginn an bestrebt, das Wissen und die Qualifizierung der technischen Mitarbeiter so in unser therapeutisches Anliegen zu integrieren, daß eine echte Teamarbeit entsteht. Über einführende Vorträge und Diskussionen anhand von Videobandausschnitten aus dem Gruppenverlauf wurden die technischen Mitarbeiter zunehmend motiviert und konnten die an sie gestellten ungewohnten Ansprüche immer besser erfüllen.

Die Unterbringung einer Videoeinrichtung in einer psychiatrischen Klinik hat neben den augenscheinlichen Vorteilen der totalen Verfügbarkeit für die medizinische Institution und der Vermeidung von Wegen, die manchen Patienten nicht zugemutet werden können, aus unserer Sicht auch wesentliche Nachteile. Neben der dringend notwendigen Frage nach der Auslastung der Anlagekapazität aus ökonomischer Sicht und der Unterbringung bei der allgemeinen Raumnot in allen psychiatrischen Einrichtungen sind es vor allem die personellen Probleme, die zur Nutzung eines Videostudios für Gruppentherapien außerhalb der psychiatrischen Einrichtung raten lassen. Für den Gruppenleiter ist es andererseits relativ leicht und bequem, wenn ein selbständiges Fernsehteam zur Verfügung steht. Der Einbau eines Videostudios für psychopathologische und pharmakopsychiatrische Forschung, die in der Regel die Aufnahme des einzelnen Patienten erfordert, wie es KÜHNE (1978) beschreibt, muß sicher anders beurteilt werden. Die personell-technischen Voraussetzungen sind hier weit geringer als bei einem Studio für Gruppentherapien.

STEINER und HEIM (1979) berichten zwar über ihre technischen Mitarbeiter nichts. Sie operieren auch nur mit einer Kamera und einem Recorder. Das erscheint uns für den differenzierteren Einsatz in der Gruppentherapie unzureichend. Die einzige Kamera wird bei ihnen von einem medizinischen Kollegen oder von einem Patienten bedient. Es ist sicher sinnvoller, Mitarbeitern, die mit der Technik perfekt umzugehen wissen, die gruppentherapeutischen Anliegen an die Kameraführung, Bildschnitt und Regie zu vermitteln, als umgekehrt Medizinern die Beherrschung der Videotechnik beizubringen. Erfahrungen bei der gruppentherapeutischen Grundausbildung von Psychiatern und Psychologen in der Handhabung von Mikrophon- und Tonbandtechnik und die Qualität der vorgestellten Tonbandprotokolle bestätigen diese Skepsis. Dagegen zeigten sich die technischen Mitarbeiter als medizinische Laien gruppentherapeutischen Problemen aufgeschlossen und waren fähig, die an sie gestellten Anforderungen zu realisieren.

Bei uns hat sich eine Absprache mit den technischen Mitarbeitern vor jeder Gruppensitzung bewährt. Hier wird gemeinsam vom Gruppenleiter und Co-Therapeuten die Zielstellung erläutert. Danach werden Sitzordnung, Kamerapositionen und Mikrophonaufstellungen geregelt und Festlegungen zur Regieführung getroffen. Eine kurze Auswertung nach der Gruppe dient der Beurteilung der Zusammenarbeit und der aufgetretenen Pannen. Nach dem Vorspiel des Videobandes in der Expertengruppe kann nochmals, jetzt differenzierter, über Kameraführung, Schnitt und Regie gesprochen werden.

Wir stimmen KÜHNE (1978) zu, wenn er vor dem Unterschätzen des notwendigen personellen und technisch-apparativen Aufwandes warnt, um ein „internes Fernsehsystem als Beiwerk klinischer Eleganz zu installieren".

Bei uns hat sich die Nutzung eines audiovisuellen Studios außerhalb der psychiatrischen Institution aus ökonomischen und personaltechnischen Gründen bewährt. Zur optimalen Zusammenarbeit zwischen Technikern und Medizinern sind Vorabsprachen vor der Gruppensitzung, Auswertungen nach der Sitzung sowie Hinweise notwendig, die sich aus der Auswertung der Bändernachschau ergeben.

## 10. Aufgaben der Regie

Grundsätzlich wird die Regie vom Ziel und Inhalt des Aufnahmeobjektes bestimmt. So verlangen Mitschnitte für Studentenvorlesungen eine andere Kameraführung als zur Aufzeichnung von Feedbackprozessen in der Gruppenpsychotherapie. KÜHNE (1978) hat auf die Besonderheiten der Regie bei psychopathologischen und pharmakopsychiatrischen Untersuchungen hingewiesen, wobei es möglich ist, daß der Versuchsleiter selbst Regie führt. Bei KÖHLER und PENIN (1970) führt ein erfahrener Assistent möglichst unter Anleitung eines Fernsehregisseurs Regie. STEINER und HEIM (1979) übernehmen die Regie ebenfalls selbst, lassen aber in der Gruppe z. T. die Mitglieder selbst die Kamera bedienen.

Bei Durchsicht der Literatur entsteht der Eindruck, daß alle Einrichtungen, die über ein kliniksinternes eigenes Studium verfügen, medizinische Mitarbeiter mit der Regieführung beauftragen. Die Bewältigung der Technik und die Regieprobleme muß beim Einsatz von Laien, wie es eben medizinisch und psychologische Mitarbeiter sind, verständlicherweise gerade bei der Gruppenarbeit zu erheblichen Schwierigkeiten führen.

Der Regisseur hat die Nahtstelle inne und muß technisches Können und geschickte Regie für die medizinisch diagnostischen und im speziellen Falle gruppentherapeutischen Anforderungen einsetzen. Er muß die audiovisuellen Möglichkeiten beherrschen, anerkannter Experte bei seinen technischen Mitarbeitern sein und mit dem therapeutischen Geschehen vertraut sein. Das verlangt von ihm Erfahrungen im aufnahmetechnischen Bereich, die Beherrschung von Trick- und Mischtechniken und Regieerfahrungen. Er muß außerdem Grundkenntnisse über Rückmeldungen, Selbsterfahrung, Rollenspiel und nonverbale Kommunikationsmöglichkeiten haben.

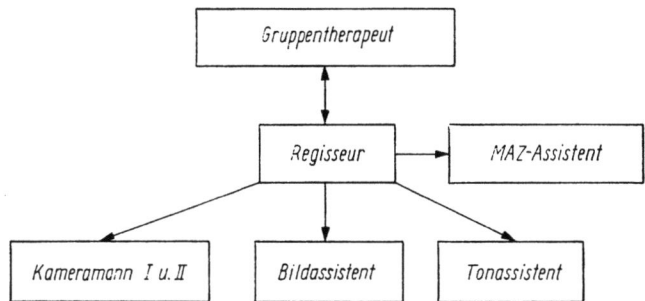

Bild 11. Schema zum Informationsweg zwischen technischen Mitarbeitern und Gruppentherapeuten

Er sollte stets über die aktuellen Zielstellungen informiert werden. Der Regisseur ist somit die Schlüsselfigur und entscheidet wesentlich über das Gelingen des Videoeinsatzes. Es kann objektiv widergespiegelt werden oder durch entsprechende Kameraführung auffälliges nonverbales Verhalten fokussiert oder sogar überhöht werden. Der Regisseur kann aber auch auffällige Schwierigkeiten, die selbstunsichere Patienten in der Aktion zunächst haben, mildern. Es besteht andererseits auch die Gefahr, Details übermäßig zu verstärken, was verzerren und verfälschen kann. Hier ist langjährige Erfahrung notwendig, sowie ständige Vorabsprachen über den gesamten Therapieverlauf und Ziele der bevorstehenden Sitzung. Solche Pannen, die die Objektivität von Videoaufnahmen in Frage stellen können, sind ebenfalls nicht durch die Regieführung eines medizinischen Mitarbeiters vermeidbar, weil durch ungeschickten Einsatz und Nichtbeherrschen von Technik und Regie Verfälschungen noch eher auftreten können. Die Regie entscheidet über das Gelingen oder Nichtgelingen des Videofeedbacks. Beim Einsatz von medizinischen Mitarbeitern kann das Fernsehen leicht in amateurmäßige Filmerei abgleiten. Bei mangelhafter technischer Beherrschung kann die Ton- und Bildwiedergabe entstellt werden. Am günstigsten erscheint uns, wenn ein mit der Problematik vertrautes Ton- und Fernsehteam von seinem Regisseur geleitet wird, der ton-, bild- und regietechnische Erfahrung besitzt und mit den Grundsätzen gruppentherapeutischer Arbeit und nonverbaler Kommunikation vertraut ist. Ideal ist zu Beginn der Arbeit eine zusätzliche Regieassistenz durch einen erfahrenen Gruppentherapeuten.

Die Aufgaben des Regisseurs werden zusammenfassend in der Tabelle dargestellt.

**Regieaufgaben**

1. *Instruktionen an technisches Personal*

| Intruktion an: | Art der Instruktion: |
|---|---|
| Kameramann I + II | Kameraführung, Detaildarstellung, Schwenk |
| Bildassistent | Bildauswahl der angebotenen Kameras Trick-Mischtechnik, Überblenden |
| Tonassistent | Auswahl und Regelung der Mikrophonwege |
| MAZ-Assistent | Überwachung der Aufzeichnung |
| (MAZ = magnettechnische | Playback |
| Aufzeichnung) | Markierung der Einspielausschnitte |

2. *Aufnahmetechnik*

| Situation: | Aufnahmemöglichkeiten: |
|---|---|
| Einzelperson | Gesichtsausdruck (frontal, seitlich) Gestik (Hände, Haltung und Bewegung) Gesamtbild |
| Dyade | Zur Information immer erst Gesamtbild oder Sprecher, dann zuhörenden Partner, bei längerem Gespräch Schwenk in Gruppe (Interesse, Langeweile, Anteilnahme, Gestik, Blickkontakt, Haltung, Orientierung) Tricktechnik: gemeinsames Bild von Sprecher und Zuhörer, Sprecher und anderem Gruppenmitglied, Sprecher und Gruppenleiter |
| Rollenspiel | Zunächst Gesamtbild, Einzelakteure Immer den Agierenden zuerst aufnehmen (Nähe und Distanz als Ausdruck von Annahme oder Dominanz, Blickkontakt, Haltung, Zwischenraumverhalten, Körperkontakt) |
| Gruppentherapeut-Co-Therapeut | Aufnahmetechnik wie bei Dyade unter Beachtung der Koordinierung von Aktionen und Interventionen Äußere Haltung (distanziert, reserviert, engagiert, belebend, erdrückend) |

Im Gegensatz zu Aufnahmen von Einzelpatienten zur Demonstration psychopathologischer Phänomene muß für Fernsehfeedbackaufzeichnungen der abzubildende Inhalt eingeengt werden. Hier muß die sonst geforderte freie Selektion durch den Zuschauer eingeschränkt werden zugunsten der Konzentrierung auf das Wesentliche. Großaufnahmen mit Abbildungen vieler Gruppenteilnehmer oder zu häufige Schwenks in die Gruppe können ein Feedback 1. zur Selbsterfahrung oder 2. zum Erlernen neuen Verhaltens verwässern. Sie ermüden und verflachen den Wert der Rückmeldung.

Bei Aufnahmen von Einzelpersonen in der Gruppe hat immer das Brustbild und das Gesicht den Vorrang, weil mit Gesichtsausdruck, Blickkontakt, Kopfhaltung und Körperorientierung die entscheidenden nonverbalen Signale übermittelt werden. Schon allein deshalb sind Gesamtaufnahmen der Gruppe höchstens zur kurzen Orientierung erforderlich. Diese Erfahrung entspricht auch einer unveröffentlichten Studie von Graham RICCI-BITTI und Michael ARGYLE. Sie fanden, daß Videoaufnahmen nur vom Kopf des Menschen auf den Ausdruck emotionaler Zustände genauer dekodiert werden können als von Videoaufnahmen des übrigen Körpers.

## 11. Zur Technik des Rückspiels

Zu Beginn der Videoarbeiten spielten wir nach einem erfolgten Rollenspiel oder Psychodrama das ganze Rollenspiel in die Gruppe wieder ein, was etwa 20 Minuten dauern kann. Dabei haben wir wie HEIM und STEINER (1979) erlebt, daß die Gruppenteilnehmer von einer so lange dauernden Bandaufzeichnung in Konzentration und Aufmerksamkeit überfordert sind, weil sie von zu vielen Informationen überflutet werden. Lange Einspiele können höchstens einstellungslabilisierend, aber nicht verhaltensändernd wirken. Die Gruppe sollte durch kurzes Einspiel davor bewahrt werden, in eine dem Feedback abträgliche Fernsehkonsumhaltung zu fallen. Ähnlich wie bei Tonbandanalysen sind dagegen beim sofortigen Wiedereinspiel kurze Sequenzen günstiger, manchmal nur von der Dauer einer einzigen Äußerung, die genau auf sprachlichen Gehalt und nonverbalen Beziehungsaspekt analysiert wird. Dem betroffenen Teilnehmer scheint der Ausschnitt ohnehin subjektiv um ein vielfaches länger. Alle anderen Teilnehmer können sich dann besser auf eine exakte Analyse konzentrieren. Die Rückmeldungen aus der Gruppe werden überschaubarer und können an konkreten Beispielen festgemacht werden.

Längere Einspiele sind aus anderen Gesichtspunkten möglich. Zwischen den Sequenzen werden die Bänder zur Selbst- und Gruppenverlaufskontrolle möglichst im Expertenteam angesehen. Dabei können wichtige Ausschnitte markiert und an gegebener Stelle in folgenden Gruppensitzungen eingespielt werden. Der zeitliche Abstand erlaubt dann längere Einspiele (bis zu 10 Min.), die im Unterschied zur Analyse von kurzen Sequenzen zur Einschätzung einer Interaktionspassage oder der Gruppenatmosphäre dienen. Hier kann z. B. auch ein überwiegend dominanter Teilnehmer mit Hilfe einer später eingeblendeten Passage Rückmeldung über die Gruppe erhalten, die ihn mit etwas Abstand besser zur Reflexion anregen kann. Hier sind allzu kurze punktuelle Einspiele ungünstig, weil sie zu wenig den Gesamteindruck widerspiegeln. Mit dieser Technik kann man eine schwache Gruppe gegenüber Teilnehmern in der Alphaposition wirksam stützen.

Bei festgefahrenen Gruppen, beim Abgleiten in eine Kaffeekränzchenatmosphäre, beim Schwelgen im Externalen (z. B. Schulprobleme, Wohnung, keine Zeit, die Hirnschädigung ist an allem schuld) kann der Gruppenleiter, wenn er die notwendige Intervention verpaßt hat, durch Einspiel einer charakteristischen Gruppenpassage zu Beginn der nächsten Sitzung den eigenen Fehler korrigieren. Die Gruppe besinnt sich dann schnell auf die therapeutischen Ziele und ist wieder zu konzentrierter Arbeit bereit. Das Einspielen wird als sachlicher Hinweis zur Änderung der Blickrichtung auf das Hier und Jetzt, auf internal Wesentliches, weg vom Formalen und Randständigen verstanden.

Längere Einspiele benutzen wir auch bei selbstunsicheren Teilnehmern, die ihre Einstellungs- und Verhaltensänderungen manchmal nicht wahrhaben wollen oder nicht können, die glauben, daß sich mit ihnen nichts geändert hätte. Hier kann eine Rückblende vom Beginn der Gruppe mit der Gegenüberstellung des neuen Verhaltens das negative Selbstbild korrigieren helfen, zumal die übrigen Teilnehmer angeregt durch den Videoausschnitt zusätzlich den Prozeß unterstützen.

Ein ähnliches Vorgehen hat sich bewährt, wenn ein Teilnehmer in einer Übungssituation neues Verhalten beherrschte und jetzt bei der Bewältigung neuer Konflikte scheitert. Dank des Videospeichers gehen Gruppenerfahrungen nicht verloren. Eingespielte Modellsituationen aus dem Verlauf der gleichen Gruppe sind wirkungsvoller und anregender als Einspiele aus fremden Gruppen (abgesehen von dem zusätzlichen Problem der Schweigepflicht). Sie lassen die Gruppe sich ihrer eigenen Potenzen besinnen. Wiederholte kurze Einspiele derselben Situation hintereinander können den Blick für das Wesentliche oder für die erwünschten neuen Haltungen schärfen.

Eltern wünschen gelegentlich nach Abschluß einer Gruppe in der Zeit der ambulanten Nachbetreuung, eine Passage nochmals ansehen zu dürfen. Lerntheoretisch sind solche Einspielwiederholungen günstige Verstärker und wirken bekräftigend gegenüber erwünschtem Verhalten.

Zur Sensibilisierung für den nonverbalen Beziehungsaspekt im Hinblick auf die Verbesserung des Eltern-Kind- oder des Partnerverhältnisses, ist ein tonloses Abspielen des Videobandes sehr nützlich. Zur Demonstration der Bedeutung der Körperkommunikation bei der Decodierung sprachlicher Signale kann man auch zeitweilig das Bild wegdrehen und den Ton laufen lassen. Wenn die Teilnehmer vorher Bild und Ton synchron erlebt haben, erscheint bei Wegfall des visuellen Kanals die Tonaufnahme blaß und wenig informativ. Das wirkt auf alle sehr einprägsam und unterstreicht für die weitere Arbeit die nonverbale Dimension als entscheidendes Rückmeldungssystem und wesentliche Orientierungshilfe bei der Klärung interpersoneller Beziehungsstörungen. Auch bei Disharmonien zwischen verbalen Äußerungen und nicht sprachlichem Verhalten ist die Tonausblendung zu empfehlen (z. B. verdünnte double-bind-Situation). Außerdem glänzen sprachlich gewandtere Gruppenteilnehmer zunächst schnell mit verblüffenden Formulierungen, oft hinkt aber der nichtsprachliche Ausdruck in Mimik, Gestik oder Körperhaltung nach. So kann z. B. eine Formulierung wie „Verstehe ich dich richtig, daß du heute keine Lust zu den Hausaufgaben hast?" sprachlicher Ausdruck einer Scheinannahme des Kindes sein. Der Vater kann aber in nach hinten gelehnter laxer Körperhaltung, abweisender Gestik und abschweifendem Blick seine ablehnende, dominierende und eigentlich desinteressierte Haltung ausdrücken. Das sind ideale Situationen, um durch gezielte Interventionen mit Ausblenden des akustischen Kanals sprachlich empathisch anmutendes Verhalten als vordergründige Manipulation aufzudecken und die Kraft des emotionalen Engagements, die sich mehr in den ursprünglichen, weniger bewußt kontrollierbaren Körpersignalen ausdrückt, zu zeigen.

Zur Analyse des Sprachverhaltens in der Anfangsphase dagegen ist es günstig, zunächst auf den Bildkanal zu verzichten. Man kann sich dann besser auf die sprachlichen Äußerungen konzentrieren, ohne durch die visuellen Informationen abgelenkt zu werden. Hier sollte sich der Gruppenleiter aus methodischen Gründen, wenn er über eine Videoanlage verfügt, zurückhalten, weil die anfängliche Verführung groß ist, das Videorückspiel bei jeder passenden und unpassenden Gelegenheit einzusetzen. Auch sollte das Videofeedback in der Anwärmphase gänzlich vermieden werden, weil es vor genügender Strukturierung der Gruppe zu bedrohlich erlebt wird. Befragungen von Teilnehmern haben gezeigt, daß das Einspiel dosiert und vorsichtig erfolgen muß. Aufnahmen des Gruppenleiters und des Co-Therapeuten sind in der Regel zum Feedback für die Gruppe unwichtig. Die Gruppe sieht ja beide ohnehin in Aktion. Ganz anders ist die Situation in Übungsgruppen für Leiter oder zur Supervision, wo es ausschließlich auf das Leiterverhalten und die Wechselbeziehung zwischen Leiter und Gruppe ankommt.

## 12. Meinungen von Gruppenteilnehmern zur Videotechnik, Auswirkungen auf den Gruppenverlauf

Die anfängliche, verständliche Befangenheit und Scheu von Teilnehmern und Therapeuten gegenüber der Videotechnik, hervorgerufen durch das Gefühl des Kontrolliert- und Beobachtetwerdens, verfliegt, wenn sich die Gruppe strukturiert hat und wenn alle merken, wie hilfreich die Videorückmeldungen sein können und wie wenig störend der personaltechnische Aufwand gestaltet werden kann. Ist es möglich, den Studioraum auch in der Anfangsphase zu nutzen, in der das Fernsehen noch nicht benötigt wird, so gewöhnen sich die Teilnehmer in der Regel an die veränderten Äußerlichkeiten ohne Schwierigkeiten. Wir haben im Vergleich zu Gruppentherapien ohne Videotechnik keine verlängerte Anwärmphase festgestellt. Bisher ist nur eine Mutter nach der ersten Stunde nicht mehr erschienen. Sie gab an, das Gefühl, beobachtet zu werden, nicht ertragen zu können. Sie war allerdings gegenüber der Elterngruppentherapie unsicher und ambivalent eingestellt, und der sie stützende dominierende Ehepartner war zur ersten Gruppensitzung verhindert. Ein Jahr später war die gleiche Patientin wegen einer neurotischen Depression in stationärer psychiatrischer Behandlung. Wir haben bei späteren Gruppen keine Teilnehmer erlebt, die wegen des Fernsehens vorzeitig ausgeschieden wären. Ich spreche aber seitdem mit unsicheren, selbstwertgestörten oder subdepressiven Teilnehmern bereits vor der ersten Stunde auch über den Einsatz des Fernsehens in der Elterngruppentherapie, um ihre ängstlichen Erwartungen zu mindern. Subdepressive, selbstwertgestörte Patienten fühlen sich später auch in der Arbeitsphase befangener. Es liegt am Geschick des Therapeuten, ihnen mit Hilfe einer vorsichtigen Kamera- und Regieführung Videorückmeldungen annehmbar und hilfreich zu machen. Im allgemeinen sind die Teilnehmer eher angetan, weil sie die Aufzeichnung des eigenen Verhaltens als objektive und zwingende Rückmeldung erleben, und sind dadurch bereit, über dessen Auswirkungen auf ihr Kind oder ihren Partner zu reflektieren. Ein Vater äußerte nach einem von ihm selbst inszenierten Familienkonfliktspiel, in dem er autoritär und unannehmbar war: „Wenn ich mich so sehe, kann ich meinen Jungen verstehen, daß er immer vor mir kneift; denn zu Hause muß ich ja noch schlimmer sein."

Eine Mutter drückte die Nachhaltigkeit, die das Videofeedback auf sie gemacht hatte, folgendermaßen aus: „Jedesmal, wenn ich mich in ähnlichen Situationen befinde, denke ich daran, wie ich mich im Fernsehen gesehen habe. Nicht, was Sie alle über mich gesagt haben, ist bei mir haftengeblieben, sondern wie ich mich selbst gesehen habe, ist für mich bedeutend."

Im allgemeinen entwickelt sich zwischen den technischen Mitarbeitern und den Gruppenteilnehmern ein Vertrauensverhältnis. Sie werden als integrierte Helfer der Gruppe erlebt. Das freundliche Begrüßungszeremoniell, kleine Geschenke in der Weihnachtszeit oder am Ende der Gruppe für die Techniker machen das u. a. deutlich.

Erst, wenn die Gruppe sich strukturiert hat und das Transfer des neuen Verhaltens in Konfliktsituationen im familienzentrierten Rollenspiel geübt wird, wird das Videofeedback intensiv genutzt. In der Arbeitsphase ist das Fernsehen echtes Hilfsmittel in der Gruppenarbeit geworden, so daß sämtliche anfänglich störende Assoziationen mit dem öffentlichen Fernsehen verschwinden. Bei Teilnehmern mit hysterischen Persönlichkeitszügen verschwindet die Tendenz des Sich-zur-Schau-Stellens, wenn sie sich im Fernsehen erlebt und zusätzlich von der Gruppe dafür negative Rückmeldungen haben erhalten.

So beschleunigt das Fernsehen den Gruppenverlauf und, richtig gehandhabt, den sozialen Lernprozeß in der Gruppe wesentlich, ohne ein zusätzlicher Störfaktor zu sein. Vor allem macht sich die schnellere Sensibilisierung für die Selbsterfahrung durch das Sich-selbst-Erleben bemerkbar. Selbst die anfängliche Unsicherheit und wohl auch Faszination kann zur Strukturierung der Gruppe genutzt werden. Nach dem Abschluß der Gruppe haben immer wieder Teilnehmer den Wunsch geäußert, sich *ihr* Rollenspiel, in dem sie ihre eigensten Probleme dargestellt haben und die

Alternativlösung dazu nochmals ansehen zu dürfen. Offenbar wirken Fernsehaufnahmen für die Teilnehmer als nachhaltige Modellsituationen ihrer Beziehungen zu den Kindern.

## 13. Auswirkungen auf das Verhalten des Gruppenleiters und den Gruppenführungsstil

Wie bereits erwähnt, befällt die anfängliche Befangenheit den Gruppenleiter und Co-Therapeuten genauso wie alle anderen Teilnehmer. Aber auch die Gruppentherapeuten gewöhnen sich durch die Teamarbeit mit dem technischen Personal an das arbeitserleichternde Hilfsmittel „Fernsehen", das in keiner Weise den Gruppenprozeß stört. Nach eigenen Erfahrungen wirkt die Kontrolle auf die Gruppenarbeit disziplinierend und konzentrierend, da jeder Fehler, jede falsche oder verpaßte Intervention sichtbar dokumentiert wird.

Fernsehen in der Gruppentherapie erfordert eine klare Strukturierung durch den Gruppenleiter, die ohnehin bei der therapeutischen Zielorientierung des Gruppentherapieprogrammes erforderlich ist. Der Gruppenleiter muß sich dieser Forderung anpassen. Er ist der Experte und entscheidet zunächst über Einsatz, Zeitpunkt und Ausmaß des Videofeedbacks. Er wirkt damit als Modell und gibt der Gruppe von Anfang an klar zu verstehen, daß jeder Teilnehmer das familienzentrierte Rollenspiel unterbrechen kann. Gruppendynamische Untersuchungen nach dem Gruppenbewertungsverfahren nach ESSER mit dem Polaritätsprofil von FELDES (SCHOLZ 1977) haben bestätigt, daß der Gruppenleiter dabei mäßig dominant bleiben kann, ohne autoritär dirigistisch oder unbeliebt werden zu müssen. Eine indifferente, anonyme oder abstinente analytische Haltung entspricht wegen der Bedeutung des Gruppenleiters als Modell für elterliches Verhalten und den therapeutischen Gruppenzielen nicht den gewünschten Anforderungen. Sie würde auch die durch das Fernsehen erforderliche Strukturierung des Gruppenverlaufes stören. Das Leiterverhalten entspricht einer elastischen Führungsweise von mittlerer Orientierung, wie ihn S. LEDER (1976) beschreibt. Jegliche Stereotypie ist unzweckmäßig. Der Gruppenleiter muß vor allem das aktuelle Gruppengeschehen im Auge haben und sich am therapeutischen Ziel, das in klare Lernschritte gegliedert ist, orientieren. Die Arbeit mit dem Fernsehen hat sich dem immer unterzuordnen und darf den Gruppenverlauf nicht stören. Es liegt am Geschick des Gruppenleiters, ob die Fernseharbeit harmonisch in den Verlauf eingegliedert wird oder ob das Fernsehfeedback fremd und aufgesetzt wirkt. Bei der Realisierung eines partnerschaftlichen Therapeutenverhaltens in Sinne von F. MANN (1979) ist die Integration des Fernsehens ohne Änderung des Führungsstils möglich.

Wenn sich die Gruppe in der späteren Arbeitsphase strukturiert hat, muß es aber möglich sein, daß der Gruppenleiter mehr Katalysator ist, die Führung verringert und die Gruppenteilnehmer den Fernseheinsatz und die Videorückmeldung selbst bestimmen können. Weitere methodische Fragen zum Leiterverhalten in der Elterngruppentherapie können im Kapitel über Gruppentherapiemethodik nachgelesen werden.

Analytikern fällt es offenbar viel schwerer, Fernsehen in die Gruppenarbeit zu integrieren. Analytisch orientierte Gruppentherapeuten berichten über anfängliche Schwierigkeiten, weil die erforderliche Strukturierung im Gruppenverlauf ihren Prinzipien nach Abstinenz widerspricht. Erstaunlich ist, daß auch STEINER und HEIM (1979), durch das Fernsehen animiert, ein demokratisches Führungsverhalten beschreiben, das eine ordnende Hand des Gruppenleiters zuläßt.

BECK (1973) will unter dem Einfluß des Fernsehens sogar den traditionellen

Therapiestil mit der Asymmetrie in der Arzt-Patient-Beziehung durch ein mehr partnerschaftliches Verhalten ersetzen.

Angeregt durch das Videofeedback, scheint sich durch Schulmeinungen determiniertes unterschiedliches Leiterverhalten einer demokratischen partnerschaftlichen Einstellung auch im Gruppengeschehen zu nähern. Das ist nicht verwunderlich, denn kein Supervisor kann die Schwächen der analytischen Abstinenz oder eines zu permissiven Leiterverhaltens so deutlich machen wie gerade das Videofeedback, in dem der Gruppenleiter sich selbst erlebt.

## 14. Juristische Probleme

Sämtliche Ton- und Videoaufnahmen sind wie alle Befunde und Informationen, die wir über unsere Patienten erhalten, im Rahmen der ärztlichen Schweigepflicht zu handhaben. Gerade durch die leichte Identifizierung der Personen vom Videoband können Mitarbeiter zum Weitertragen von Informationen an Dritte verführt werden. Zuverlässige Diskretion im Umgang mit den Videobändern muß allen Teilnehmern gegenüber zu Beginn der Gruppentherapie ausdrücklich versichert werden. Diese Zusicherung ist anfangs deshalb so wichtig, weil sie den Teilnehmern die ängstliche Erwartungsspannung nimmt. Die meisten können sich zunächst das Fernsehen als Hilfsmittel in der Gruppe nicht vorstellen, zumal sie verständlicherweise nur Assoziationen zum öffentlichen Fernsehen haben und glauben, daß die Aufnahmen ausgestrahlt werden könnten.

Juristische Probleme entstehen bei uns, weil das technische Personal, ohne Mitarbeiter einer medizinischen Institution zu sein, zur Schweigepflicht zuverlässig verpflichtet werden muß. Wir sind uns dieser Schwierigkeit bewußt und sind bisher so verfahren, daß sämtliche technischen Mitarbeiter über den Sinn und die Bedeutung der ärztlichen Schweigepflicht zum Schutze der sich uns anvertrauenden Patienten aufgeklärt worden sind. Durch eigene Unterschrift wurden sie verpflichtet, Informationen über die Gruppe nicht weiterzugeben. Glücklicherweise haben wir im Laufe der Jahre bisher keinerlei Probleme gehabt, obwohl uns klar ist, daß diese Verfahrensweise juristisch anfechtbar ist.

Trotz anfänglicher Ängste haben uns die Gruppenteilnehmer nach Abschluß der Gruppe immer ihr schriftliches Einverständnis gegeben, Videobandausschnitte ihrer Gruppen zur Demonstration vor Studenten und bei wissenschaftlichen Veranstaltungen vorstellen zu dürfen.

## 15. Zur Analyse nonverbaler Kommunikation

Zum Abschluß der Ausführungen über den Videoeinsatz in der familienorientierten Therapie sei noch auf eine Möglichkeit zur Analyse nonverbalen Verhaltens verwiesen. Es wurde bereits betont, daß Familientherapie in der Kinderneuropsychiatrie ohne Verbesserung der nichtsprachlichen Kommunikation unvollständig bleiben muß. Wir möchten damit auch der Gefahr einer Überbetonung sprachlichen Verhaltens in manchen Trainingsprogrammen vorbeugen. Gleichzeitig sei darauf verwiesen, daß die Ausführungen noch unvollständig sind und ein erster Versuch sein sollen, nonverbales Verhalten systematisch im sozialen Lernprozeß für Eltern und Familien zu berücksichtigen.

Die wichtigsten nonverbalen Signalkanäle zur Übermittlung von emotionalen

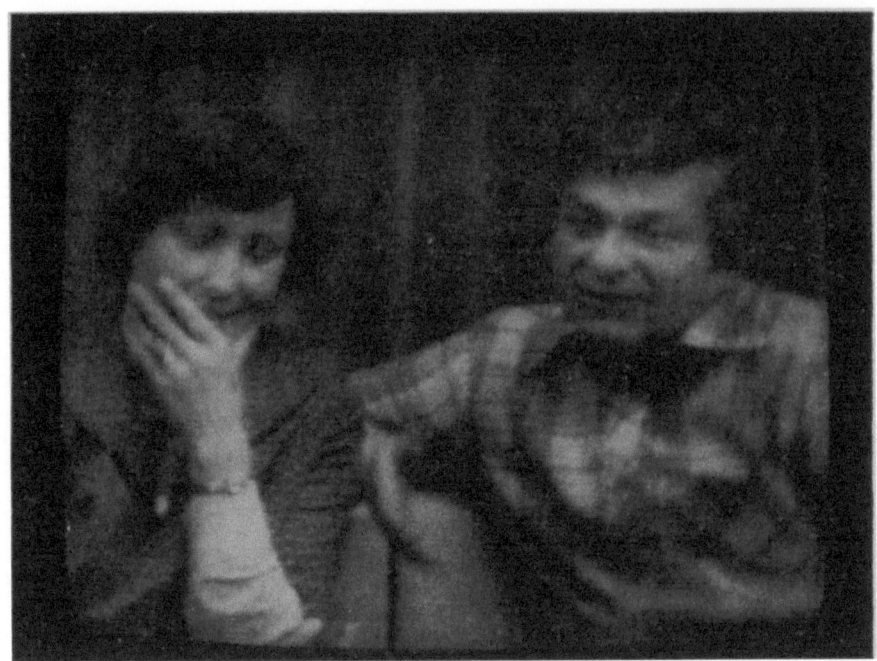

Bild 12a

Bild 12b

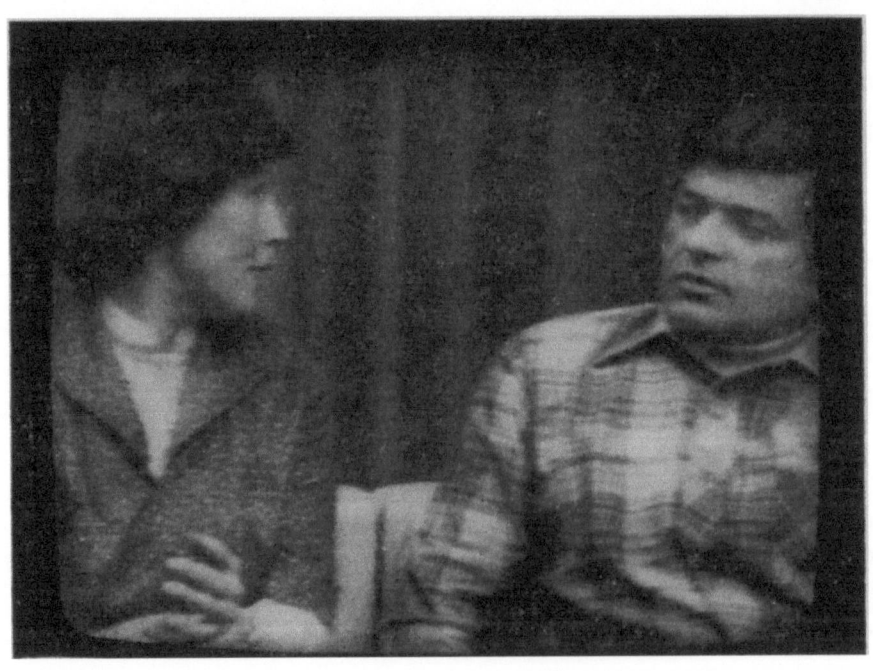

Ausdrücken, die die audiovisuelle Technik erfassen kann und die bei der Verbesserung von interpersonellen Beziehungen von Bedeutung sind, sind Gesichtsausdruck, Gestik, Körperhaltung, Blickkontakt, Zwischenraumverhalten, Körperkontakt und der nonverbale Gehalt der Sprache. Dieser wird durch Tonfall, Lautstärke, Sprechgeschwindigkeit, Stimmhöhe, Stimmqualität und Sprechstörungen charakterisiert. Gerade in der Elterngruppentherapie spielen Probleme der Annahme und Dominanz, die sich in der nonverbalen Kommunikation ausdrücken, eine entscheidende Rolle. Bei der Orientierung des Trainingsprogrammes auf die Verbesserung der Annahme des Kindes und des Abbaus von Ablehnungen und Dominanzen über die sprachliche Ebene im Anfangsstadium der Gruppentherapie lenken wir in der

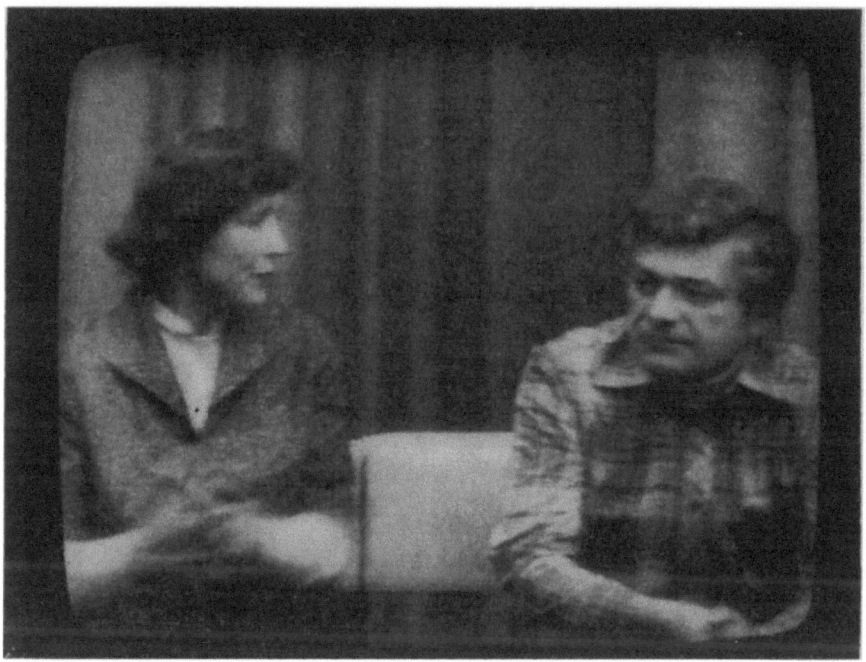

Bild 12c

Bild 12. Beispiel zum Zwischenraumverhalten eines Elternpaares
a) Wenn die Aufmerksamkeit nicht auf den Partner, sondern in die Gruppe gerichtet ist, kann in der Intimzone des anderen agiert werden
b) Beim Konfliktgespräch zwischen den Partnern will der Mann die Intimzone verlassen. Es wird ihm unbehaglich eng.
c) Der Mann hat die Intimzone verlassen und sich noch zusätzlich vorgebeugt. Außerdem meidet er jetzt den Blickkontakt. Dadurch wird das Konfliktgespräch erträglich (durch breite Sitzflächen ohne Armlehnen kann das Zwischenraumverhalten mühelos variiert werden).

Arbeitsphase zunehmend die Teilnehmer auf die Beachtung der nonverbalen Signale. Damit werden die Eltern zunächst für nonverbale Signale ihres Kindes sensibilisiert, sie lernen, sie wieder wahrzunehmen, und achten besser auf ihre eigenen Körpersignale, die sie ständig unbewußt ihren Kindern senden. Gerade bei der Betonung

Analyse der nonverbalen Kommunikation in der Eltern-Kind-Beziehung

| Körpersignal | Annahme | Dominanz |
|---|---|---|
| Körperkontakt | Berühren, Streicheln, Festhalten, freundlicher Schubs | Distanz, körperliche Bedrohung |
| Zwischenraumverhalten | Sachliches Gespräch in persönlicher Zone (bis 1,50 m), sonst auch in Intimzone bis 50 cm | Aus öffentlicher Zone heraus, distanzschaffende rangerhöhende Gegenstände (z. B. Schmalseite des Tisches) von oben herab unter verstärkender Ausnutzung der Körpergröße des Erwachsenen |
| Orientierung | Bei Blickkontakt direkte Orientierung von Kopf und Körper auf Gegenüber. Das einander zugewandte Nebeneinandersitzen | Kaum direkt; das Gegenübersitzen an einem Tisch ist eher konkurrierend zu verstehen |
| Blickkontakt | Mehr gemeinsamer Blickkontakt mit Lächeln | Wird vermieden oder selten |
| Haltung | Vorwärtsgelehnt, Arme geöffnet, Hände zugewandt | Asymmetrisch, oft entspannt, Kopf rückwärts geneigt, Hände an den Hüften oder vorn verschränkte Arme |
| Gesichtsausdruck | Lächeln (Cave! auch Ausdruck von Pseudoharmonie) | kühl abweisend |
| Tonfall | weich | bestimmt, laut, anmaßend |
| Lautstärke | mittel | laut, hart |
| Sprechgeschwindigkeit | unterschiedlich | rasche, scharfe Folge |

des sprachlichen Aspektes in der Anfangsphase schleichen sich schnell Diskrepanzen zwischen einer sprachlich scheinbar annehmbaren Aussage und dem dazugehörigen nonverbalen Ausdruck ein. Emotionales Engagement als wesentlichste Dimension der Eltern-Kind-Beziehung wird ohnehin mehr über die nichtsprachliche Ebene vermittelt.

Als Orientierung zur Analyse der nonverbalen Kommunikation nach den zwei Hauptdimensionen der Eltern-Kind-Beziehung dient uns das für die Arbeit mit Eltern modifizierte Schema nach M. ARGYLE (1977). Dabei kann aus didaktischen Gründen Annahme mit Wärme, emotionalem Engagement und partnerschaftlichem Verhalten gleichgestellt werden, wogegen Dominanz autoritäres, nicht–partnerschaftliches Verhalten repräsentiert.

Dominantes Verhalten kann sich auch durch Nicht-Akzeptieren der Intimzone des Partners bzw. des Kindes ausdrücken, wenn ohne Gespür für die momentane Situation oder für die Gefühle des anderen z. B. zu Beginn konflikthafter Auseinandersetzungen oder bei Klärung von Sachproblemen in die Intimzone eingebrochen wird (joviales Verhalten, Hand auf die Schulter, Streicheln am Kopf).

Selbstunsichere Eltern mit subordinativem, permissivem Erziehungsverhalten, denen aus Mangel an erzieherischer Kompetenz ein adäquates Führen des Kindes nicht gelingt, können dagegen durch die bewußte Anwendung distanzfördernden, autoritätserhöhenden Verhaltens in umgekehrter Weise Hilfen über das Videofeedback gegeben werden. Hier ist auch durch geschickte Tonregieführung auf den

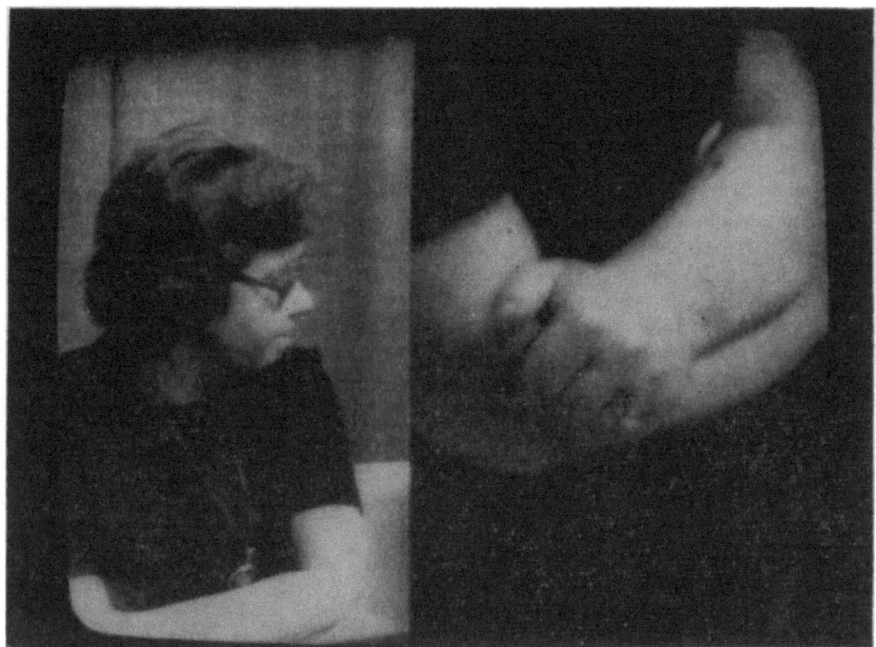

Bild 13. Kameras mit Variooptik und die Tricktechnik gestatten wichtige nonverbale Detailaufnah-men. Hier ist der Ausdruck ängstlich gespannter Aufmerksamkeit durch den Mund und die Hand deutlich zu erkennen.

nonverbalen Anteil der Sprache zu achten, der sich dann in der Bestimmtheit, im Ausdruck und Tonfall dokumentieren sollte.

Da nonverbale Signale noch weniger als sprachliche Kommunikation bewußt gesendet werden, müssen Eltern beim Betrachten der Videobänder erst allmählich lernen, auf diese Ebene zu achten. Hier sind lenkende, unterstützende und mut-machende Hilfen des Gruppenleiters erforderlich, die die Aufmerksamkeit auf die wichtigsten Körpersignale lenken sollten.

Vielleicht sind jetzt bei manchen Lesern Maßstäbe gesetzt und Bedürfnisse geweckt worden, die die derzeitigen Möglichkeiten vieler Kliniken überschreiten. Obwohl der personell-technische Aufwand erheblich ist, sei an dieser Stelle darauf verwiesen, daß moderne neuroradiologische Einrichtungen mit ähnlichem und noch höherem Aufwand zur Selbstverständlichkeit geworden sind. Audiovisuelle Studios könnten für die Psychiatrie der Zukunft die gleiche diagnostische und therapeutische Bedeu-tung erlangen, wie radiologische Methoden es heute für die Neurologie haben, und sie erscheinen mir deshalb langfristig für die Psychiatrie auch ökonomisch gerecht-fertigt.

Die dargestellten Ergebnisse haben den Charakter eines Erfahrungsberichtes über den videotechnischen Einsatz und mögen psychiatrischen und psychologischen Kollegen bei der künftigen Einrichtung ähnlicher Studios helfen.

**Literatur**

*Argyle, M.:* Bodily communication. New York: International Universities Press 1977.
*Beck, D.:* Fernsehen und audiovisuelles Playback in der Psychotherapie. Prax. der Psychoth. **18** (1973) 199–204.

*Davitz, J. R.*, zit. nach *Argyle.*

*Fengler, J.:* Feedbacktechnik in der Ehe- und Familientherapie. Prax. der Psychoth. **XX** (1975) 34—48.

*Friedmann, C. T. H., J. Yamamoto, G. H. Wolkon und L. Davis:* Vidiotape Recording of Dynamic Psychotherapie: Supervisory Tool or Hindrance. Am. J. Psychiatry **135** (1978) 1388—1391.

*Heim, E., und S. Steiner:* Videotechnik in der Psychotherapie. Gruppenpsychotherapie, Gruppendyn. **14** (1979) 54—61.

*Kühne, G.-E., H. J. Du Chesne, J.-K. Grünes, D. Krell und R. Pellicioni:* Forschungsspezifische Anwendungsmöglichkeiten kliniksinterner Fernsehanlagen. Psychiatrie, Neurologie, med. Psycologie **30** (1978) 513—521.

*Leder, St., und A. Kosewska:* Gruppendynamik und Gruppenpsychotherapie. In: *Höck, K.:* Gruppenpsychotherapie. Berlin: Dtsch. Verlag der Wissenschaften 1976.

*Mann, F.:* Psychiatrie ohne Mauern. Frankfurt, New York: Campus Verlag 1979.

*Mann, F., und K. Weise:* Ein Handlungsmodell für partnerschaftliches Verhalten in der Einzel- und Gruppenarbeit. Vortrag, IX. Jahreskongreß der Ges. f. ärztl. Psychoth. der DDR. Leipzig: 1979.

*Martin, R. P.:* Videotape selfconfrontation in human relation training. Journal of Counseling Psychology **18** (1971) 341—347.

*Lermer, St.:* Die nichtverbale Kommunikation in der analytischen Gruppenpsychotherapie. Gruppenpsychoth., Gruppendyn. **14** (1979) 38—53.

*Penin, H., und G. K. Köhler:* Audiovisoelle Methoden in der Neurologie und Psychiatrie. Fortschr. Med. **88** (1970) 951—962; 1037—1040.

*Renfordt, E.:* Audiovisuelle Methode in der Psychiatrie. Nervenarzt **45** (1974) 505—509.

*Ricci-Bitti, G., und M. Argyle:* In: *Argyle, M.,*

*Rogers, C. R:* The use of electrically-recorded Interviews in improving psychotherapeutic techniques. Amer. J. of Orthopsychiatry **12** (1943) 429—434.

*Scholz, M.:* Der Einsatz des Fernsehens in der Gruppenpsychotherpaie von Eltern psychotherapiebedürftiger Kinder. Vortrag, VIII. Donausymposium f. Psychiatrie. Bratislava 1978.

*Schwäbisch, L., und M. Siems:* Anleitung zum sozialen Lernen für Paare, Gruppen und Erzieher. Reinbek: Rowohlt Verlag 1974.

*Steiner, S., und E. Heim:* Psychotherapeutische Anwendung der Videotechnik mit Rollenspiel. Gruppenpsychother., Gruppendyn. **14** (1979) 62—73.

# Multivariate Analyse pathogenetisch bedeutsamer Beziehungsmerkmale in der Familie[1]

Harry Schröder
Hans Klenner

## 1. Aufgabenstellung

Mit der Analyse des psychopathologischen Krankheitsprozesses unter dem Aspekt der gestörten Mensch-Umwelt-Beziehung (WEISE 1969) rückten Fragestellungen in den Vordergrund, die sich auf die sozialen Interaktionsprozesse des Patienten richten und auch deren persönlichkeitspsychologische Fundierung einbeziehen. Damit verband sich zwangsläufig die Frage nach der Genese gestörter psychischer Funktionspotenzen, vor allem die nach den determinierenden Bedingungen für Entwicklungsprozesse, die mit Begriffen wie Fehlsozialisation, -interiorisation und -identifikation gefaßt werden. Während die persönlichkeitspsychologische Dimen-

---

[1] Diesen Beitrag widmen die Autoren Herrn Prof. Dr. sc. phil. Hans LÖWE, Sektion Psychologie der Karl-Marx-Universität Leipzig, zu seinem 60. Geburtstag.

sion der Problemstellung bisher weitgehend ausgespart blieb, wurde der sozial-
psychologische Aspekt i. S. von Konditionalanalysen Gegenstand vielfältiger For-
schungsaktivitäten (vgl. SCHWARZ, WEISE und THOM 1971; BACH, FELDES,
THOM und WEISE 1976). Besondere Aufmerksamkeit wurde dabei – entsprechend
der persönlichkeitsdeterminierenden Funktion der Familie – familienpsychopatho-
logischen Fragestellungen zuteil. Eigene Arbeiten sind hier einzuordnen. Sie wid-
meten sich der empirischen Analyse abnormer intrafamiliärer Beziehungsbesonderheiten in Elternfamilien von an Schizophrenie erkrankten Personen und versuchten
über Vergleiche mit Stichproben psychisch unauffälliger und neurotischer Menschen
die pathogenetische Relevanz operationalisierter Variablen zu fundieren. Der Fort-
gang dieser Arbeiten ist in einzelne, aufeinander aufbauende Stufen zu gliedern.
Mit diesem Beitrag soll eine weitere hinzugefügt werden.

In einer ersten Phase ging es um die theoretisch-methodologische Herleitung und
Begründung des Forschungsgegenstandes und die Konzipierung eines Gegenstandsbereiches, der mit der Wortmarke „Konflikthafte familiäre Interaktion" bezeichnet
wurde. Ausgangspunkt waren in der sozialpsychiatrischen Literatur global und un-
einheitlich beschriebene Familien-Rollen-Beziehungen (PETERMANN und SCHRÖ-
DER 1970). Ein zweiter Schritt hatte die hypothetische Strukturierung des Gegenstandsbereiches zum Inhalt. Die Variablenoperationalisierung führte über verfah-
rensmethodische Entwicklungsarbeiten zu einem System von 13 geprüften Fragebogen-Skalen. In einer dritten Bearbeitungsstufe folgten im univariaten Vergleich
hypothesenprüfende empirische Untersuchungen, die statistisch abgesicherte Belege
für die pathogene Bedeutsamkeit einzelner Variablen erbrachten (PETERMANN
und SCHRÖDER 1971). Erste multivariate Studien wurden nur auf Itemniveau
innerhalb der Variablenbereiche durchgeführt. In einem vierten Bearbeitungsschritt
(KLENNER 1972) wurde versucht, der Komplexität des Gegenstandes entsprechend,
mit multivariater mathematisch-statistischer Analysetechnik die Gesamtheit des
Variablensatzes zu untersuchen. Wir strebten einen ersten Einblick in die Strukturierung des Merkmalsbereiches an. Damit sollten i. S. einer Erkundung gleichzeitig Vorarbeiten zu einem empirisch geprüften Deskriptionssystem des Unter-
suchungsgegenstandes geleistet werden. Eine Reduzierung der großen Variablenzahl
auf Basisgrößen stellt nicht nur eine redundanzarme Beschreibung des untersuchten
Bereiches dar, sondern führt auch zu einer strukturbezogenen und ökonomischeren
Diagnostik. Aus stichprobentheoretischen Gründen mußte damals auf die dafür
adäquate Methode der Faktoranalyse verzichtet werden (KLENNER und SCHRÖ-
DER 1976). Mit Clusteranalysen konnte eine Variablengruppierung erreicht werden,
die als Primärbefund weiterer Sicherung und Bestätigung bedurfte.

An dieser Stelle setzt die gegenwärtig fünfte Stufe der Problembearbeitung an.
Mit dem gleichen Variablensatz und neuen Stichproben sollten die Befunde der
multivariaten Pilotstudie überprüft und präzisiert werden. Der zu erhebende Daten-
körper sollte die Anwendung der Faktoranalyse gestatten, wobei ein Vergleich der
Faktorstrukturen von einbezogenen Kriteriengruppen angestrebt wurde. Eine Er-
kenntniserweiterung versprachen wir uns durch eine zusätzliche Stichprobe depressiver Patienten. Danach war ein erster Schritt in die Richtung empirischer Klassifikation von Merkmalsträgern geplant. Über Typenanalysen sollten nach dem Prinzip größter gemeinsamer Ähnlichkeit in den Merkmalsprofilen Persongruppen erarbeitet werden. Dabei wollten wir vor allem methodische Erfahrungen für eine
sechste Bearbeitungsstufe gewinnen, die in der Zukunft eine empirisch begründete
Typologie von Eltern-Familien an Schizophrenie erkrankter Patienten zum vorliegenden Gegenstand anstrebt.

## 2. Erhebungsmethoden und Untersuchungskonzept

Die für die Datenerhebung eingesetzten Verfahren repräsentieren den gesamten Merkmalsbereich „Konflikthafte familiäre Interaktion" in 12 standardisierten Fragebogenskalen[1]. Von erwachsenen Probanden werden damit in einer retrognostischen Erhebung Aussagen über familiäre Interaktionselemente i. S. eines erinnerten subjektiven Eltern- und Familienbildes gewonnen. Die Verfahren wurden auf der Grundlage der Daten von drei Analysestichproben (Schizophrene, psychisch Unauffällige und Neurotiker) entsprechend des klassischen Testkonzeptes entwickelt. Die instrumentelle Güte der Verfahren weisen triseriale Korrelationen und varianzanalytisch berechnete Präzisionskoeffizienten nach. Gleiches gilt für Überprüfungen der Paralleltestreliabilität und die inhaltliche Validität, die über ein Expertenrating gesichert wurde. Folgende Beziehungsmerkmale wurden erhoben:

1. Väter werben konträr zur Mutter um die Zuwendung und Achtung des Kindes.
2. Mütter werben konträr zum Vater um die Zuwendung und Achtung des Kindes.
3. Vater bleibt in kindlicher Abhängigkeit seiner eigenen Eltern.
4. Mutter bleibt in kindlicher Abhängigkeit ihrer eigenen Eltern.
5. Vater verhält sich und wird behandelt wie ein passives Kind.
6. Mutter verhält sich und wird behandelt wie ein passives Kind.
7. Vater tritt vor seiner Ehefrau wie ein konkurrierender Sohn auf.
8. Mutter tritt vor ihrem Ehemann wie eine konkurrierende Tochter auf.
9. Das Kind versucht, Vater bei der Mutter zu ergänzen.
10. Das Kind versucht, Mutter beim Vater zu ergänzen.
11. Koalition der Mutter mit einem Kind gegen den Vater.
12. Koalition des Vaters mit einem Kind gegen die Mutter.

Außer diesen 12 Skalen wurden vier weitere zusätzlich eingesetzt, die aus einem Forschungsansatz der normalpsychologischen Familienforschung kommen. Es handelt sich um das zwei-dimensionale Bekräftigungskonzept der elterlichen Erziehung von HERRMANN, STAPF, A. STAPF und STÄCKER (1973). Nach diesem Konzept wird die elterliche Erziehungsintensität als Kombination folgender zwei Faktoren gesehen:

1. elterliche Strenge (Tendenz negativer Bekräftigung des Unerwünschten);
2. elterliche Unterstützung (Tendenz zur positiven Bekräftigung des Erwünschten).

Beide Grundvariablen sollen unabhängig voneinander in den Ausprägungsgraden positiv/negativ variieren. Die Realisierung dieser Elternvariablen führt zu definierten Merkmalen der Erzogenen. So steht die Dimension der Unterstützung in einem funktionalen Zusammenhang mit der Gebotsorientierung der Kinder und die Dimension der Strenge mit Verbotsorientiertheit. Auf der Grundlage von kombinierten Merkmalsausprägungen des Elternverhaltens können allgemeine Verhaltenssyndrome bei den Erzogenen vorhergesagt werden. Dieses lerntheoretisch fundierte Konzept gestattet zumindest im Bereich des elterlichen Bekräftigungsverhaltens die Kontrolle empirisch nachgewiesener erziehungswirksamer Variablen des Elternverhaltens. Sie könnten eine sinnvolle Ergänzung des bisherigen Variablensystems darstellen, da dieser formale Bereich der elterlichen Erziehungsaktivität durch die bisherige Variablengruppe nicht erfaßt wird. Da Unterschiede im erzieherischen

---

[1] Die ursprünglich 13. Variable „Übernahme von Entscheidungen für die Familie an ein Kind" erwies sich im Rahmen dieser Fragestellung als weitgehend irrelevant (KLENNER und SCHRÖDER 1976) und blieb unberücksichtigt.

Bekräftigungsverhalten zwischen Vätern und Müttern nachgewiesen wurden, kamen somit vier Variablen in den Untersuchungsansatz hinein:

13. Mütterliche Unterstützung
14. Mütterliche Strenge
15. Väterliche Unterstützung
16. Väterliche Strenge.

Die elternspezifische Variablengliederung entspricht dem bisherigen Konzept, wonach insbesondere Divergenzen zwischen dem mütterlichen und väterlichen Rollenverhalten als Erzieher einen wesentlichen Aspekt der Untersuchungsintention ausmachen.

Mit dem geschilderten Verfahrensinventar untersuchten wir drei Probandengruppen:

Schizophrene            $n = 50$
endogen Depressive       $n = 50$
psychisch Unauffällige   $n = 60$.

Voraussetzung für alle einbezogenen Personen war, daß sie aus einer Vollfamilie stammten und zwischen 18 und 35 Jahre alt waren. Die erhobenen Stichproben sind hinsichtlich soziologischer Kriterien vergleichbar (KLENNER 1980). Kriterien der Gruppenbildung waren:

*1. Gruppe „Schizophrenie":*

Symptome ersten Ranges nach K. SCHNEIDER, differentialdiagnostischer Ausschluß einer symptomatischen Psychose, Abschluß somatischer Basisbehandlung, noch keine spezifische Psycho- und Soziotherapie.

*2. Gruppe „endogene Depression":*

Vorhandensein von Symptomen ersten Ranges nach HAASE (1976): Tagesschwankungen, vegetative Störungen, Störungen des Antriebes, depressiver Affekt, Gedankeninhalte i. S. von Hypochondrie, Existenzbedrohung und Schuldgefühlen, Suizidalität. Dazu kommen Persönlichkeitsbesonderheiten des Typus melancholicus (TELLENBACH 1961).

*3. Gruppe „psychisch Unauffällige":*

Neurotizismus-Wert unter kritischen Normwerten, keine Symptome von häufig funktioneller Genese, keine Teilnahme an psychotherapeutischer Behandlung.

## 3. Untersuchungsergebnisse

### 3. 1. Statistische Maßzahlen und univariater Gruppenvergleich

Eine Übersicht über die ermittelten empirischen Daten geben die in den folgenden Tabellen dargestellten Statistiken. Es wurden die arithmetischen Mittel und Standardabweichungen pro Variable[1] und Untersuchungsgruppe dargestellt. Da die verwendeten Skalen auf unterschiedlich großen Itemmengen aufbauen und die Antwortkategorien nicht vergleichbar sind, verbietet sich eine Interpretation der ermittelten

---

[1] Die Numerierung der Variablen entspricht der im Abschnitt 2. dargestellten Abfolge, so daß die Variableninhalte dort zu ersehen sind. Das gilt auch für alle folgenden Tabellen und Abbildungen.

Werte nach ihren Absolutbeträgen. Zwischen den Untersuchungsgruppen können allerdings für jede Variable getrennt Vergleiche angestellt werden. Wir berechneten Mittelwertsdifferenzen zwischen den Gruppen unter Verwendung des $t$-Wert-Verfahrens für unabhängige Stichproben (vgl. CLAUSS und EBNER 1974).

Bei einem Vergleich der Gruppen *Schizophrenie/Depressive* (Tab. 1) wurden 10 signifikante Fälle ermittelt, wobei in jedem Fall bei den Schizophrenen das Merkmal stärker ausgeprägt ist. Das trifft in drastischer Weise für folgende Variablen zu (Irrtumswahrscheinlichkeit $\alpha = 0,001$):

(1) Väter werben konträr zur Mutter um die Zuwendung und Achtung des Kindes.
(4) Mutter bleibt in kindlicher Abhängigkeit ihrer eigenen Eltern.
(5) Vater verhält sich und wird behandelt wie ein passives Kind.
(10) Das Kind versucht, Mutter beim Vater zu ergänzen.
(11) Koalition der Mutter mit einem Kind gegen den Vater.
(12) Koalition des Vaters mit einem Kind gegen die Mutter.

Tabelle 1. Arithmetische Mittel, Standardabweichungen und Ergebnisse des Gruppenvergleichs zwischen schizophrenen und depressiven Probanden[1]

| Variable | Untersuchungsgruppen | | | | |
| | Schizophrene | | Depressive | | |
| | Mittelwert | Standard-abweichung | Mittelwert | Standard-abweichung | Signifikanz |
| | $\bar{x}$ | $s$ | $\bar{x}$ | $s$ | |
|---|---|---|---|---|---|
| 1 | 15,6 | 6,3 | 9,0 | 5,2 | sign. |
| 2 | 17,3 | 8,0 | 12,8 | 7,5 | sign. |
| 3 | 9,6 | 5,0 | 7,5 | 5,5 | n. s. |
| 4 | 10,1 | 4,7 | 6,5 | 3,8 | sign. |
| 5 | 12,4 | 5,3 | 7,4 | 4,1 | sign. |
| 6 | 9,6 | 4,4 | 6,8 | 4,7 | sign. |
| 7 | 8,3 | 3,8 | 7,1 | 4,5 | n. s. |
| 8 | 6,0 | 4,0 | 4,4 | 4,3 | n. s. |
| 9 | 6,4 | 5,8 | 3,3 | 4,3 | sign. |
| 10 | 8,3 | 6,0 | 4,5 | 5,1 | sign. |
| 11 | 12,6 | 7,3 | 7,8 | 6,1 | sign. |
| 12 | 7,8 | 5,3 | 4,4 | 3,5 | sign. |
| 13 | 39,2 | 10,4 | 40,7 | 8,4 | n. s. |
| 14 | 19,3 | 9,7 | 13,7 | 8,6 | sign. |
| 15 | 33,8 | 11,5 | 30,1 | 13,4 | n. s. |
| 16 | 21,4 | 11,7 | 20,0 | 8,7 | n. s. |

Signifikanzniveau: mindestens 1 %

Die Befunde zeigen, daß die konkurrierenden Beziehungen zwischen den Eltern unter Einschluß des Kindes ein besonderes Merkmal der intrafamiliären Kommunikation bei Familien ist, aus denen spätere Schizophrene hervorgehen. In Familien späterer depressiver Patienten ist diese soziale Konfliktkonstellation offensichtlich nicht gegeben. Die anderen signifikanten Differenzen weisen darauf hin, daß auch Merkmale von Retardiertheit eines Elternteiles, besonders der Mutter, vor allem bei Familien Schizophrener vorkommen. Keine Signifikanz gibt es bei den Variablen,

---

[1] Siehe S. 149

die den aktiven Versuch des Kindes zum Ausdruck bringen, Partnerersatz für den einen oder anderen Elternteil zu sein. Die fehlende Differenz wird durch die geringe Ausprägung dieser Merkmale auch bei Familien Schizophrener verursacht. Bei den vier Variablen, die auf dem Zwei-Komponenten-Modell elterlichen Bekräftigungsverhaltens aufbauen, ergeben sich bis auf einen Fall keine signifikanten Unterschiede zwischen den Gruppen. Die Ausnahme bildet Variable 14. Danach verhalten sich die Mütter späterer Schizophrener deutlich „strenger" ihren Kindern gegenüber als das bei späteren depressiven Personen der Fall ist. Ihr instrumentelles Erziehungsverhalten ist weitaus mehr durch negative Bekräftigungsmerkmale (Tadel, Verbote, Liebesentzug) bei ihnen unerwünschten Verhaltensweisen ihrer Kinder gekennzeichnet als in der Gegengruppe. Dieser Unterschied ist aber gegenüber der Gruppe psychisch Unauffälliger nicht zu sichern. Er besteht dort nur als Tendenz, so daß dieses Merkmal zwar zur Differenzierung mütterlichen Erziehungsverhaltens bei späteren Schizophrenen bzw. Depressiven beiträgt, kaum aber i. S. pathogener Bedeutsamkeit interpretierbar ist.

Ein Datenvergleich zwischen den Gruppen *Schizophrene/psychisch Unauffällige* zeigt, daß bei nahezu allen Variablen Differenzen vorliegen, wobei z. T. deutlich erhöhte Merkmalsausprägungen bei Schizophrenen zu verzeichnen sind. Das trifft alle Merkmale der um die Kinder konkurrierenden, einander bekämpfenden Vater-Mutter-Interaktion. Das Merkmal, daß Kinder in die konflikthafte Beziehung aktiv eingreifen und Koalition mit einem Elternteil eingehen, scheint hier eine spezifische Tendenz darzustellen. Damit werden die Ergebnisse von PETERMANN und SCHRÖDER (1971) eindeutig repliziert.

Tabelle 2. Arithmetische Mittel, Standardabweichungen und Ergebnisse des Gruppenvergleichs zwischen psychisch Unauffälligen und schizophrenen Patienten

| Variable | Untersuchungsgruppen | | | | |
| | psychisch Unauffällige | | Schizophrene | | |
| | Mittelwert | Standard-abweichung | Mittelwert | Standard-abweichung | Signifikanz |
| | $\bar{x}$ | $s$ | $\bar{x}$ | $s$ | |
|---|---|---|---|---|---|
| 1 | 11,7 | 5,6 | 15,6 | 6,3 | sign. |
| 2 | 11,8 | 5,7 | 17,3 | 8,0 | sign. |
| 3 | 7,2 | 3,8 | 9,6 | 5,0 | sign. |
| 4 | 7,4 | 4,2 | 10,1 | 4,7 | sign. |
| 5 | 9,6 | 4,7 | 12,4 | 5,3 | sign. |
| 6 | 5,6 | 4,3 | 9,6 | 4,4 | sign. |
| 7 | 6,4 | 3,6 | 8,3 | 3,8 | sign. |
| 8 | 5,5 | 3,5 | 6,0 | 4,0 | n. s. |
| 9 | 5,0 | 8,7 | 6,4 | 5,8 | n. s. |
| 10 | 4,4 | 4,4 | 8,3 | 6,0 | sign. |
| 11 | 7,8 | 6,0 | 12,6 | 7,3 | sign. |
| 12 | 7,9 | 9,2 | 7,8 | 5,3 | n. s. |
| 13 | 40,4 | 9,3 | 39,2 | 10,4 | n. s. |
| 14 | 15,7 | 11,0 | 19,3 | 9,7 | n. s. |
| 15 | 34,8 | 11,9 | 33,8 | 11,5 | n. s. |
| 16 | 18,5 | 9,5 | 21,4 | 11,7 | n. s. |

Signifikanzniveau: mindestens 1%

Die Variablen des Zwei-Komponenten-Konzeptes elterlicher Bekräftigung tragen nicht zur Gruppendifferenzierung bei. Der mit diesen Skalen geprüfte formale Mechanismus der positiven bzw. negativen Bekräftigung scheint den im intra-familiären Bereich wirksamen pathogenen Interaktionselementen keinen neuen Aspekt hinzuzufügen. Es kann angenommen werden, daß nicht in der Ausprägung von Unterstützung bzw. Strenge pathogene Elemente in diesem Bereich zu sehen sind, sondern in komplexeren Konstellationen der Interaktion, bei denen sowohl positive als auch negative Bekräftigungen in Abhängigkeit von den aktuellen Handlungszielen und -absichten eingesetzt werden. So können z. B. im Werben um die Koalition des Kindes positive Bekräftigungen gegeben werden, wobei gleichzeitig Zuwendungsaktivitäten des Kindes zum bekämpften Ehepartner negativen Bekräftigungen unterliegen. Aus dem formalen Konditionierungsverhalten können die damit intendierten Interaktionsziele und -inhalte nicht ersehen werden, die nach den hier vorliegenden Befunden und innerhalb des hier untersuchten Gegenstandsbereiches die eigentlichen pathogen bedeutsamen Entwicklungsbedingungen zu sein scheinen.

Tabelle 3. Arithmetische Mittel, Standardabweichungen und Ergebnisse des Gruppenvergleichs zwischen psychisch Unauffälligen und endogen Depressiven

| Variable | Untersuchungsgruppen | | | | |
| | Psychisch Unauffällige | | Depressive | | |
| | Mittelwert | Standard-abweichung | Mittelwert | Standard-abweichung | Signifikanz |
| | $\bar{x}$ | $s$ | $\bar{x}$ | $s$ | |
|---|---|---|---|---|---|
| 1 | 11,7 | 5,6 | 9,0 | 5,2 | sign. |
| 2 | 11,8 | 5,7 | 12,8 | 7,5 | n. s. |
| 3 | 7,2 | 3,8 | 7,5 | 5,5 | n. s. |
| 4 | 7,4 | 4,2 | 6,5 | 3,8 | n. s. |
| 5 | 9,6 | 4,7 | 7,4 | 4,1 | sign. |
| 6 | 5,6 | 4,3 | 6,8 | 4,7 | n. s. |
| 7 | 6,4 | 3,6 | 7,1 | 4,5 | n. s. |
| 8 | 5,5 | 3,5 | 4,4 | 4,3 | n. s. |
| 9 | 5,0 | 8,7 | 3,3 | 4,3 | n. s. |
| 10 | 4,4 | 4,4 | 4,5 | 5,1 | n. s. |
| 11 | 7,8 | 6,0 | 7,8 | 6,1 | n. s. |
| 12 | 7,9 | 9,2 | 4,4 | 3,5 | sign. |
| 13 | 40,4 | 9,3 | 40,7 | 8,4 | n. s. |
| 14 | 15,7 | 11,0 | 13,7 | 8,6 | n. s. |
| 15 | 34,8 | 11,9 | 30,1 | 13,4 | n. s. |
| 16 | 18,5 | 9,5 | 20,0 | 8,7 | n. s. |

Signifikanzniveau: mindestens 1 %

Ein Merkmalsvergleich zwischen *psychisch Unauffälligen* und *endogen Depressiven* erbrachte in drei Fällen signifikante Differenzen. Das betrifft die Variablen:

1 (Väter werben ...)
5 (Vater als passives Kind ...)
12 (Koalition des Vaters ...)

Vergleicht man den numerischen Betrag der Merkmale, so zeigen sich die höheren Werte bei der Normalstichprobe. Das bedeutet, daß in den Familien späterer Depressiver Merkmale der gegeneinander gerichteten Vater-Mutter-Interaktion noch geringer ausgeprägt sind als bei Elternfamilien psychisch unauffälliger Personen. Das deutet auf einen Kommunikationsstil hin, bei dem vermutlich prinzipiengeleitet und bewußt Widersprüche zwischen den Elternteilen vermieden bzw. nicht in Anwesenheit der Kinder ausgetragen werden. Die allgemeine Erziehungstüchtigkeit der Eltern späterer depressiver Patienten scheint in der Regel gegeben zu sein.

## 3.2. Dimensionsanalysen

Dieser Untersuchungsschritt versuchte, die aus 16 Variablen bestehende Merkmalsgruppe auf gemeinsame Basisgrößen zu reduzieren, um einen Beitrag zu einem ökonomischen Deskriptionssystem des Merkmalsbereiches zu schaffen. Dazu wurde für jede Probandengruppe eine Faktoranalyse gerechnet (Hauptfaktormethode Programm FAKT des ORZ der KMU Leipzig, Abbruchskriterium: 0,05% relativer Eigenwertanteil, Varimax-Rotation nach KAISER).

*Gruppe Schizophrenie*

Die Analyse erbrachte bei einer relativ hohen Varianzaufklärung von 64,47% 5 gemeinsame und eindeutig interpretierbare Faktoren. Tabelle 4 vermittelt einen Überblick dazu. Im Faktor I (16% aufgeklärter Varianz) laden substantiell Variablen (6, 10), die die Passivität und Lebensuntüchtigkeit der Mutter zum Inhalt haben. Wir ordneten ihm die Wortmarke „*Retardiertheit der Mutter*" zu. Eine analoge Dimension repräsentiert Faktor V (14,58% der Gesamtvarianz) für die Väter (Markiervariablen 5, 7, 9) mit der Bezeichnung „*Retardiertheit des Vaters*". Faktor II (Varianzaufklärung 18,55%) bezieht sich vor allem auf die Variablen der mütterlichen und väterlichen Strenge, lädt auch hypothesengerecht entgegengesetzt im Unterstützungsverhalten (der Mutter). Damit werden Merkmale des „*elterlichen Konditionierungsverhaltens*" zum Ausdruck gebracht. Die beiden Faktoren mit dem größten Anteil an aufgeklärter Varianz (24,74% und 25,35%) werden durch die Dimensionen „*Vater-Kind-Symbiose*" (III) und „*Mütter-Kind-Symbiose*" (IV) vertreten. Die höchsten Ladungen haben jeweils die Variablen, die das werbende Verhalten des einen Elternteils um das Kind, die Koalition mit dem Kind, die auf den jeweiligen Elternteil gerichtete Aktivität des Kindes und die Konkurrenzhaltung des anderen Elternteiles beinhalten. Damit sind konflikthafte Interaktionskonstellationen in Elternfamilien Schizophrener an neuem Datenmaterial und mit verbesserter Analysemethodik repliziert worden. Das zeigt auch ein Vergleich mit den in der Pilotstudie von KLENNER und SCHRÖDER (1976) clusteranalytisch gewonnenen Variablen-Klassifikaten. Dem „vaterzentrierten" und „mutterzentrierten" Elternkonfliktverhalten" entsprechen eindeutig die Faktoren III und IV. Die clusterkonstituierenden Variablen gehören hier zu den Markiervariablen (1, 4, 8, 13 bzw. 2, 3, 7, 11). Ähnliches trifft auf das Cluster „Retardiertheit der Eltern" und die Hypothese zu, daß eine eigene Deskriptionsdimension „Passivität" bzw. „Retardiertheit" für Väter Schizophrener wahrscheinlich ist. Die Tendenzen, die sich in der Clusteranalyse andeuteten, bestätigten sich und führten zu differenzierteren Ergebnissen: Es lassen sich zwei geschlechtsspezifische Dimensionen sichern, die bei unserem Ergebnis durch die Faktoren I und V gebildet werden. Die faktoranalytischen Ergebnisse weisen darauf hin, daß der untersuchte Merkmalsbereich durch folgende vier Dimensionen gültig beschrieben werden kann:

1. Vater-Kind-Symbiose (gegen die Mutter akzentuiert)
2. Mutter-Kind-Symbiose (gegen den Vater gerichtet)
3. Psychosoziale Retardiertheit des Vaters
4. Psychosoziale Retardiertheit der Mutter.

Tabelle 4. Faktoranalytische Ladungsmatrix zum Merkmalsbereich „konflikthafte familiäre Interaktion" bei der Gruppe „Schizophrenie" (nur Ladungen $\geq$ .30)

| Variable | F I | F II | F III | F IV | F V | Kommunalität |
|---|---|---|---|---|---|---|
| 1 | | | .78 | | | .756 |
| 2 | | | | .82 | | .785 |
| 3 | .39 | −.35 | | .65 | | .737 |
| 4 | .35 | −.51 | .54 | | | .812 |
| 5 | | | | | .57 | .478 |
| 6 | .72 | | | | | .696 |
| 7 | | | | .48 | .60 | .637 |
| 8 | | | .67 | | | .576 |
| 9 | .38 | | | | .59 | .578 |
| 10 | .58 | | | | | .500 |
| 11 | .32 | | | .71 | .35 | .742 |
| 12 | | | .73 | | | .658 |
| 13 | | .44 | | .53 | | .608 |
| 14 | | −.76 | | −.35 | | .747 |
| 15 | | | .55 | | | .452 |
| 16 | | −.72 | | | | .548 |

Faktor II erfaßt die formalen Merkmale des Zwei-Komponenten-Modells und könnte hier vernachlässigt werden. Die vier Deskriptionsdimensionen stellen Grundmöglichkeiten der Merkmalsexistenz dar. Sie treten bei konkreten Personen in unterschiedlicher Ausprägung und Kombination auf. Das muß im Einzelfall untersucht werden. Auf jeden Fall sind die Zielgrößen der diagnostischen Arbeit in diesem Bereich durch die 4 Basisvariablen beschrieben. Darauf könnten in Zukunft Modifikationen der bisher eingesetzten 12 Verfahren gerichtet sein. Ein erhebungsökonomischer Zugang besteht darin, jeweils nur die Skala einzusetzen, die im entsprechenden Faktor die höchste Ladung hat (F I = 6, F III = 1, F IV = 2, F V = 9 bzw. 7). Das ist natürlich nur eine Annäherung an eine exakte Datenerhebung und vor allem beim Faktor V mit größeren Fehlern behaftet. Bei einer vertiefenden Soziodiagnostik sollte man ohnehin auf die Ebene der Einzelmerkmale und -skalen zurückgreifen.

An dieser Stelle erhebt sich die Frage, wie die Merkmale bei den anderen beiden Untersuchungsgruppen organisiert sind und worin Unterschiede bestehen. In der formalen Struktur, die ja die absolute Höhe der Merkmalsausprägung in den Gruppen und damit wichtige pathogen wirkende Beziehungs-Elemente kaum berücksichtigt, müßten relativ große Ähnlichkeiten bestehen.

*Gruppe endogene Depression*

Die Faktorenanalyse führte zu 4 Faktoren, die mit 61 % der totalen Gesamtvarianz eine ökonomische Beschreibung der 16 Variablen darstellen. Entsprechend den

Markiervariablen ergab sich eine Struktur, die mit folgenden Wortmarken und Prozentanteilen an aufgeklärter Varianz angedeutet wird:

I. „Vater-Kind-Symbiose" (31%),
II. „Mutter-Kind-Symbiose" (31%),
III. „Retardiertheit der Eltern" (23%),
IV. „elterliches Konditionierungsverhalten" (15%).

Die Beschreibungsdimensionen bestätigen die Grundstruktur des Variablensystems. Als Besonderheit ist zu bemerken, daß die strenge Trennung in Vater- und Muttermerkmale weniger deutlicher erscheint, auch der gegen den anderen Elternteil gerichtete Konkurrenzaspekt. Dazu kommt, daß das Niveau der Merkmalsausprägung bei speziellen Variablen — verglichen mit der Gruppe schizophrener Probanden — bedeutend niedriger liegt (vgl. Abschnitt 3.1.).

*Gruppe psychisch Gesunde*

Die Ergebnisse der Faktorenanalyse (mit 5 Faktoren werden 64,32% der Gesamtvarianz aufgeklärt) unterscheidet sich vor allem von dem der Gruppe schizophrener Patienten.

Tabelle 5. Faktoranalytische Ladungsmatrix zum Merkmalsbereich „konflikthafte familiäre Interaktion" bei der Gruppe „psychisch Unauffällige" (nur Ladungen $\geq$ .30)

| Variable | F I | F II | F III | F IV | F V | Kommunalität |
|---|---|---|---|---|---|---|
| 1 | | .59 | .48 | | | .674 |
| 2 | .81 | .30 | | | | .806 |
| 3 | .72 | | | | | .593 |
| 4 | | .64 | | .43 | | .617 |
| 5 | | .56 | | .33 | .30 | .556 |
| 6 | .67 | | | | | .595 |
| 7 | .56 | .33 | | | | .587 |
| 8 | | .34 | .52 | | | .481 |
| 9 | | .54 | | −.44 | | .590 |
| 10 | | | | | −.30 | .215 |
| 11 | .87 | | | | | .824 |
| 12 | −.46 | .80 | | | | .901 |
| 13 | .47 | | .50 | | | .558 |
| 14 | −.34 | .67 | −.50 | | | .829 |
| 15 | | | .87 | | | .834 |
| 16 | .41 | | −.52 | | −.40 | .631 |

Die varianzstarken Faktoren I und II (35,56% und 28,95% Anteil an der Gesamtkommunalität) entsprechen formal den Faktoren der Eltern-Kind-Symbiose, enthalten in ihrem Ladungsmuster aber unterscheidende inhaltliche Akzente. Es fehlen offensichtlich die gegen den anderen Elternteil gerichteten Aktivitätsmerkmale (bereits durch die niedrige Merkmalsausprägung treffen die Wortmarken der Variablen inhaltlich kaum noch zu). Ebenso konstituieren sich keine Faktoren, die Merkmale der Retardiertheit der Eltern fassen. Die entsprechenden Variablen laden in den ersten beiden Faktoren, wobei z. B. vorgebliche „Passivität" der Mutter und aktive Verhaltensmerkmale in einem gemeinsamen Faktor auftreten. Bemerkenswert ist, daß die innerhalb eines normalpsychologischen Konzeptes entwickelten 4 Skalen des elterlichen Bekräftigungsverhaltens die Gesamtstruktur deutlich bestimmen und durch die gemeinsamen Faktoren eine höhere Varianzaufklärung (Höhe der Kommunalitäten) erfahren. Der Faktor III wird inhaltlich fast völlig durch die Variable „Unterstützung durch den Vater" determiniert ($a_i = .87$). In allen anderen Faktoren liefern diese 4 Variablen einen substantiellen Beitrag. Im Faktor V wird ebenfalls die höchste Ladung erreicht. Das Faktorensystem dieser Gruppe beschreibt soziale Beziehungen in Familien psychisch unauffälliger Personen vor allem auf der Grundlage von Merkmalen, die auf die Konstatierung abnormer Beziehungselemente gerichtet sind. Damit ergibt sich zwangsläufig ein für diese Gruppe inhaltlich kaum gültig zu interpretierender Befund, eine gegenstandsverzerrende Abbildung. Das Ergebnis hat aber im Rahmen dieser Vergleichsuntersuchung zur Bewertung der klinischen Relevanz der ermittelten Deskriptionsstruktur (vor allem für die hier einbezogene Gruppe „Schizophrenie") eine große Bedeutung. Dieses Ergebnis wird in seiner Gültigkeit noch dadurch unterstrichen, daß Variablenkonzepte, die an normalpsychologischen Populationen entwickelt wurden, auch nur bei der Gruppe „psychisch Unauffällige" strukturbestimmend in Erscheinung treten. Ansonsten dominieren die anderen Beziehungselemente.

Ein mathematischer Vergleich der drei Faktorstrukturen mit der Methode der Transformationsanalyse nach FISCHER und ROPPERT (1964) erbrachte folgende Ähnlichkeitskoeffizienten:

$$\ddot{A}_{\text{Schizophrene/Unauffällige}} = 0,82$$
$$\ddot{A}_{\text{Depressive/Schizophrene}} = 0,82$$
$$\ddot{A}_{\text{Depressive/Unauffällige}} = 0,79$$

Damit zeigen sich bei grundlegender formaler Strukturähnlichkeit auch deutliche Unterschiede. Der Strukturunterschied zwischen Schizophrenen und Depressiven ist dabei nicht geringer als der zwischen den beiden klinischen Gruppen und den psychisch unauffälligen Probanden.


### 3.3. Untersuchungen zur Personklassifikation

Die bisher dargestellten empirischen Untersuchungen und Befunde bezogen sich auf Variablen, auf ihre unterschiedlichen mittleren Ausprägungen bei definierten Probanden-Gruppen und auf ihre Strukturierung bei multivariater Betrachtung. Für diagnostische Zwecke und auch Fragen der Therapiezielbestimmung interessieren personzentriert auch differentielle Besonderheiten der Merkmalsträger. Eine methodische Möglichkeit, individuelle Besonderheiten zu berücksichtigen, dabei aber nicht in der Vielfalt der individuellen Variabilität die Orientierung zu verlieren, bieten Typenanalysen (taxometrische Verfahren). Bei der Zerlegung einer vorgegebenen Objektmenge sind sie bestrebt, weitgehend homogene Teilgruppen (Cluster) zu bestimmen, deren Elemente zueinander möglichst ähnlich sind. Repräsentanten verschiedener Cluster sollen dagegen hochgradig unähnlich sein. Wir wählten als Auswertungsmethode die Clusteranalyse nach dem Algorithmus von FRUCHTER (gerechnet nach dem Programm FRUCHT des Rechenzentrums der AdW Berlin). Dieses Verfahren zerlegt eine Menge von $n$ Objekten $A_i$ in $r$ disjunkte Cluster $C_k$. Dabei wird sowohl ein hohes Maß an Kompaktheit als auch an Isoliertheit der Cluster angestrebt. Ausgegangen wird in unserem Fall von einer symmetrischen Matrix der Ähnlichkeit zwischen den Probanden.[1] Den Merkmalsprofilen der ein-

---

[1] Über rechentechnische Einzelheiten der FRUCHTER-Analyse und ihre Anwendung auf psychologische Fragestellungen kann u. a. nachgelesen werden bei HARTMANN (1979), PETERMANN und SCHRÖDER (1970) sowie SCHRÖDER (1979).

zelnen Personen liegt der vollständige Satz von 16 in die Untersuchung einbezogenen Variablen zugrunde. Obwohl die empirischen Befunde bei den Gruppenvergleichen und Dimensionsanalysen Hinweise auf eine Reduzierung der Variablenzahl gaben, sollten in die hier vorliegende Erstanalyse alle Merkmale einbezogen werden. Wir wollten dadurch auch einen Einblick in die Differenzierungsfähigkeit eines jeden Merkmals innerhalb der Gruppen bekommen. Die bisherigen Vergleiche zwischen den Gruppen geben durch die einbezogenen arithmetischen Mittelwerte (trotz angegebener Streuungsmaße) keine ausreichende Information über diese Intra-Gruppen-Differenzen. Taxometrische Folgeanalysen mit ausgewählten Variablen können unbeschadet davon in einem späteren Auswertungsschritt angeschlossen werden.

Die taxometrische Datenanalyse brachte für die klinischen Gruppen je 4 und die Gruppe der psychisch Unauffälligen 5 Cluster. Es wurden jeweils alle Probanden einer der extrahierten Gruppen zugeordnet. Für beide klinische Stichproben gelang die Gruppentrennung eindeutiger, die Cluster sind einander unähnlicher als bei den psychisch Unauffälligen. Das wird durch die mittleren Distanzen zwischen den abgetrennten Gruppen ausgewiesen. Sie streuen bei „Schizophrenen" und „Depressiven" zwischen 0.50 und 0.65, bei „Unauffälligen" zwischen 0.40 und 0.50. Die größte Typenvariabilität wird bei der Gruppe „Schizophrenie" erreicht.

Bei inhaltlicher Betrachtung zeigt sich, daß die Merkmalsprofile von Clustern der depressiven Patienten denen der „gesunden" Probanden weitgehend ähnlich sind. Das Gesamtniveau der Merkmalsausprägung ist bei den Depressiven in den vergleichbaren Teilgruppen niedriger. Ausgenommen ist bei beiden Gruppen je ein Cluster mit extremen Abweichungen. Bei den psychisch Unauffälligen bilden dieses Cluster 5% der Stichprobe. Höchste Werte erreicht der Cluster-Repräsentant bei allen Variablen, die eine gegen die Mutter gerichtete Vater-Kind-Symbiose beinhalten. Die analogen Mutter-Variablen sind unterdurchschnittlich ausgeprägt. Das Profil dieser Teilgruppe kommt Besonderheiten von Merkmalskovariationen bei Elternfamilien Schizophrener nahe. 4% der Stichprobe „endogene Depression" bieten ein ähnliches Profil, allerdings mit Extremwerten für die Mutter (vgl. auch Bild 1) und geringe Merkmalsausprägung für die Väter.

Das Klassifikationsresultat der Gruppe „Schizophrenie" ist durch generell höhere Variablenwerte gekennzeichnet. Einen Eindruck davon vermittelt Bild 1. Aufgenommen sind Repräsentanten-Profile der Cluster, die die meisten Personen der Gesamtgruppe auf sich vereinigen. Das sind für:

Schizophrene Cluster II mit 46%,
Depressive Cluster III mit 68%,
psychisch Unauffällige Cluster III mit 41,6%.

Zusätzlich wird das oben beschriebene untypische Repräsentanten-Profil der Gruppe „Depression" als Kontrast dargestellt. Nach welchen Prinzipien gliedern sich die Elternfamilien schizophrener Patienten in unserer Analyse? Das übergreifende Prinzip scheint der Grad der Merkmalsausprägung und damit der Grad der Gestörtheit und Abnormität der intrafamiliären Beziehung zu sein (vgl. Bild 2). 10% der Stichprobe bilden Cluster III, das bis auf die ohnehin (gegenüber den ersten 12 Merkmalen) anders zu interpretierenden Variablen des Zweikomponentenkonzeptes hohe bis höchste Werte aufweist. Das trifft für Variablen beider Elternteile zu und repräsentiert somit in besonders starkem Maße Beziehungscharakteristika der einander ausschließenden, kindgerichteten Kampfaktivität beider Elternteile. Cluster IV (10% der Stichprobe) enthält eine ähnliche Grundcharakteristik — eingeschlossen die Beziehungsmerkmale, die auf eine psychosoziale Retardiertheit der Eltern hinweisen. Bei diesen Elterntypen scheinen die konflikthaften Interaktionen weniger

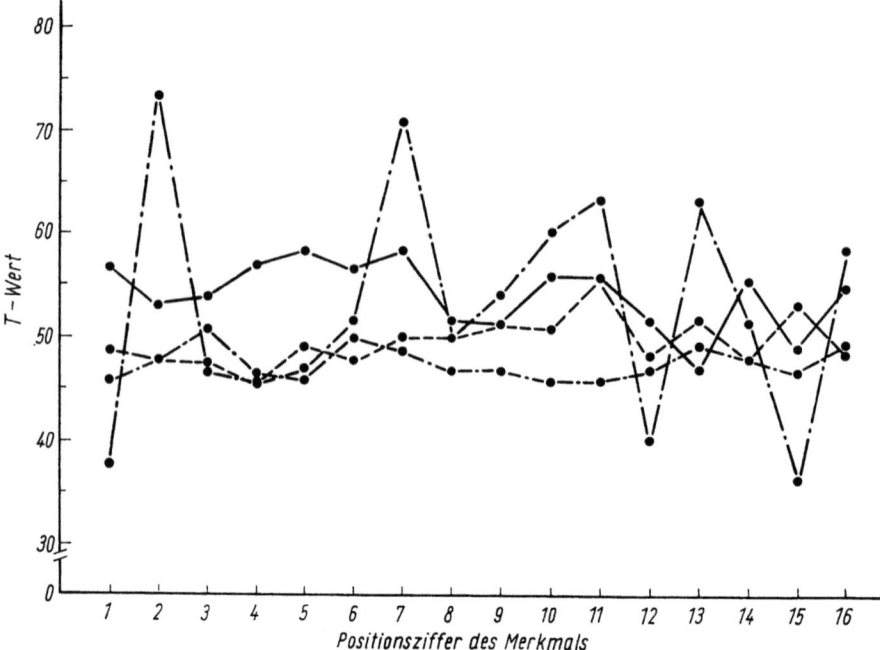

Bild 1. Ausgewählte Cluster-Profile von einbezogenen Untersuchungsgruppen
(— = Schizophrene, --- = psychisch Unauffällige, — · — · — = Depressive)

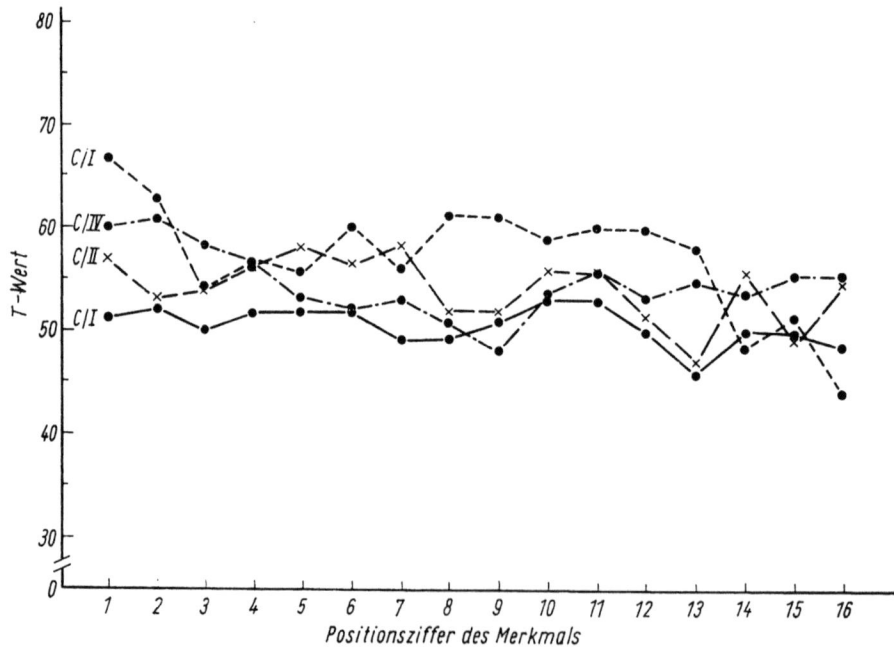

Bild 2. Merkmals-Profile der 4 Cluster-Repräsentanten, Gruppe „Schizophrenie"

offen ausgetragen zu werden, obwohl chronische Beziehungsstörungen im geschilderten Sinne bestehen. Cluster II umfaßt 46 % der Stichprobe.

Die überdurchschnittlichen Variablenwerte deuten auf latente Interaktionsstörungen hin, die bis auf wenige Ausnahmen (z. B. Variablen 8, 9, 12) dem für Elternfamilien Schizophrener beschriebenen allgemeinen Merkmalstyp entsprechen. Cluster I (34 % der untersuchten Schizophrenen) entspricht weitgehend Profilverläufen der psychisch Unauffälligen.

Ein zusammenfassender Überblick über den Versuch, mit den hier verwendeten Fragebogen-Skalen zu Persongruppierungen zu kommen, die letztlich spezielle Typen familiärer Interaktionsbeziehungen dokumentieren, gibt zu einigem Optimismus Anlaß. Obwohl kein selektierter und damit recht umfangreicher Variablensatz einbezogen war, sind innerhalb aller Untersuchungsgruppen Teilgruppierungen möglich gewesen, wobei auch deutliche Unterscheidungen zwischen den Gruppen hervortraten. Eine besondere Stellung hat dabei die Gruppe der Schizophrenen. Die Variablengruppe scheint auch geeignet zu sein, innerhalb der letzten Gruppe Personcluster zu differenzieren, die unterschiedliche Grade gestörter Familienbeziehungen eines an sich gleichen Typs vertreten. Das spricht zwar für die Differenzierungsfähigkeit der Variablen, gibt aber keinen Anlaß zu der Annahme, daß mit einem veränderten Variablensatz nicht auch andere Aufteilungen möglich sind. Darüber können nur weitere Untersuchungen Auskunft geben. Einige Überlegungen dazu sollen sich anschließen.

## 4. Ausblick

Die hier referierten Ergebnisse bestätigten und erweiterten vergleichbare, einschlägige Ergebnisse früherer Untersuchungen zur retrognostischen Analyse intrafamiliärer Beziehungsstörungen psychopathologischer Gruppen und stellen u. E. eine günstige Ausgangsposition für eine zielgerichtete Fortführung des Projektes dar, wie es im ersten Abschnitt bereits angedeutet wurde. Die bisherige Analysestrategie hatte einen mehr reduktiven Charakter. Das ursprünglich (PETERMANN und SCHRÖDER 1970) recht umfangreiche Merkmalskollektiv von 22 Variablen wurde systematisch über empirische Relevanzanalysen vermindert und im letzten Schritt auf vier allgemeine Deskriptionsdimensionen gebracht. Dabei schieden viele Beziehungsbesonderheiten aus, die in der Literatur in Form qualitativer Umschreibung als pathogenetisch bedeutsam angenommen wurden. Es wäre vermessen anzunehmen, das gegenwärtige Deskriptionssystem würde die objektiv-realen Sachverhalte des Gegenstandsbereiches repräsentativ abbilden. Auch bei Berücksichtigung des breiten Ausgangsplateaus und der nachgewiesenen pathogenetischen Bedeutung der jetzt zur Verfügung stehenden Beschreibungsdimensionen muß eingeschätzt werden, daß der berücksichtigte Merkmalsbereich das Bezugssystem und die theoretisch-methodologische Begrenzung des ursprünglichen sozialpsychiatrischen Familien-Rollen-Konzeptes nicht überschritten hat. Die Erforschung der familiären Sozialisation hat inzwischen im normalpsychologischen Bereich einen bedeutenden Zuwachs an theoretischen Modellvorstellungen und methodischem Wissen gebracht (z. B. LUKESCH 1976, LUKESCH und SCHNEEWIND 1978). Diese gilt es auszuwerten und in den Forschungsprozeß zu integrieren. Das wird nicht so ohne weiteres und direkt gehen. Ein Grund besteht darin, daß die Untersuchungen über (fehl-) entwicklungsbestimmende Komponenten bei psychopathologischen Gruppen Erwachsener auf Grund des späten Manifestationsalters am bereits „sozialisierten Individuums" erfolgen müssen. Sie haben deshalb meist rückschauenden Charakter und sind somit auf Urteilsmethoden mit allen ihren methodischen Einschränkungen angewiesen. Das stellt aber keine prinzipielle Hürde dar. So könnte man auch bei einem mehr persönlichkeitspsychologischen Zugang die kognitiven Konzepte der Patienten über erziehungsrelevante Sachverhalte untersuchen, z. B. über ihre Merkmals- und Rollenkonzepte von „Vater", „Mutter", die Lösung familiärer Konflikte, auch das familiäre Sozialisationswissen. Damit hätte man verinnerlichte Produkte der in der eigenen Persönlichkeitsentwicklung erfahrenen Beziehungsbesonderheiten erfaßt, ihren reflektierten Niederschlag und gleichzeitig wichtige intrapersonale Regulationsbesonderheiten, die bei Patienten wieder eigenes Fehlverhalten im Familien- und Partnerbereich bedingen helfen.

Die weitere Forschungsarbeit zum hier diskutierten Gegenstand sollte deshalb einerseits die eingeschlagene reduktive Linie fortsetzen. Sie sollte dabei die gewonnenen Beschreibungsdimensionen durch ein ökonomisches Skalensystem erfaßbar machen und Typenanalysen auf dem Niveau der allgemeinen Dimensionen durchführen. Damit wären sowohl durch die Verfahren als auch ein für die Diagnostik u. U. brauchbares Klassifikationssystem in der klinischen Praxis unmittelbar anwendbare Ergebnisse erzielbar. Andererseits bedarf es zugleich einer extensiven Entwicklungslinie, die eine Erweiterung der theoretisch-konzeptionellen Basis dieser Forschungen anstrebt. Damit könnte die empirisch fundierte Erforschung pathogenetisch relevanter intrafamiliärer Beziehungsbesonderheiten auch in der Zukunft ein fündiges Gebiet sozialpsychiatrischer und zugleich klinisch-psychologischer Forschung sein.

**Literatur**

*Bach, O., D. Feldes, A. Thom und K. Weise:* Sozialpsychiatrische Forschung und Praxis. Leipzig 1976.
*Clauß, G., und H. Ebner:* Grundlagen der Statistik für Psychologen, Pädagogen und Soziologen. Berlin 1974.
*Fischer, G., und J. Roppert:* Bemerkungen zu einem Verfahren der Transformationsanalyse. Arch. ges. Psychol. **116**, 1964.
*Haase, H.-J.:* Depressionen. Stuttgart/New York 1978.
*Hartmann, W.:* Programmbeschreibung zum Verfahren der Clusteranalyse nach Fruchter, unveröff., 1979.
*Herrmann, Th., K. H. Stapf, A. Stapf und K. H. Stäcker:* Psychologie des elterlichen Erziehungsstils. Stuttgart 1973.
*Klenner, H.:* Zur Analyse sozialer Beziehungsstrukturen in Elternfamilien schizophrener Patienten. Unveröff. Diplomarbeit, Leipzig 1972.
*Klenner, H.:* Entwurf der Dissertationsschrift A. Leipzig 1980.
*Klenner, H., und H. Schröder:* Spezielle Hypothesenprüfung und mehrdimensionale Analyse pathogenetisch bedeutsamer intrafamiliärer Beziehungen. In: *Bach, Feldes, Thom und Weise* (Hrsg.): Sozialpsychiatrische Forschung und Praxis. Leipzig 1976.
*Lukesch, H.:* Elterliche Erziehungsstile. Stuttgart 1976.
*Lukesch, H., und K. A. Schneewind:* Familiäre Sozialisation. Stuttgart 1977.
*Petermann, H., und H. Schröder:* Methodische Probleme und Ergebnisse der sozialpsychiatrischen Familienforschung bei schizophrenen Erkrankungen. Unveröff. Diss., Leipzig 1970.
*Petermann, H., und H. Schröder:* Methodische Probleme und Ergebnisse der sozialpsychiatrischen Familienforschung bei schizophrenen Erkrankungen. In: *Schwarz, Weise und Thom* (Hrsg.): Sozialpsychiatrie in der sozialistischen Gesellschaft. Leipzig 1971.
*Schröder, H.:* Lehrerpersönlichkeit und Erziehungswirksamkeit. Berlin 1979.
*Schwarz, B., K. Weise und A. Thom:* Sozialpsychiatrie in der sozialistischen Gesellschaft. Leipzig 1971.
*Tellenbach, H.:* Melancholie. Berlin 1961.
*Weise, K.:* Grenzen und Möglichkeiten der Psychopathologie. Unveröff. Habilitationsschrift. Leipzig 1969.

# Vergleichsuntersuchungen bei „gesunden Geschwistern" von Patienten mit Schizophrenie, endogener Depression und einer Normalgruppe

Otto Bach
Siegfried Herzig
Dagmar Völker

Familienuntersuchungen bei psychiatrischen Patienten sind in mehrfacher Hinsicht von Interesse.

Einerseits lassen sich aus Erkenntnissen über die prämorbide Familiensituation des Patienten nicht selten wichtige Schlußfolgerungen für Therapie und Rehabilitation ableiten. Von dem Modell der drei Behinderungen des Patienten von K. WING (1963) ausgehend, ist die Strategie der Rehabilitationsmaßnahmen auf lange Sicht eindeutig von den prämorbiden Behinderungen − und unter diesen spielen u. E. Störungen der familiären Interaktion eine entscheidende Rolle − abhängig.

Eine weitere Zielstellung ist damit gegeben, daß direkt Fragen der ätiopathogenetischen Relevanz von familiären Beziehungsmustern, von Erziehungsstilen usw. für psychopathologische Syndrome erforscht werden sollen; damit sind sie für die weitere Theoriebildung von Bedeutung.

Man kann nach dem heutigen Stand der Erkenntnisse annehmen, daß Störungen des familiären Milieus in der Pathogenese vieler psychopathologischer Prozesse eine Rolle spielen. Die Frage ist dabei aber, ob sie nur als Auslöser bei der Desadaptaion entscheidend sind oder ob die Interaktionsstörungen und Erziehungsstile der Elterngeneration die Persönlichkeit mit ihren Anlagefaktoren − und der ihr innewohnenden Tendenz zur biologischen Entgleisung in psychotische Prozesse − wesentlich beeinflussen in Richtung auf eine Dekompensationsbereitschaft in bestimmten biologischen oder sozialen Krisensituationen. Wenn letzteres stimmen würde, kämen auf die Psychiatrie eines Tages u. U. ganz neue Aufgaben zu. Man müßte dann nämlich Familien gewissermaßen prophylaktisch erfassen − noch im Kindesalter der späteren Patienten − und entsprechende Therapiesysteme entwickeln. In diesem Zusammenhang ist vielleicht bemerkenswert, daß wir in einer Untersuchung (BACH et al., 1973) feststellen konnten, daß spätere Schizophrene (auch spätere abnorme kriminelle Entwicklungen) in der Regel schon als Kinder durch Auffälligkeiten erfaßbar waren, ja zu einem hohen Prozentsatz den medizinischen Instanzen sogar bekannt gewesen sind.

Die Fülle der hypothetischen Aussagen und prähypothetischen Vermutungen auf dem Gebiet der Familienforschung in der Psychiatrie, insbesondere bei der Schizophrenie, und die klinischen Erfahrungen auffälliger Kommunikationsstörungen in den Familien der Patienten führte dazu, daß sich auch Autoren bei uns seit vielen Jahren mit solchen Fragen befaßten. Vor allem PETERMANN und SCHRÖDER (1971) und KLENNER und SCHRÖDER (1976) haben dazu Untersuchungen vorgelegt, die zu beachteten Ergebnissen führten. Sie stellten z. B. fest, daß spätere Schizophrene in einer Atmosphäre elterlichen Ringens um die Zuwendung des Kindes groß werden. Bei gesunden Kontrollpersonen und Neurotikern war dieses Merkmal signifikant geringer ausgeprägt. Weiterhin zeigte sich, daß Schizophrene und Neurotiker einem wesentlich autoritäreren Erziehungsstil unterliegen als Gesunde. Auch greift der spätere Kranke, bedingt durch seine Persönlichkeitseigenheiten, aktiv in die innerfamiliäre Konfliktdynamik ein. Die Arbeit von SCHRÖDER und KLENNER in diesem Band setzt diese Studien fort. Im Rahmen dieser und anderer Untersuchungen erhob sich auch die Frage, warum eigentlich nur ein bestimmtes Familienmitglied erkrankte, die Geschwister aber gesund blieben. Eine Erklärung dafür war die Hypothese von der konfliktgeladenen Rolle, einem Phänomen, dem insbesondere der Arbeitskreis um WYNNE eine große Bedeutung beimaß. Gestörte Familien verteilen in Verkennung und Verkehrung biologischer Merkmale unklare Geschlechts- und Generationsattribute, wodurch es zur Unfähigkeit komme, ein adäquates Gefühl für die eigene Identität zu entwickeln. Die ungestörten Kinder würden sich früher aus dem Spannungsfeld zu lösen verstehen, allerdings auf Kosten einer differenzierten emotionalen Erlebnisskala. Sie würden in unstrukturierten Situationen, wo sie auf eigene innere Erfahrung angewiesen sind, eher dem Kranken gleichen (WYNNE et al., 1965). Der erste Teil der Aussagen von WYNNE hinsichtlich der konfliktgeladenen Rolle ist später von verschiedenen Autoren (u. a. PETERMANN und SCHRÖDER, 1971) in Zweifel gezogen worden.

Hinsichtlich unserer Fragestellung nach dem psychischen Befinden gesunder Geschwister Schizophrener sind in der Literatur unterschiedliche Meinungen vertreten worden.

HOOVER und FRANZ (1972) beschrieben, daß 57 gesunde Geschwister weniger in das Gefühlsleben der Familie verstrickt waren als die 30 schizophrenen Patienten. LIDZ (1963) zufolge waren 75 % der nicht psychotischen Geschwister seiner Schizophrenenpopulation emotional gestört. Zu ähnlichen Ergebnissen kamen auch POLLACK et al. (1969). Klinisch-kasuistische Darstellungen von MEISSNER (1970), NEWMAN (1966), DAY und KWIATKOWSKA (nach D. RUBINSTEIN, 1965) wiesen in die gleiche Richtung. FERREIRA und WINTER (1968) waren in dieser Frage gegenteiliger Meinung, sie fanden die Geschwister schizophrener Patienten nicht auffälliger als die Durchschnittsbevölkerung. Die Vermutung, daß sich die gesunden Geschwister besser aus den verwirrenden Familienbeziehungen zurückziehen können, konnte SHARAN (1966) quantitativ nicht sichern.

Entsprechende Untersuchungen über Geschwister von Patienten mit endogener Depression liegen in der uns zur Verfügung stehenden Literatur kaum vor. STENSTEDT (1952) beobachtete, daß diese Geschwister eine niedrigere Eheschließungsrate aufweisen als die Durchschnittsbevölkerung. Der gleiche Autor (1969) fand unter den Geschwistern von MdE-Patienten ein unterschiedliches Morbiditätsrisiko für MdE in Abhängigkeit vom Kindheitsmilieu; bei ungünstigen Umweltbedingungen erkrankten 25 %, sonst 9 % der Probanden. Psycho- und soziodynamische Zusammenhänge bei der Manifestation der MdE bei Zwillingen wurden ebenfalls beschrieben (HEINZ, 1971; LAUTER, 1969).

Unsere Untersuchungen gingen von der Annahme aus, daß die Geschwister von Patienten mit Schizophrenie und endogener Depression ebenfalls psychopathologische Störungen im Vergleich zu einer Normalgruppe bieten, wobei sich die Gruppe der Geschwister Schizophrener von der endogen Depressiver ebenfalls quantitativ unterscheidet.

Wir wählten für unsere Untersuchungen Patienten zufällig aus, die, bezogen auf die Diagnose Schizophrenie, den Kriterien K. SCHNEIDERS (1959) entsprachen, d. h., alle Ausgangspatienten litten in der akuten Erkrankung unter Symptomen ersten Ranges. Die Patienten mit endogener Depression boten das von HAASE (1976) sogenannte Syndrom ersten Ranges. Von diesen Patienten wurden diejenigen Geschwister erfaßt, die als gesund anzusehen waren, d. h., sie befanden sich nie in nervenärztlicher Behandlung, schätzten sich selbst als nicht behandlungsbedürftig ein und wurden von der Umwelt (z. B. unseren Patienten oder deren Eltern) als gesund bezeichnet. Von diesen Geschwistern wurden dann die für uns erreichbaren — in der Regel durch Hausbesuche — untersucht. Es waren dies 42 Geschwister von Patienten mit endogener Depression, 41 Geschwister Schizophrener und eine Gruppe von 57 Probanden, die wir als Normalgruppe parallelisierten.

Wir erfaßten zunächst soziale Parameter der Probanden, um uns einen Eindruck über die soziale Bewährung zu verschaffen. Die hierbei ermittelten Daten (z. B. Alter bei Lösung aus dem Elternhaus, Heiratsalter, Schulbildung, beruflicher Qualifizierungsgrad, Einkommen) ließen, bezogen auf die drei obengenannten Gruppen, keine Unterschiede erkennen. Sie entsprachen für alle Probanden − soweit das vergleichbar war − auch den Durchschnittswerten des Statistischen Jahrbuches der DDR 1978. Tendenziell ließ sich lediglich erkennen, daß Geschwister von Patienten mit endogener Depression länger im Elternhaus verbleiben als die beiden anderen Gruppen (Normale, Geschwister Schizophrener). Erhebliche Unterschiede fanden sich, wie nicht anders zu erwarten, hinsichtlich dieser sozialen Daten zwischen der Gruppe der Geschwister Schizophrener und den definitiven Patienten − aber diese Frage interessiert im hier dargestellten Zusammenhang nicht.

Die Probanden wurden in einem zweiten Schritt der Untersuchung persönlichkeitspsychologisch mit dem Gießentest (BECKMANN, RICHTER, 1972) in den Varianten des Selbstbildes, des Fremdbildes Mutter und des Fremdbildes Vater sowie mit dem PPKV (MEHL, HENNIG, 1974) untersucht. Der Gießentest schien uns besonders geeignet, weil er vor allem die Messung sozialer Eigenschaften zuläßt. Außerdem konnten wir mit dem Verfahren Fremdeinschätzungen der Eltern vornehmen. Der Test war zum Zeitpunkt des Beginns unserer Untersuchung noch nicht für die DDR standardisiert, aber da es bei uns auf einen Gruppenvergleich ankam, schien der Nachteil nicht erheblich.

Die Testergebnisse (PPKV, Gießentest Variante Selbstbild) wurden zunächst von einem Psychologen klinisch ausgewertet. Dabei bildeten wir 3 Gruppen: 1. Auffälligkeiten in einem Test, 2. Auffälligkeiten in beiden Tests und 3. unauffällige Befunde. Als auffällig wurde ein Befund angesehen, wenn mindestens einer der Skalenwerte des Gießentests oder des PPKV an der Grenze zu oder außerhalb 2s lag oder sich sonst ein abnormes Profil bot. Das Ergebnis der psychologischen Auswertung der Einzelbefunde zeigt die Tabelle 1.

Tabelle 1. Übersicht über die Testergebnisse

|  | Geschwister Schizophrener $n = 41$ | Geschwister Depressiver $n = 42$ | Normalgruppe $n = 57$ |
|---|---|---|---|
| Auffälligkeiten in beiden Tests | 10 = 24,3% | 3 − 7,1% | 1 = 1,7% |
| Auffälligkeiten in einem Test | 21 = 51,4% | 13 = 30,9% | 14 = 24,6% |
| Unauffällige Testergebnisse | 10 = 24,3% | 26 = 62,0% | 42 = 73,7% |

Schon dieses Ergebnis zeigt, daß sich die Geschwister Schizophrener − aber auch teilweise die Geschwister Depressiver − testdiagnostisch als gestört einschätzen. Es handelt sich dabei um Veränderungen, die dem umschriebenen Störsyndrom (BASH, 1955) entsprechen. Beide Gruppen unterscheiden sich auch syndromatologisch. Bei den Geschwistern Schizophrener ermittelten wir vor allem Störungen der Anpassungsfähigkeit; die Probanden hatten auffällige Skalenwerte hinsichtlich ihrer sozialen Selbstkontrolle, ihrer Einordnungsfähigkeit und der Fähigkeit, sich gegenüber belastenden Außeneinflüssen abzuschirmen. Weiter fanden sich Störungen im affektiven Bereich. Hier schätzten sich die Geschwister nicht selten als labil, impulsiv und reizbar und – sehr häufig – als hypomanisch ein. Häufiger sahen sich die Untersuchten als dominierend an. Bei 7 Probanden traten im PPKV asozial-psychopathische Tendenzen hervor, was seine Parallelität im Gießentest im häufigen Auftreten auffälliger Skalenwerte im Bereich „unterkontrollierten" Verhaltens fand. Manche Untersuchte erschienen im Test als abnorm klagsame, psychasthenische Persönlichkeiten mit dem für psychosomatische Beschwerden typischen Profilbild im PPKV. Einige Teste ließen auch paranoide Persönlichkeitsanteile erkennen.

Die auffälligsten Befunde wurden bei einigen Geschwistern ermittelt, die aus Sippen stammten, wo mehrere definitiv schizophren Erkrankte (Elterngeneration, andere Geschwister) vorhanden waren. Interessant wäre natürlich die Frage, warum diese Probanden, die durch psychologische Untersuchungen als gestört ermittelt wurden, sich nicht in Behandlung befinden. Sie könnte u. U. durch „psychaverse" (RUDNITZKI, 1977) Einstellungen erklärt werden, weil sich die Geschwister von definitiv kranken Familienmitgliedern durch „Gesundheit" besonders abgrenzen wollen.

Bei den Geschwistern endogen depressiver Patienten herrschten Symptome im Sinne der neurotischen Trias (PPKV) vor. Es zeigten sich geringe psychische Belastbarkeit, hypochondrische Erlebnisverarbeitung, demonstrative Akzentuierung, Neigung zu psychosomatischen Reaktionen. Im Sozialkontakt beschrieben sich die Probanden eher als gehemmt. Sie stellten sich als unterordnend, übergenau und unattraktiv dar.

Das vorliegende Datenmaterial aus den psychologischen Testuntersuchungen, bestehend aus den Skalen des PPKV, dem Selbstbild des Gießentests und nun auch der Fremdbildeinschätzungen der Väter und Mütter durch unsere Probanden mit dem Gießentest, wurde in einem weiteren Schritt einer mathematischen Bearbeitung mit der Faktorenanalyse und der Diskriminanzanalyse unterzogen.[1] Es gingen die Daten aller Probanden (Geschwister Schizophrener, Depressiver und Kontrollgruppe) ein.

Die Faktorenanalyse ermöglichte zwar eine Datenverdichtung und die Kristallisation einiger Faktoren, jedoch war die Gruppenbildung noch nicht überzeugend genug, wenngleich sich Unterschiede der drei eingegebenen Populationen parallel zu den obenerwähnten klinischen Daten ergaben. Es erwies sich vor allem, daß die von uns angewendeten Tests die für unsere Fragestellung relevanten Tatbestände erfaßten.

Die Diskriminanzanalyse ermöglichte nun darüber hinaus eine Klassenzuordnung in einem multivariaten Vergleich der Merkmale von den drei von uns untersuchten Gruppen.

Es wurden auf diese Weise aus der Vielzahl der Variablen diejenigen herausgesucht, die für eine optimale Trennung der Gruppen unentbehrlich sind. Dabei erwies sich, daß die Individuen, die von uns untersucht wurden, sich 3 Gruppen zuordnen ließen, die den Ausgangsgruppen entsprachen, d. h., die weiter oben festgestellten klinischen Unterschiede in den Testergebnissen wurden auch mathematisch bestätigt. Ebenso eindeutig bestätigte sich, daß die Geschwister der Patienten psychopathologische Auffälligkeiten auf Störsyndromniveau bieten. Dabei waren die Zahlenwerte noch höher als bei der klinischen Auswertung. Es wurden 87,4% der Ge-

---

[1] *Herzig, S.:* Vergleichende Untersuchung zwischen Geschwistern Schizophrener, endogen Depressiver und einer Normalgruppe hinsichtlich soziologischer Daten und psychopathologischer Besonderheiten. Med. Diss., Karl-Marx-Universität, Leipzig 1980.

schwister Schizophrener, 85,7% der Geschwister Depressiver und 28% der Kontrollgruppe als auffällig herausgefunden. Dieser Unterschied erklärt sich einmal aus der Vorsicht, mit der die einzelnen Tests klinisch ausgewertet wurden, zum anderen durch das umfangreichere Datenmaterial, das zur EDV-Bearbeitung zur Verfügung stand (Fremdbilder des Gießentests).

Am Rande sei vermerkt, daß ein Vergleich der Mittelwertskurven des Gießentests (Varianten Fremdbild Vater, Fremdbild Mutter) zwischen den Gruppen nur geringe Unterschiede aufwies, der damit keine eindeutige Interpretation zuließ.

Wir können zusammenfassend feststellen, daß sich unsere Annahme bestätigte, daß die „gesunden" Geschwister von Patienten mit Schizophrenie sehr häufig psychopathologische Auffälligkeiten auf Störsyndromniveau aufwiesen. Sie erscheinen nach außen hin gesund, haben sich sozial bewährt und sind sozial wohl integriert. Sie unterscheiden sich damit signifikant von einer Kontrollgruppe unauffälliger Probanden.

Zu unserer Überraschung wiesen aber auch Geschwister von Patienten mit MdE in erheblichem Maße in ihrer Selbsteinschätzung mit Hilfe psychologischer Verfahren derartige Störungen auf. Sie unterschieden sich quantitativ nicht wesentlich von Geschwistern Schizophrener — die qualitative Analyse der Syndrome ließ jedoch Unterschiede erkennen.

Die Interpretationen der Ergebnisse ist nicht einfach. Einerseits scheinen die familiären Beziehungsstörungen, die in den Ursprungsfamilien schizophrener Patienten gefunden werden, nicht ohne Wirkung auch auf die anderen Geschwister der Patienten zu bleiben. Eine emotionale Kühle und Reserviertheit scheint sich auszuprägen — jedoch sind diese Störungen keinesfalls so erheblich, daß die soziale Integration gestört wäre. Dem steht natürlich entgegen, daß die Geschwister von Patienten mit endogener Depression ebenfalls psychopathologische Auffälligkeiten in der Selbsteinschätzung durch psychometrische Verfahren aufweisen. Offenbar lohnt es sich, wissenschaftliche Untersuchungen über den familiären Hintergrund von Patienten mit MdE anzustellen.

Um diese Phänomene zu erklären, wird man, wie auch bei den definitiv erkrankten Patienten von einer multifaktoriellen Betrachtungsweise ausgehen müssen, wobei sicher genetische, konstitutionsbiologische Aspekte von besonderer Bedeutung sind. Unseres Erachtens besteht aber kein Zweifel, daß psychosoziale Bedingungen ebenso relevant sind. Auf jeden Fall sind ähnlich angelegte Untersuchungen weiter erforderlich, wobei insbesondere von taxometrischen und dimensionalen Analysen intrafamiliärer Interaktion in den Elternfamilien verschiedener psychopathologischer Syndrome weitere Erkenntnisse zu erwarten sein dürften.

### Literatur

*Bach, O., U. Grüss und V. Bach:* Familien- und Angehörigentherapie in einem System der Prophylaxe psychiatrischer Erkrankungen bei Kindern und Jugendlichen. Ärztl. Jugendkd. **64** (1973) 421—429.

*Bash, K. W.:* Lehrbuch der allgemeinen Psychopathologie. Georg Thieme Verlag, Stuttgart 1955.

*Beckmann, E., und H.-E. Richter:* Der Gießentest. Bern/Stuttgart 1972.

*Ferreira, A., und W. Winter:* Decision making in normal and abnormal families. Family Process 7 (1968) 17—36.

*Haase, H. J.:* Depressionen. F. K. Schattauer, Stuttgart/New York 1976.

*Heinz, G.:* Melancholie à deux. Nervenarzt **42** (1971) 302.

*Hoover, C. F., und J. D. Franz:* Siblings in the Families of Schizophrenics. Arch. Gen. Psychiat. **26** (1972) 333—342.

*Lauter, H.:* Zur Rollendynamik bei manisch-depressiven Zwillingen. In: *Schulte/Mende* (Hrsg.): Melancholie in Forschung, Klinik und Behandlung. Thieme, Stuttgart 1969.

*Lidz, Th.:* Schizophrenie und Familie. Psyche XIII, (1959).

*Lidz, Th., S. Fleck, und Y. Alanen:* Schizophrenic patients and their siblings. Psychiatry (Washington) **26** (1963) 1—18.

*Mehl, J., und B. Henning:* Erkundungsuntersuchungen mit dem psychopathologischen Kurzverfahren (PPKV). In: *Böttcher, H. R., et al.* (Hrsg.): Psychodiagnostik — Probleme, Methoden, Ergebnisse. Deutscher Verlag der Wissenschaften 1974.

*Meissner, W. W.:* Sibling Relations in the Schizophrenic Family. Family Process **9** (1970) 1—25.

*Newman, G.:* Younger Brothers of Schizophrenics. Psychiatry (Washington) **29** (1966) 146—151.

*Petermann, H., und H. Schröder:* Methodische Probleme und Ergebnisse der sozialpsychiatrischen Familienforschung bei schizophrenen Erkrankungen. In: *Schwarz et al.:* Sozialpsychiatrie in der sozialistischen Gesellschaft. Georg Thieme Verlag, Leipzig 1971.

*Pollack, M., M. Woerner, und P. Goldberg:* Siblings of schizophrenic and nonschizophrenic psychatric patients. Arch. Gen. Psychiat. **20** (1969) 652—658.

*Rubinstein, D.:* Family Therapy. Progress Neurol. Psychiat. **24** (1969) 424—435.

*Rudnitzki, G., und R. Huber:* Kooperationsformen für die psychotherapeutische Versorgung im Aufgabenbereich des niedergelassenen Arztes. Psychother., med. Psychol. **27** (1977) 43—48.

*Schneider, K.:* Klinische Psychopathologie. Georg Thieme Verlag, Leipzig 1971.

*Schröder, H., und H. Klenner:* Spezielle Hypothesenprüfung und mehrdimensionale Analysen pathogenetisch bedeutsamer intrafamiliärer Beziehungen. In: *Bach, O., et al.:* Sozialpsychiatrische Forschung und Praxis. Georg Thieme Verlag, Leipzig 1976.

*Sharan, S.:* Family interaction with schizophrenics and their siblings. J. Abnorm. Psychol. **71** (1966) 345—353.

*Statistisches Jahrbuch* der DDR 1978. Staatsverlag der DDR, Berlin 1978.

*Stenstedt, A.:* Drei genetische Untersuchungen von psychischen Depressionen. In: *Hippius u. Selbach:* Das depressive Syndrom. Urban & Schwarzenberg, München-Berlin-Wien 1969.

*Stenstedt, A.:* A study in manic-depressive psychosis. Acta psychiat. Scand. **79** (1952) 1—32.

*Wing, J. K.:* Rehabilitation of psychiatric patients. Brit. J. Psychiat. **109** (1963) 635—641.

*Wynne, L. C., et al.:* Denkstörungen und Familienbeziehungen bei Schizophrenen. Psyche XX (1965) 82—160.

# Sachwortregister

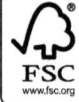

MIX
Papier aus verantwortungsvollen Quellen
Paper from responsible sources
FSC® C105338

If you have any concerns about our products,
you can contact us on
**ProductSafety@springernature.com**

In case Publisher is established outside the EU,
the EU authorized representative is:
**Springer Nature Customer Service Center GmbH**
**Europaplatz 3, 69115 Heidelberg, Germany**

Printed by Libri Plureos GmbH
in Hamburg, Germany